内容提要
Summary

读本草，识药物。本草是专门的学问，是古老的学问，更是博学的学问，它极易入门而且极为实用。四季寒暑交替，物我生长壮老；花草树木，根叶花实；生活中方方面面的常识，物我互观，取类比象，构成了本草学的认识对象与说理工具。本草之旅，可以从常见的对象开始：春天梅花开，秋天菊花开；甘草味甜，黄连味苦；白芷白，枸杞红；人参补，大黄泻；乌梅果，白及根；杏仁苦，榧子香；……本草的学问，实用而又视角广阔。研读本草，可令人有深刻的体悟："闻天下之道，察万物之本，知阴阳之化。"这可成为研读本草最深刻的目的！

《神农本草经》《本草纲目》等经典历久弥新。《发现本草之旅》本卷中的18味药物，既是历史上应用久远的，又是当今临床继续使用的，其中有上品、中品还有下品药。逐一对它们进行多方位的审视，精彩的发现之旅由此而展开……

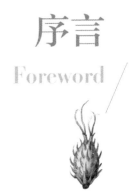

研读本草入戏深

　　读本草犹如看戏、看大戏，而且是看精彩大戏。翻翻《神农本草经》《本草纲目》这些经典的本草著作，了解一些本草知识，绝对称得上是观看历史最为悠久又最为现实、最具有特色而且又最富有意蕴的、优秀的中国传统文化精彩大戏！

　　翻开《发现本草之旅》一书，一味味中药，鲜活的主角，分别登场，各展才能。在此简要回答以下三问。

本草是什么？

　　本草是一门专门的学问，是一门古老的学问，是一门博学的学问。

如此说来，会不会令涉猎本草的门槛儿很高呀？

这儿给出肯定的回答：不是的，绝对不是的！这是一门极易入门的学问。古人在吃不饱、穿不暖、生存极其不易的极端艰苦生活状态下，认识自然，认识人体，认识疾病，以"人学"的大视野，慢慢、慢慢地发展了这门学问。如果有太高门槛儿的话，该等待、又等待，直到社会、生活、科技、文化发展到具备相当条件后产生才对。那令我们充满自豪的中医学、中药学的悠久历史又该从何处走来呢？真实的历史情形显然不是这样的。原始、简朴的条件，直观、类比等方法，是它产生的前提与条件，谁都不能否认，它就是从极简单而开始的。那它能有多高的门槛儿呢？

那么，我们现在就定义，本草是一门生活需要的学问。是的，你只需对生活充满认识的希望，就可超越关注本草学的门槛儿。你说，这样的门槛儿是高还是低呀？

四季寒暑交替，物我生长壮老；花草树木，根叶花实；生活中方方面面的常识，物我互观，取类比象，构成了本草学的认识对象与说理工具。懂一点博物学有助学本草，或学本草有助博学多识，这是一而二、二而一的关系。

可以从一些极普通而又常见的对象，开启发现本草之旅的首站：春天梅花开，秋天菊花开；甘草味甜，黄连味苦；白芷白，枸杞红；人参补，大黄泻；乌梅果，白及根；杏仁苦，榧子香……举例的这些"角色"构成了《发现本草之旅》首卷的内容。

诸君又怎能不得识这本草的学问呢？那可是极好玩儿而又极有趣的。实用而又视角广阔，它是文化极其深刻，它是生活极其实用，它就是这么一门专门而又跨学科的知识体系。入门不难，开卷有益。你不用有任何的怀疑，翻开它吧，这会是一次轻松有益的文化之旅。

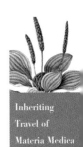

发现本草之旅

研读本草为什么？

有人说走出去，是为了诗与远方。

这应当是远大的理想。不仅要有诗与远方，也要有生活的苟且。

本草学中有诗与远方吗？有的，但它更有"生活的苟且"！研读本草，完全可使它成为生活中密不可分的一部分。

生长壮老已，物我两相宜，最该是人在生活中的"苟且"。与生命中的疾病做斗争，是至为重要的人生"苟且"。人类认识疾病，基于人类认识自然与认识人类自身的方方面面。由之，本草学从容易起始，又需要从易走向难。需要从认识表象到认识本质，需要从感性上升到理性，需要从普遍上升到哲思。

如此说来，研读本草，可以让我们从近处的"生活苟且"走向"诗与远方"。而从本草的辨识上升到治病祛疾，寻求健康，完备人生，进而得求哲学的思考而得闻天下大道。我们沿着古人的认识之路，重走本草之旅，既有助实用，也能获得最深刻的哲思。

"天下之道不可不闻也，万物之本不可不察也，阴阳之化不可不知也。"

这是1977年在安徽阜阳双古堆第二代汝阴侯夏侯灶墓中出土的汉代竹简《万物》之所言。

阜阳出土汉简《万物》，内容是古人讨论药物的药性、疗效及采药方法的。文章一开头讨论的不是药物本身，而是人类认识终极的问题——

"闻天下之道，察万物之本，知阴阳之化。"

本草是实用的，它能够为人类解决一定的难题。本草又是精神的。它像一篇篇亘古的日记，记录下古人与后世或同或不同的奇思妙想。里面或有大智慧与大哲理。研读本草可以无用，更可以有用或有大用。其大用，在这儿值得强调，"闻天下之道，察万物之本，知阴阳之化"，这也是我们研读本草的深刻目的之所在！

为什么要开启我的本草之旅？

出生于20世纪60年代的笔者，在20世纪80年代初进入中医药高等院校，系统学习了中医药学专业知识。完成此基础的本科学习后，未曾跨出过学府的大门，而是成为一名中医药学术期刊的出版工作者，得以一直从事中医药文化与学术的交流与传播，少有旁骛。

既以中医药学术出版为本业，自需翻阅三坟五典，拜读大医明言，聆听高层论坛，细悟硕博论文，详参硕导、博导们的教诲。非师一人，难专一点。师法多为学博，浸淫久求入深。致力于中医药传统文化及本草学等的继承与发扬，三十余载，持之以恒，所学所识，也是基于积累使然。回想起来，是当年的《劝学》篇给予我的激励仍在耳边念念不忘：积跬步以致千里！

时逢盛世，民族复兴。大国崛起，文化昌明。中医药文化的自信，使我满怀信心，开启这播撒中国优秀传统文化燎原之火的本草之旅。

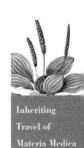

"人皆言梦我亦有，愿为中药代言人。"我欲为较常用的那些中药品种，逐味为其立传万言。此目标不可谓不大，不可谓不巨，不可谓不难，不可谓不艰。然而通过这些年来已经的起步与坚持，已经有了一个可见的基础，既已迈步，终不回头。我不把其视为终点、磨难与辉煌，而是视为过程、享受与充实。如此则可不急不躁，就慢慢地来做它好啦。

这些常用的中药，也是一片江湖天地。匡扶正气，驱逐病魔，这些药材中的天罡星、地煞星们，它们当中有将有相，有阴与阳，有刚烈似火者，有阴柔如水者，有急性子有慢脾气，如果给它们排出一百单八将的名号，不是也很好吗？我慢慢写来，读者诸君慢慢地读，甚至我更需要贤达之士的指导批谬。这些传承几千年的中药，在中医人的手中驯服如烈马变骏马，让它们继续得到传承与发扬，延续我们的文化，延续我们的实用，不仅为我们所用，更为全人类所用。

这样的愿景，这样的大梦，可好？

但是，矛盾的普遍性令我始终是清醒的。我深知：本草学是太过于高深的一门学问！而我的学识尚无比的肤浅与浅薄。我虽然不惜将习作奉于贤达以求教，或者就让我回到起始陪刚入门的新人再次出发。但书中究竟有哪些是我"以己昏昏，使人昭昭"的败笔呢？对此，我个人无法给出答案。路漫漫其修远矣，我欲登高以望远。面对千古学问中那些一时难决的疑问，在前行的征途中，我有时竟有与诗人一样的感慨——

"千古是非无处问，夕阳西去水东流。"

构思并成文于丙申、丁酉相交的那段时日

——丁兆平于山东

目录

Contents

人参：药中神草 / 45

大黄：药中将军 / 264

白及：连及而生 / 293

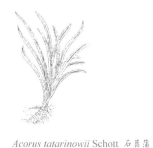

Acorus tatarinowii Schott 石菖蒲

石菖蒲
（昌　蒲）

水　草　精　英

窗明几净室空虚，尽道幽人一事无。

莫道幽人无一事，汲泉承露养菖蒲。

——南宋·曾几《石菖蒲》

菖蒲青青过端午

农历五月五，回家过端午。

农历五月初五日，是中国传统节日的端午节。五月初五因有两个"五"相遇，故简称为"重五"。因"端"字有初始之意，故"初五"可称为"端五"。最初多称为"端五"。

"端五"衍变为"端午"又因何故？原来，按照中国传统的地支（子、丑、寅、卯、辰、巳、午、未、申、酉、戌、亥）顺序，农历的正月从寅月开始，五

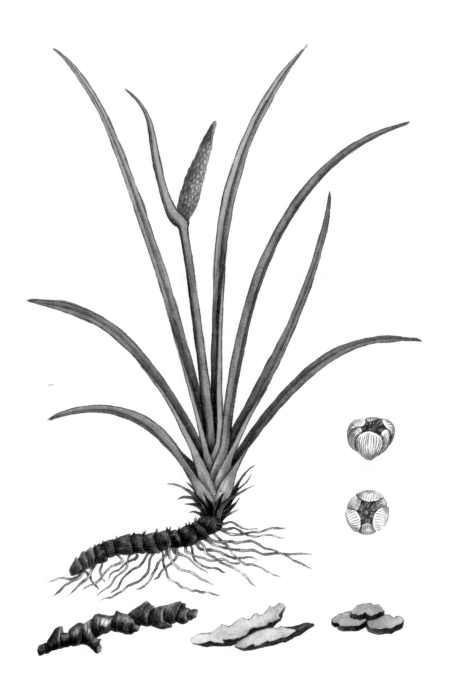

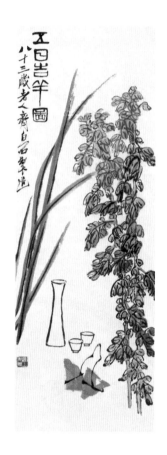

齐白石《五日吉祥》

"五日节"家家挂艾叶菖蒲以辟邪驱瘴。此画作艾叶偏倚右侧，左侧菖蒲又称蒲剑，画中寥寥数笔，以花青写之，浓墨勾茎不失"剑气"

月即是午月，故"端五"又称"端午"。而午时为阳辰，又称为"端阳"，午月与午时，两午相重而又称"重午"。

"端午"最终盛行而确立为节日正名，实因避讳而来：唐代时，因唐玄宗李隆基的生日为八月初五，为避"五"字讳，当时的宰相宋璟提议，以"端午"作为正式的节日名称。

端午节所演变的生活习俗，追溯起来，实有古代普通民众的"卫生防疫节"之实。习俗内容中就有为禳除五毒（五种有毒性的动物）而祭出的菖蒲剑。南北朝时期的文献《荆楚岁时记》中就记载有端午时节民众"以艾为虎，菖蒲为剑"，悬于门户驱邪避晦的习俗。端午时节"蒲艾簪门"，从古昔到今朝，艾草与菖蒲并重，在南方有很好的绵延，但可能由于受到菖蒲在一些地区生长并不普遍的影响，以致今日在全国大部分地区多是独重艾草，而菖蒲日渐被冷落了。

五毒是指蝎子、蛇、蜈蚣、蟾蜍、壁虎（一说为蜘蛛），这是中国民间盛传的常见有毒动物。端午节时值农历五月，进入仲夏，各种蛇虫都活跃起来，所谓

"五毒并出"，是最容易发生疫疬流行的季节。因此，古人把端午这一天看成毒月恶日，这种认识自先秦时代即有渊源，视五月为"毒月"，五月初五为"毒日"，于是在民间形成端午以香草驱除毒邪的习俗。古人选择端午这一天开展卫生防疫活动，正符合于健康防病的实际生活需求。古人对端午节的宣教，有在屋中贴五毒图的民俗，以红纸印画五种毒物，再用五根针刺于五毒之上，寓意将毒虫刺死，除害免灾。

民间也常把艾草、菖蒲和大蒜并称为"端午三友"。以菖蒲作剑，艾草作鞭，大蒜作锤，端午节这天，人们普遍以艾草、菖蒲和大蒜这三种"武器"，避退毒虫，杀灭病害，斩除妖魔，驱毒避邪。

《诗经》有"彼泽之坡，有蒲与荷"的诗句。在《礼记·月令篇》中亦有"冬至后，菖始生。菖，百草之先生者也，于是始耕"的记载。奇草可种植，菖蒲栽培可谓历史久远。六朝佚名《三辅黄图》有语："汉武帝元鼎六年（注：公

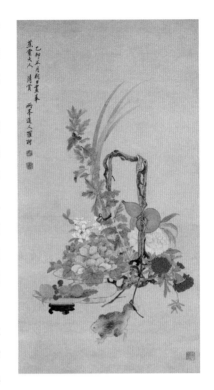

清 罗聘《端午图》

此画中皆为端午节常见之物，其中有菖蒲

元前111年）破南越，起扶荔宫以植所得奇草异树，有菖蒲百本。"种菖蒲还发展成为文人的一种清玩，否则菖蒲何以得"天下第一雅草"之称？

从菖蒲能避毒而被重视，人们还赋予菖蒲以人格化，把农历四月十四日定为菖蒲的生日，"四月十四，菖蒲生日，修剪根叶，积海水以滋养之，则青翠易生，尤堪清目。"到了五月最是观赏菖蒲的佳时，端午时节，蒲草青青，故农历五月又被称为"蒲月"。

其实，菖蒲更有以为服食药用的渊源，起初它是被当作仙草灵药之类来看待的。东晋葛洪《神仙传》中载有汉武帝刘彻游嵩山，遇九嶷山仙人点拨，服食菖蒲以期延年益寿长生不老的故事。李白根据上面的神话传说，把瑰丽的想象写进了《嵩山采菖蒲者》诗：

> 神仙多古貌，双耳下垂肩。
> 嵩岳逢汉武，疑是九嶷仙。
> 我来采菖蒲，服食可延年。
> 言终忽不见，灭影入云烟。
> 喻帝竟莫悟，终归茂陵田。

清末翰林吴增甲有行楷诗轴，在写石菖蒲时说："石上生菖蒲，一寸八九节。仙人劝我餐，令我颜色好。"落款处写"服食家重之"，其意即谓石菖蒲服之可助延年长生。

菖蒲的品种多，什么是药用的正品呢？李时珍说："生于水石之间，叶具剑脊，瘦根节密，高尺余者，石菖蒲也"。所以说，各种菖蒲品种多，药草最是石菖蒲。

在延续着千百年来菖蒲文化魅力的同时，自《神农本草经》肇始，中医一直以来都把石菖蒲作为一味治病良药。

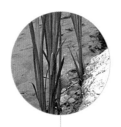

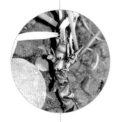

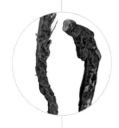

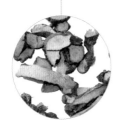

菖蒲品种多，药用石菖蒲

菖蒲系泛称，即常见的水草植物蒲类，盛产于我国长江流域及江南各省，多野生于山涧溪流和水石隙缝处。菖蒲叶为剑状，夏天叶间抽出花梗，开绿褐色细花，排列成圆柱状的肉穗花序。室内种植可常年叶茂不枯，保持四季葱郁，具有很高的观赏价值，所以菖蒲与兰花、菊花、水仙被人们并称为"花草四雅"。

古代医家、道家对菖蒲颇为推崇，《仙经》中称其为"水草之精英，神仙之灵药"。因菖蒲生于山涧泉流附近，它的叶片像一柄柄利剑，故我国广东、江西、湖南一带称菖蒲为"水剑草"，认为可以驱妖除邪。

菖蒲的品种很多，常见的有石菖蒲、水菖蒲及菖蒲的变种钱菖蒲（金钱蒲）等。供药用者，《神农本草经》最早的记载仅以"菖蒲"为正名，而其后的历代本草多是以"菖蒲"为名来叙述的，而且在药材中有时确实混杂了不同的品种。至明代陈嘉谟《本草蒙筌》中，才将"石菖蒲"列为药材正名。

从《神农本草经》所记载的菖蒲"生池泽"，"一名昌阳"进行考证，有人得出结论，认为当系水菖蒲（别名泥菖蒲、白菖蒲）的可能性大。但

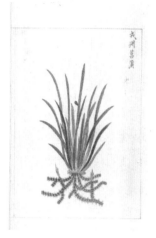

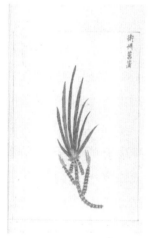

《金石昆虫草木状》中菖蒲绘图

后世如《名医别录》和《本草经集注》所记载的均为细根的石菖蒲，这可能是经过临床验证筛选之后的结果。因为后世认为大根的水菖蒲质量较次，加之古代文献中还认为水菖蒲不可久服，而石菖蒲可以久服，所以以石菖蒲药材为主流的药用地位被确定下来，临床应用并延续至今。

《中国药典》（2015年版）规定，药用的石菖蒲药材来源为天南星科多年生草本植物石菖蒲 Acorus tatarinowii Schott（曾用名为 Acorus gramineus Soland.）的干燥根茎。

古人诗赞石菖蒲

天上玉衡散，结根泉石间。

要须生九节，长为驻红颜。

——宋·王十朋《石菖蒲》诗

传说宋朝名人陆游（1125～1210年）与唐琬婚后不久，新娘即患了尿频症，昼夜排尿不止。一天，已成为名医的好友郑樵（1103～1162年，字渔仲）来访，见其身体消瘦，面色憔悴，遂自荐为她诊治。根据病情，他将石菖蒲与黄连等份研末，用酒冲服为治。唐琬依法服用数日后，果然病症全消。陆游很感激郑樵用石菖蒲治好了妻子的病，于是写下了一首《石菖浦》诗：

"雁山菖蒲昆山石，陈叟持来慰幽寂，

寸根蹙密九节瘦，一拳突兀千金值。"

看得出，在诗词文化中记载赞扬的，也正是细根、多节的石菖蒲。这是不可忽视的旁证。

石菖蒲的种植，北宋苏东坡有解说："石菖蒲并石取之，濯去泥土，渍以清水，置盆中，可数十年不枯。虽不甚茂，而节叶坚瘦，根须联络，苍然于几案间，久而益可喜也。"这种栽种方法是取扎根于石上的野生石菖蒲，并取不分而置于清水盆中莳养，此谓之"附石法"，在宋代颇为流行，是植蒲古法了。今人植菖蒲，多种于沙质土之中，或以石子拥其根部谓水培者，古人的附石法已然难得一见了。

苏轼称赞菖蒲具有"忍寒苦安淡泊，与清泉白石为伴，不待泥土而生"的特性，并用诗赞美石菖蒲：

"碧玉碗盛红玛瑙，青盆水养石菖蒲。"

"斓斑碎石养菖蒲，一勺清泉半石盂。"

东坡居士在《石菖蒲赞》中，恰如其分地概括了菖蒲的品性：

"其轻身延年之功，既非昌阳之所能及。至于忍寒苦，安淡泊，与清泉白石为伍，不待泥土而生者，亦岂昌阳之所能仿佛哉？"

主化湿、开窍、豁痰

现代对石菖蒲药性的认识：味辛、苦，性温，入心、胃经，功能化湿开胃，开窍豁痰，醒神益智。临床用于主治脘痞不饥，噤口下痢，神昏癫痫，健忘耳聋等。

《神农本草经》所记载的菖蒲"主风寒湿痹，……通九窍，明耳目，出声音"等功效，现今主要体现在石菖蒲用于化湿、开窍、豁痰等方面；而作用的趋向则集中体现在心经、胃经方面。

《神农本草经》记石菖蒲首"主风寒湿痹"，其辛温之性，可以祛风除痹、通利关节、缓和拘挛。凡风寒湿邪留滞皮肉筋脉而痹痛，可以在配方中选用。如《本草从新》载："石菖蒲辛苦而温，芳香而散，祛湿除风，逐痰消积。"

唐琬所患之病即当为湿热所致，所以郑樵用石菖蒲配黄连化湿清热而愈病。明末清初名医傅青主（1607～1684年）有一方，治疗心火郁热所致口舌生疮，与治唐琬之尿频症用药也有相同之处：用石菖蒲3克，黄连6克，水煎服，往往一剂而愈。他指出："此方不奇在黄连，而奇在菖蒲，菖蒲引心经之药，此所以奏功如响也。"肠胃与心经，皆石菖蒲所主，都是发挥石菖蒲的清热作用。

石菖蒲化湿开胃，以之与黄连等配伍可组成"开噤散"，功能清利湿热，用于治疗痢疾噤口不能食。开噤散成方出自清代程国彭《医学心悟》卷三，主治"噤口痢"。凡患痢疾而见饮食不进，或呕逆不能食者，称之为噤口痢。因本方服用后可使脾气升而口噤开，湿热清而泻痢止，故名曰"开噤散"。方中用石菖蒲正体现其化湿功效。

石菖蒲化湿开胃之功效，有人认为即与《神农本草经》记述的"开心孔"功效相关，系以广义理解之。为什么呢？因为中医把"胃"亦称"心"。如《丹溪心法·心脾痛》："心痛，即胃脘痛"。再如《外科正宗》"补中益气汤……空心热服"、《伤寒论》之"心下"等亦是。故所谓"开心孔"也可从开胃理解之。心孔开则纳谷香，因其亦不离湿邪所致者（引杨鹏举校注《神农本草经》）。日本学者森立之《本草经考注》中，记述古代文献对"开心孔"有"黑字云：厚肠胃"的注解，则从此"心孔"与"肠胃"的关联上亦可佐证之。

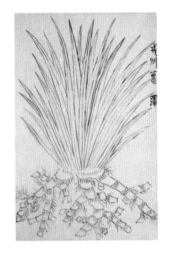

《绍兴本草图画》中绘制的戎州菖蒲

石菖蒲与郁金、半夏、佩兰等组方可治疗湿浊阻胃、脘痞不饥、痰多食少之症。李时珍《本草纲目》有石菖蒲治胃痛的单方，论述为：

"突发胃痛，嚼石菖蒲一二寸，热汤或酒送下，效。"

石菖蒲开窍豁痰，用于治疗痰浊蒙闭心窍所致的中风、癫痫、神昏谵语等病症，可与郁金、半夏、姜汁等同用，如菖蒲郁金汤。石菖蒲芳香而入心经，清代名医王孟英曾祖父王秉衡著有《重庆堂随笔》，其中论述："石菖蒲舒心气，畅心神，怡心情，益心志，妙药也。"对于石菖蒲豁痰开窍定癫痫，《本草纲目》直言"石菖蒲治惊癫。"它更适宜于治疗痰热郁结证型的神志痴呆、抽搐吐涎、癫痫惊狂者。

石菖蒲"通九窍"即开窍作用，可用于救治厥脱症。当然痰厥是其所宜，而因一时气闭不通所致的暴厥，古人也用之解救。如《敦煌古医籍考释》中引《不知名医方第十种》一方，治人猝死，其脉如常，可用菖蒲末着口舌上。而在《三因极一病证方论》卷七中，有"纳鼻散"，同样是治上症，是以菖蒲末纳两鼻孔中，吹之令入，并以桂枝末按舌下。对因情志内伤、气怒成厥之证（暴怒后突然昏厥不省人事者），现今临床有用五磨饮子加入石菖蒲救治者，收效良好。这正是利用石菖蒲豁痰开窍醒神的作用，当本于《神农本草经》之"开九窍"功用。故石菖蒲"通九窍"至少包含了开痰厥与开气厥两途。

石菖蒲通窍而可用治失音。《普济方》卷三百六十六有简便单方菖蒲散，治小儿猝然音哑，噤口，心热不语，用石菖蒲为末，每服3克，麻油泡汤服下。对于小儿惊风后和妇女产后的失音不语，都可以用石菖

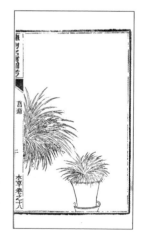

《植物名实图考》卷十八中菖蒲图，是种植观赏者，其品种非石菖蒲

蒲治之。现今临床将石菖蒲配入复方用于治疗肺性脑病、神经衰弱、前列腺肥大及常见皮肤病、失音，以及外治颈椎病等，取得较好疗效。如观察单方鲜石菖蒲全草治疗眩晕的临床效果，取鲜石菖蒲全株1千克，切成5厘米的段，水煎去渣，取药汁500毫升，每日代茶饮。治疗观察39例，平均服药20.5日，结果达到痊愈（眩晕耳鸣及其他症状消失）26例，显效10例，有效3例（《四川中医》1997年12期报道）。石菖蒲用治脑病、神经衰弱、失音等，正符合《神农本草经》石菖蒲"开心孔，补五脏，通九窍，明耳目，出声音"之功效。

益智有方"读书丸"

《神农本草经》谓石菖蒲"开心孔"，前面已从化湿开胃方面进行了解说，但若从心主神明之"心"理解，则当是其益智作用的总结。

明代王肯堂《证治准绳》中有一方名"读书丸"，系由石菖蒲、菟丝子、远志、地骨皮、生地黄、五味子、川芎组成，具有治健忘、养神定志之功效。从其"读书丸"的命名上即可以看出，该方应当对增强记忆力有作用。这应当是石菖蒲具有"开心孔，补五脏，通九窍"功用的体现。而现代研究对此方的作用也有所佐证，苏州市中医研究所曾进行了读书丸加味（加丹参、葛根）促进学习记忆功能的实验观察，结果显示：该方可促进小鼠条件反射学习记忆功能，并能在一定程度上拮抗东莨菪碱所造成的记忆损害，同时能够调节实验小鼠脑组织的儿茶酚胺类激素和环核苷酸水平（《江苏中医》1992年第5期）。市场上常见有各种健脑补品，从中药古方中挖掘开发促进学习记忆的有效药物或保健品，应当是大有前途的。

提到石菖蒲益智方，著名的还有《备急千金要方》的两则成方，亦均以石菖蒲为主药。

一方为"孔圣枕中丹"，用石菖蒲、远志、龟甲、龙骨各30克，为末，蜜制小丸，功能益肾健脑、宁心安神，每次服3~5克，日3次。方书中多言本方用治读书善忘，然有用之不效者，其实是药不对证，未予辨析之故。本方所治乃肾阴亏虚、心阴不足，复兼痰浊虚火内扰之证。近代医家张山雷对此方有如此分析：

"此方以龙骨、龟甲潜阳熄风，菖蒲、远志开痰泄降，古人虽以为养阴清心、聪耳明目之方，实则潜藏其泛溢之虚阳，泄化其逆上之痰浊，则心神自安而智慧自益。窃谓借治肝风内动挟痰上升之证，必以此为首屈一指。"

另一方为"菖蒲益智丸"，用石菖蒲、远志、人参、桔梗、牛膝各15克，桂心9克，附子12克，茯苓21克，研末，炼蜜为丸，如梧桐子大，功能安神定志、聪耳明目、温阳止痛，每服7丸，日两次夜一次，治中老年人心肾阳虚，喜忘恍惚，积聚疼痛者。

解说久服轻身延年

石菖蒲之所以被誉为"神仙之灵药"，是由于石菖蒲曾被古代道家或仙家用作重要的服食药物之一。如《神仙传》中记述：

"汉武帝上嵩山，夜忽见有神人……礼而问之。仙人曰：'吾九嶷山神也，闻中岳石上菖蒲一寸九节，可以服之长生，故来采耳。'忽然失神。帝顾侍臣曰：'彼非复学道服食者，必中岳以喻朕耳。'为之采菖蒲服之。经二年，帝觉闷不快遂止。时从官多服，然莫能持久。惟王兴闻仙人教武帝服菖蒲，乃采服之不息，遂得长生。"

　　仙药是不存在的，但石菖蒲确有很好的保健作用，这正如《神农本草经》所记述的"久服轻身""延年""开心孔，补五脏，通九窍，明耳目"等，可能缘于古人在服食中发现其对人体抗衰延年有益处。如《备急千金要方》曰："七月七日取菖蒲为末，酒服方寸匕，饮酒不醉，好事者服而验之，久服聪明。"王秉衡《重庆堂随笔》有："石菖蒲舒心气，畅心神，怡心情，益心志，妙药也。"石菖蒲醒神益智之功效，临床可用于治疗惊恐不得卧、健忘、耳鸣耳聋等症，常与远志、朱砂、茯苓等同用，成方如安神定志丸。

　　宋代《圣济总录》中有"还少丹"，用石菖蒲、牛膝、干地黄、菟丝子、肉苁蓉、地骨皮各等份，为末，炼蜜为丸，如梧桐子大，丹砂为衣，每服40丸，晨空腹温酒送下，日午再服20丸，有滋补强壮、益精乌发之功，原书云："服此一年，白发亦黑，身体有力，颜色如童。"此方现今临床

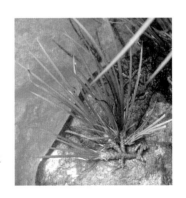

野生石菖蒲——真正生长在溪水石上的石菖蒲

有从虚劳之病机出发来治疗低血压者，发挥其补虚作用而取效。

宋代《医心方》载一方，用石菖蒲、人参、远志、茯苓、菊花水煎服，从其方名"神仙延年不老方"是可以推测其功用的，原书注"令人年少，耳目聪明"，故是一首用于中老年人的延年方。该方是以《备急千金要方》定志小丸加菊花而组成，全方具有清肝明目、养心安神之效，现今仍然常用，对中老年人心肝血虚，表现出失眠健忘、视物模糊、耳不聪等症状者可用。以上两方用石菖蒲为主药，是其主"延年"功效的体现。

古有佳饮菖蒲名酒

宋代《太平圣惠方》记载："菖蒲酒，主大风十二痹，通血脉，调荣卫，治骨立萎黄，医所不治者。"明代《本草纲目》中也记载："菖蒲酒，治三十六风，一十二痹，通血脉，治骨萎，久服耳目聪明……"足见菖蒲酒有抗衰老和强身健体之效。从菖蒲的药用历史考查，此菖蒲酒所用的药材当为石菖蒲。

《后汉书》中记载有这样一个真实的故事：

陕西扶风有个人叫孟佗（字伯郎），极想当官，但又缺才无功，于是想了一个办法，不惜重金买了一斛（十斗为一斛）凉州酒，送给当朝宰相张让（？～189年）。张让收到此酒，饮用后觉腋下生风，飘飘欲仙。虽然醉了三天，但感到有一种说不出的醇香甘洌之美味萦绕脑际，口中似乎隐隐有余香。于是下令，封孟佗为凉州五品刺史。

一斛凉州酒换来五品刺史的官职，可见其珍贵及身价不凡。不过这却成就了行贿受贿之实，变成了一桩肮脏的交易。几百年之后，唐朝诗人刘禹锡讽刺道："为君持一斛，往取凉州牧。"宋朝苏轼也有诗讽刺说：

"将军百战竟不侯，伯郎一斛得凉州。"这斛凉州酒，有人说是葡萄酒（蒲桃酒），但也有人说是有延年作用的菖蒲酒。从菖蒲被古人誉为仙药的角度来说，似乎菖蒲酒显得更珍贵。

中医药典籍中是有菖蒲药酒的，现今继续开发菖蒲药酒以为治疗保健之用，也是大有开发前景的。

"一寸九节"与九节菖蒲考

由于古代文献中认为菖蒲"一寸九节者良"，因此后世医者在处方中有时就写作"九节菖蒲"。古人称菖蒲"一寸九节者良"，其实是对菖蒲优质药材的代称，亦即选择根茎节间稠密者——"一寸九节"。举以下两则文献记述，基本可以说明之。

其一为南北朝时期《雷公炮炙论》载：菖蒲"凡使采石上生者，根条嫩黄，紧硬节稠，长一寸有九节者是真也。"

其二为明代《本草原始》论石菖蒲质量时说："石菖蒲色紫，折之有肉，中实多节者良，不必泥于九节也。"这应当明确说明了所指乃石菖蒲，其称九节之实质为：古人认为生于石涧、根茎坚小而节密，气味芳香浓烈的药材质量为优；而生于土质或者水质肥沃，根茎肥大节疏粗陋，气味不烈而平淡者的质量为次。

考九节菖蒲之名最早出现在《滇南本草》中，列于水菖蒲项下，药材学专家谢宗万考证后认为："其实是作为水菖蒲的处方用名而应用的"。后来，约从晚清或者20世纪20～30年代之后，在中药材中出现了一种与石菖蒲来源不同的药材，专称为"九节菖蒲"，这种药材来自于阿尔泰银莲花 *Anemone altaica* Fisch. 的根茎。这种九节菖蒲又名"小菖蒲""节菖蒲"或"米菖蒲",与石菖蒲来源于不同的科属,系以毛茛科植物阿尔泰银莲花的根茎入药。产于陕西、山西、河南等地。九节菖蒲曾经在西北、华北、东北等广大地区均有使用,认为其功效与石菖蒲近似。

毛茛科的九节菖蒲在文献中明确出现,是在近代陈存山的《药物出产辨》(1931年)一书中,始称为九节小菖蒲,又称外菖蒲。

"菖蒲以产四川省为最,节密身坚而清香。又广东产者,清远三坑石潭等处多出,近水者名水菖蒲,大节身松浮节疏,味香带闷;近山出者名石菖蒲,质结节密细条,气味清香,与水菖蒲不差上下,西药名剑草。又有一种名外菖蒲者,即九节小菖蒲,味略辛而不清香,嚼之有辛辣味,产陕西汉中、河南禹州。"

其实,不径称九节菖蒲而是另称为"九节小菖蒲",以及它还有"外菖蒲"的别名,从中可以看出它与菖蒲的关系是较远的。据现代研究比较,九节菖蒲的一些药理作用较石菖蒲为弱,毒性却较大;而文献中它的功效多是从石菖蒲功效的记述中抄袭而来,此观点陈重明等在《本草学》中有论述。

另外,山西省垣曲县历山脚下出产一种特产菖蒲酒——垣曲菖蒲酒,其延续历史久远,而其药材原料中的菖蒲,据现今文献看,系采用当地所产的九节小菖蒲即阿尔泰银莲花,除此之外还有人参、当归、天麻等多种中药材。曾被周恩来总理命名为"评酒家"的爱新觉罗·傅杰先生,为垣曲菖蒲酒写有一首赞美诗《菖蒲酒颂》,诗曰:

"名酒溯源肇炎汉,历代曾闻列御膳。
琼浆玉液庆延龄,盈轶连牍见经传。"

昌蒲

神农本草经 上品

昌蒲 味辛，温。主风寒湿痹，咳逆上气，开心孔，补五藏，通九窍，明耳目，出声音。久服轻身，不忘不迷，或延年[10]。一名昌阳。(《御览》引云，生石上，一寸九节者，久服轻身云云。《大观本》无『生石上』三字，有云一寸九节者良，作黑字) 生池泽[11]。

吴普曰：昌蒲，一名尧韭(《艺文》、《类聚》引云，一名昌阳)。

《名医》曰：生上洛，及蜀郡严道。五月十二日采根，阴干。

案《说文》云：茚，菖蒲也，益州生。菲茚，茚也。《广雅》云：邛，昌阳，昌蒲也。《周礼》醢人云，昌本，郑云昌蒲，切之四寸为菹。《春秋·左传》云，飨以昌歜。杜预云：昌歜，昌蒲菹。《吕氏春秋》云：昌羊去蚤虱而来蛉穷。高诱云：昌羊，昌蒲。《列仙传》云：商邱子胥食昌蒲根，务光服蒲韭根。《离骚·草木疏》云：沈存中云，所谓兰荪，即今昌蒲是也。《淮南子》说《山训》云，昌羊，昌蒲。《说文》说昌始生，于是始耕。昌者百草之先，冬至后五旬七日，昌始生。

——清·孙星衍、孙冯翼辑本《神农本草经》

〖注释〗

① 风寒湿痹：病证名。因风、寒、湿三气杂至，致气血郁滞，而成痹证。证见身重而痛，四肢拘挛，甚则走注疼痛，或手足麻木等。《素问·痹论》："风、寒、湿三气杂至，合而为痹也。其风气胜者，为行痹；寒气胜者，为痛痹；湿气胜者，为着痹也。""所谓痹者，各以其时，重感于风、寒、湿之气者。"《一切经音义·十八》："痹，手足不仁也。"《说文》："痹，湿病也。"《圣济总录》卷二十亦见此病名。风寒湿痹，中医典籍中有称"诸痹"者。而治风寒湿痹之医者，古称"痹医"。

② 咳逆上气：即咳喘。同"咳逆"。《诸病源候论·卷十四·咳逆上气候》："肺虚感微寒而成咳。""咳而气还聚于肺，肺则胀，是为咳逆也。邪气与正气相搏，正气不得宣通，但逆上喉咽之间，邪伏则气静，邪动则气奔上，烦闷欲绝，故谓之咳逆上气也。"《神农本草经》所载主"咳逆上气"功效者尚见于当归、杏核仁等条目下。

③ 开心孔：即开窍，因心主神志，神志不清即因心窍闭塞故也。故"开心孔"当与"益心智"相关。心孔，即心窍。此"开心孔"可与人参之"开心益智"功效互参。对此处之"心"，亦见另有他解，即指胃。同义如《伤寒论》之"心下"指胃。《丹溪心法·心腹痛》："心痛，即胃脘痛。"《外科正宗·溃疡主治方》："补中益气汤……空心热服。"故"开心孔"有作开胃解。存此一说。

④ 五藏：同"五脏"。指心、肝、脾、肺、肾五个脏器。脏是指胸腹腔内那些组织充实致密，并能贮存、分泌或制造精气的脏器。《素问·五脏别论》："所谓五脏者，藏精气而不泻也，故满而不能实。"《灵枢·本脏》："五脏者，所以藏精神血气魂魄者也。"根据藏象学说，五脏是人体生命活动的中心，精神意识活动分属于五脏，加上六腑的配合，把人体表里的组织器官联系起来，构成一个有机统一的整体。

⑤ 九窍：即人体头部七窍及前、后二阴的合称。郑玄注《周礼·天官·疾医》"两以九窍之变"有："九窍，阳窍七（指眼、耳、口、鼻），阴窍二（指前后二阴）。"

⑥ 声音：在《神农本草经》的其他辑本（如清代顾观光辑本）中有作"音声"者。

⑦ 轻身：指身体轻盈。另有他意，一意道教谓使身体轻健而能轻举；一意
   指飞升，登仙。

⑧ 不忘：使人不虚妄，精明。忘，狂乱虚妄，通"妄"。《释文》："忘，或作妄。"
   《广韵》："妄，虚妄。"《诸病源候论·风狂病候》："悲哀动中则伤魂，魂
   伤则狂忘，不精明。"

⑨ 不迷：不迷失，不迷惑。《说文》："迷，惑也。"

⑩ 延年：指延长寿命，增延寿命。如《楚辞·天问》："延年不死，寿何所止？"

⑪ 生池泽：谓生长于天然湿地、湖泊中或周围潮湿润泽之处。如日本森立
   之《本草经考注·序》中所总结："(《本经》) 凡诸药记出处其例有七，
   曰山谷，曰川谷，曰川泽，曰池泽，曰平泽，曰平谷，曰平土是也。他
   如桑螵蛸生桑树上，蚱蝉生杨柳上，雀瓮生树枝间，皆为随处所生，则
   不在此例。"

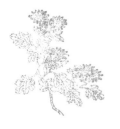

Chrysanthemum morifolium
(Ramat.) Tzvel. 菊花

菊 花
（鞠 华）

鞠 有 黄 华

千古吟唱菊花诗

菊花为菊科植物，别名黄华、金蕊等，原产我国，已有三千多年的栽培历史。菊花最早见于《周官》一书，《礼记·月令》篇中有："季秋之月，鞠有黄华。"菊花为著名的观赏花木，为花中四君子之一，并被列入我国十大名花之一。菊花寒秋开放，傲立风霜，是品质高傲、坚韧贞洁的象征，古往今来，有多少诗篇、画卷都对菊花进行赞美、描绘。以诗词为例：

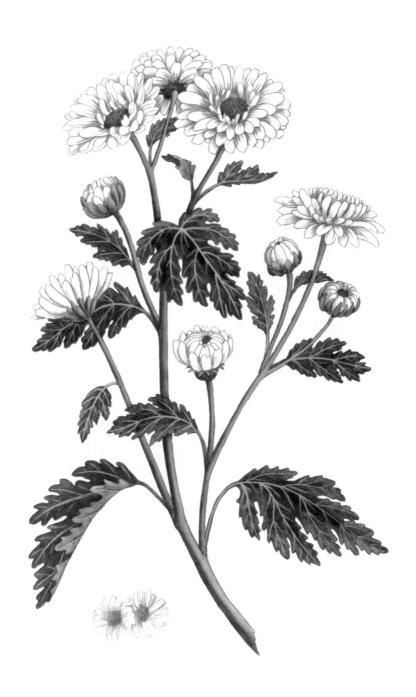

/ 菊　花：鞠有黄华 /

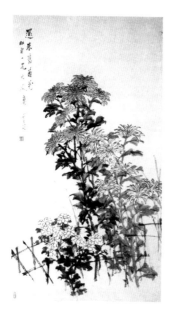

清　虚谷《菊花图》

"朝饮木兰之坠露兮，夕餐秋菊之落英。"
　　　　　——战国时期屈原《离骚》

"芳菊开林耀，青松冠岩列；
怀此贞秀姿，卓为霜下杰。"
　　　　　——东晋陶渊明《和郭主簿》

"采菊东篱下，悠然见南山。"
　　　　——东晋陶渊明《饮酒》二十首其五

"满园黄菊郁金香，中有孤丛色似霜。"
　　　　——唐朝白居易《重阳夕上赋白菊》

"待到重阳日，还来就菊花。"
　　　　　——唐朝孟浩然《过故人庄》

"不是花中偏爱菊，此花开尽更无花。"
　　　　　——唐朝元稹《菊花》

"待到秋来九月八，我花开后百花杀。
冲天香阵透长安，满城尽带黄金甲。"
　　　　　——唐朝黄巢《不第后菊赋》

"菊花如志士，过时有余香，
眷言东篱下，数枝弄秋光。"

　　　　　——北宋陆游《晚菊》

"花开不并百花丛，独立疏篱趣未穷；
宁可枝头抱香死，何曾吹落北风中。"

　　　　　——南宋郑思肖《画菊》

"人生易老天难老，岁岁重阳，
今又重阳，战地黄花分外香。"

　　　　　——毛泽东《采桑子·重阳》

"秋菊能傲霜，风霜重重恶。
本性能耐寒，风霜其奈何？"

　　　　　——陈毅《秋菊》诗

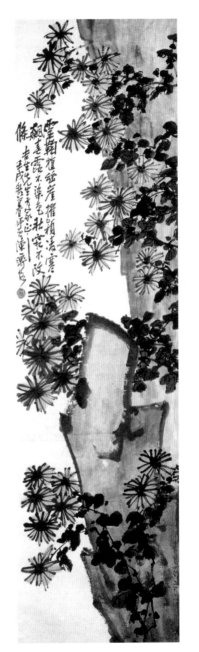

　　清　陈衡恪《菊石图》

王安石咏菊花落英

有一则关于菊花落英的故事：

据宋代蔡絛《西清诗话》载，王安石曾写过一首《残菊》诗："黄昏风雨暝园林，残菊飘零满地金。"欧阳修看了后不以为然，认为百花尽落，但菊花的残花并不落。他说："秋英不比春花落，为报诗人仔细看。"他们二人由此对残菊之落还是不落，展开了争论。

在明代冯梦龙《警世通言》中，却写的是苏东坡与王安石发生了争论，而不是欧阳修了，当然故事更具体了。

宋神宗熙宁年间，王安石在朝廷任宰相。翰林学士苏东坡从湖州任职期满回到开封，有一天他去拜访王安石，而王安石不在家，苏东坡在书房中等候，但见桌上有一纸未成的《咏菊》诗，其诗曰："西风昨夜过园林，吹落黄花满地金。"苏东坡想，菊花深秋开花，素有傲雪之骨，不怕风吹雨打，没见过菊花还有落英的，大名鼎鼎的王安石为何不通事理？于是他提笔依韵续写道："秋花不比春花落，说与诗人仔细吟。"续完之后，未等王安石回来就告辞了。王安石回来后看到苏东坡的续诗，暗笑苏东坡之轻薄自负。托辞将苏东坡贬至黄州任团练副使。苏东坡来到黄州，正是重阳节后不久，他见后花园中昨日开得好好的菊花，经过一夜狂风，果然落英满地，不禁大惊失色：世界上的事物原来如此复杂！终于明白王安石将他贬到此地，是为了让他看看这里菊花落瓣的情景。后来苏东坡回京，专门为自己续诗一事向王安石承认了错误。

冯梦龙的故事，显然是为了创作的需要而另行编造的。因为史实是，苏东坡被贬黄州之前三年，王安石已经第二次被罢相了，它当然无法行使他的宰相权力将苏东坡贬官黄州；而苏东坡被贬黄州的真正原因，则是因"乌台诗案"，是御史李定等人断章取义，诬责苏东坡的《上谢表》以及在杭州吟咏的诗词讽刺新法，"谤讪朝廷"，因而被宋神宗下旨逮捕入狱。

东坡见四壁书橱关闭有锁，文几上只有笔砚，更无余物。东坡开砚匣，看了砚池，是一方绿色端砚，甚有神采。砚上余墨未干。方欲掩盖，忽见砚匣下露出些纸角儿。东坡扶起砚匣，乃是一方素笺，叠做两摺。取而观之，原来是两句未完的诗稿，认得荆公笔迹，题是《咏菊》。东坡笑道："士别三日，另眼相待。昔年我曾在京为官时，此老下笔数千言，不由思索。三年后也就不同了。正是江淹才尽，两句诗不曾终韵。"念了一遍，"呀，原来连这两句诗都是乱道。"这两句诗怎么写？"西风昨夜过园林，吹落黄花满地金。"东坡为何说这两句诗是乱道？一年四季，风各有名：春天为和风，夏天为熏风，秋天为金风，冬天为朔风。和、熏、金、朔四样风配着四时。这诗首句说西风，西方属金，金风乃秋令也。那金风一起，梧叶飘黄，群芳零落。第二句说："吹落黄花满地金，"黄花即菊花。此花开于深秋，其性属火，敢与秋霜鏖战，最能耐久，随你老来焦干枯烂，并不落瓣。说个"吹落黄花满地金"，岂不是错误了？兴之所发，不能自己。举笔舐墨，依韵续诗二句："秋花不比春花落，说与诗人仔细吟。"

——《警世通言》第三卷"王安石三难苏学士"

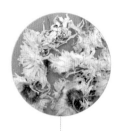

菊花品种有多样

菊花古时雅称"延寿客",《神农本草经》所载称之为"鞠华"。菊花又有甘菊、真菊、家菊、甜菊花等别名。

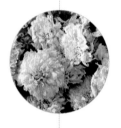

从王安石与苏东坡菊花落英不落英的故事,正可以引出菊花品种极多的事实。李时珍在《本草纲目》中论述菊花的品种多样("九百种"),强调入药系选择单叶味甘的菊花。他说:

"菊之品九百种,宿根自生,茎叶花色,品品不同。……其茎有紫赤、青绿之殊;其叶有大小、厚薄、尖秃之异;其花有千叶、单叶、有心、无心、有子、无子,黄、白、红、紫、间色、深浅、大小之别;其味有甘、苦、辛之辨。又有夏菊、秋菊、冬菊之分。大抵惟以单叶味甘者入药。"

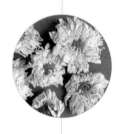

菊花更有多方面的用途,李时珍的论述尤为详细:

"菊春生夏茂,秋花冬实,备受四气,饱经露霜,叶枯不落,花槁不零,味兼甘苦,性禀平和。昔人谓其能除风热,益肝补阴,盖不知其得金水之精英尤多,能益金水二脏也。补水所以制

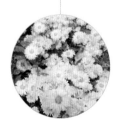

火，益金所以平木；木平则风息，火降则热除。用治诸风头目，其旨深微。……其苗可蔬，叶可啜，花可饵，根实可药，囊之可枕，酿之可饮，自本至末，罔不有功。宜乎前贤比之君子，神农列之上品，隐士采入酒斝（jiǎ，音甲，古代铜制酒器），骚人餐其落英。费长房言九日饮菊酒，可以辟不祥。《神仙传》言康风子、朱孺子皆以服菊花成仙。《荆州记》言胡广久病风赢，饮菊潭水多寿。菊之贵重如此，是岂群芳可伍哉？"

——明·李时珍《本草纲目·草部》

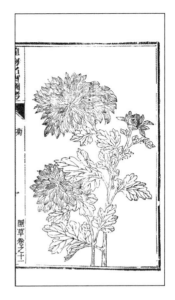

《植物名实图考》卷十一中菊花图

　　菊花是以菊科植物菊 *Chrysanthemum morifolium*（Ramat.）Tzvel. 的干燥头状花序入药。沿用至今，按药材产地和加工方法的不同，药用菊花主要分为四大品种，即亳菊、滁菊、贡菊、杭菊。①亳菊，主产安徽亳州，品质最佳。②滁菊，主产安徽滁县，有"金心玉瓣，翠蒂名香"之誉。③贡菊，产于安徽歙县，又称徽菊。④杭菊，主产于浙江桐乡等地，又有杭白菊与杭黄菊（黄甘菊）之分。

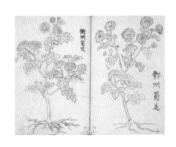

《绍兴本草图画》绘邓州菊花、衡州菊花

轻清凉散益阴泄热"主风"

菊花味甘、苦，性微寒，归肺、肝经。其轻清凉散，甘凉益阴，苦可泄热，故有疏风清热、平肝明目之功能，久服延年益寿。用于风热感冒，头痛眩晕，目赤肿痛，眼目昏花。

菊花的疏风清热功用，应当是《神农本草经》中"主风，头眩肿痛"功效的后世表述。"凡芳香之物，皆能治头目肌表之疾。但香则无不辛燥者，惟菊得天地秋金清肃之气，而不甚燥烈，故于头目风火之疾，尤宜焉"（《神农本草经百种录》）。由之，菊花广泛用于多种头面部症候。用于感冒风热，头痛，眩晕，目赤，咳嗽等，常配桑叶、薄荷、金银花同用。治疗风热头痛，用菊花、川芎、生石膏等份为末，名菊芎散。治疗目赤肿痛，常配蝉蜕、防风、生地黄等同用。

可饵的菊花正可以食疗祛疾。如将菊花去蒂晒干，磨成粉，与米同煮粥，即成"菊花粥"，夏季服用可防治风热头痛、肝火目赤、眩晕耳鸣，久服耳目聪明，有醒脑提神的效果。

养肝明目有其用

菊花有养肝明目的功用。肝开窍于目，《神农本草经》谓菊花能主"目欲脱，泪出"，其养肝明目之功可知。对于肝肾不足，肝血不能养目所致的视物昏暗，菊花可配伍枸杞子等，如常用成方杞菊地黄丸。作为六味地黄丸的衍生方，此方创制较晚，出自清代董西园所编纂的《医级宝鉴》（亦作《医级》）卷八，主治肝肾不足，虚火上炎，目赤肿痛，久视昏暗，迎风流泪，怕日羞明，头晕盗汗，潮热足软，是以枸杞子、甘菊花、地黄、山萸肉、怀山药、白茯苓、泽泻组方，炼蜜为丸。

菊花被《本草正义》誉为"目科要药"，总结其治疗眼病的传统剂型有内服的，包括丸、汤、散、药酒、药茶等，外用的，包括洗剂、点眼的粉剂、膏剂、滴剂等。如《普济方》载有治肝肾不足目昏多泪的菊睛丸（菊花配肉苁蓉、巴戟天、枸杞子），《眼科临证经验》载有治肝虚流泪的三子菊花饮（菊花配女贞子、菟丝子、川芎、白芷、枸杞子），等。

菊花疏风清热、养肝明目、滋阴退翳，故多用于治疗外眼热性疾病，如急性结膜炎、慢性结膜炎、各种角膜炎、前房积脓、巩膜炎、虹膜炎、翼状胬肉、睑缘炎等。

《神农本草经》中尚有菊花主"皮肤死肌，恶风湿痹"之说，而在《扶寿精方》中治膝风，用陈艾、菊花，作护膝之用，久敷。

菊花名方桑菊饮

清朝乾隆年间，江苏淮阴的吴瑭（字配珩，号鞠通，1758～1836年），因感于父病早逝，时仅19岁的他悲愤异常，发出了"父病不知医，尚复何颜立天地间"的感慨。他认为，为人子而不懂得医学，就无法尽孝，于是立志学医。4年后，其侄患喉疾，延请他医，施治无效，病反加重，最后竟然全身泛发黄疸而死。吴鞠通恨自己学医未成，深感锥心疾首，继之更加发奋读书，精究医术，终成温病大家。他在《温病条辨》中留下了许多实用名方，如银翘散、桑菊饮、清营汤等。

桑菊饮中桔杏翘，芦根甘草薄荷饶，清疏肺卫轻宣剂，风温咳嗽服之消。

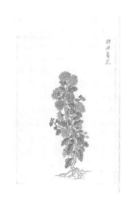

——这是桑菊饮的方歌。"桑叶－菊花"药对配伍成为本方中的主药。此方中用菊花，散风热，清利头目而肃肺。

"但咳，身不甚热，微渴者，辛凉轻剂桑菊饮主之。"（6条）

"感燥而咳者，桑菊饮主之。"（55条）

——清·吴鞠通《温病条辨》卷一上焦篇

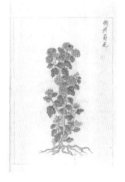

《金石昆虫草木状》中菊花绘图

桑菊饮功用疏风清热，宣肺止咳。主治风温初起。但咳，身热不甚，口微渴，脉浮数等症。

吴鞠通认为，温热邪气从口鼻而入，"温邪上受，首先犯肺"。桑菊饮治疗的咳嗽是风热邪气损伤肺络而引起的。感伤邪气较轻，所以身热、口渴，其病在肺部，病性属热，病机为肺失清肃、宣降失常、津液不布，主要表现为咽痒发紧、咳嗽痰少、口渴咽干等症。

桑菊饮是主治风热咳嗽轻证的常用方剂。以咳嗽，发热不甚，微渴，脉浮数为证治要点。对于风寒咳嗽，则不宜使用。方中主要药物均属轻清宣透之品，故不宜久煎。

此轻清之方，却是极容易被人忽视的。

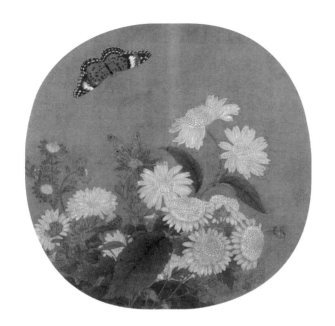

宋 朱绍宗《菊丛飞蝶图》

　　辛凉清热治温病。进入21世纪以来，流感的再暴发让人们对中医治疗瘟疫的经验给予了重视。而桑菊饮正是中医辛凉三剂之一。所谓辛凉三剂是辛凉法的代表方，包括辛凉平剂银翘散、辛凉轻剂桑菊饮和辛凉重剂白虎汤，其中银翘散、桑菊饮为辛凉解表剂，治邪在卫分。而桑菊饮清热力和解表力都不及银翘散，故称辛凉轻剂。方由药成，正体现了组方中菊花、桑叶的轻清上浮之性。

　　桑菊饮是一剂典型的流行性感冒预防良方，主要可用在流感刚刚爆发，身体还没有完全发烧发热，咳嗽也不严重的情况下饮用。

　　SARS、H_1N_1的暴发，让中医瘟疫理论受到空前的重视。想想汗牛充栋的那些中药成方，并非无用，非其时也。

细研桑菊饮，不能不溯及吴鞠通《临证指南医案·咳嗽》18案——伏暑门周姓案：壬戌年八月十六日，周姓十四岁患儿"伏暑内发，新凉外加"，治疗过程中，由案中方去象贝，加桑叶、菊花、芦根而成，患者在疾病过程中出现"咳甚痰艰"，吴氏针对"肺中余邪"，因"菊花能补金水二脏，故用之以补其不足"。

桑菊饮常用于治疗流行性感冒、急性支气管炎、急性扁桃体炎、上呼吸道感染等属风热犯肺之轻证者。扩大应用应当注意其药物加减：如治疗流行性结膜炎可加白蒺藜、决明子、夏枯草；治疗急性扁桃体腺炎可加牛蒡子、土牛膝等。

菊花益寿可延年

"久服利血气，轻身耐老延年。"《神农本草经》最早总结肯定了菊花的益寿延年作用。菊花久服可益寿延年，对于预防和治疗老年人常见的各种感染、眼疾、动脉硬化症、高脂血症、高血压、冠心病等有效。

古代用菊花益寿深得大家的信服。据《荆州记》载：

"南阳郦县（注：今河南省内乡县境内）北八里有菊水，其源旁悉芳菊，水极甘馨。谷中有三十家，不复穿井，仰饮此水，上寿百二三十，中寿百余，七十犹以为早夭。"

故北宋苏东坡有"南阳白菊有奇功，潭上居人多老翁"之咏，正是说菊花有益寿延年之效。清朝扬州八怪之一的郑板桥也据此在《题菊石图》中题诗赞美菊花的功效：

"南阳菊水多耆旧，此是延年一种花。

八十老人勤采啜，定教霜鬓变成鸦。"

古人有一"服甘菊方"，方法为：三月采苗，六月采菊叶，九月采菊花，十二月采菊根茎，阴干为末，每日酒服一钱匕（约2克），誉称其功效"百日身轻润泽，一年白发变黑"。

菊花有利血脉的作用，对于老年人常见的动脉硬化症、高血压、冠心病等颇为有效。菊花茶是我国茶中上品。如以菊花、槐花、绿茶等份，泡水代茶饮，名菊槐茶，可治疗高血压，久服有预防冠心病、脑溢血、脑血栓形成的功效。以菊花、山楂、草决明煎服，名菊楂决明煎，可治疗高血压、动脉硬化症、冠心病。

菊花可酿长寿酒

九九重阳。重阳节也是菊花节，更是敬老节、延寿节。

古时重阳节避邪气之风俗，其内容为登山、佩茱萸、饮菊花酒。东晋时笔记小说《西京杂记》载："菊花舒时，并采茎叶，杂黍米酿之，至来年九月九日始熟，就饮焉，故谓之菊花酒。""菊花酒，服之轻身耐老，令人长寿。"古代的皇帝，称菊花酒为长寿酒。唐中宗登慈恩寺做寿，群臣献的就是菊花酒。

徐嗣伯的单方菊花酒治风眩，用甘菊花曝干，作末，以米饙中，蒸作酒服。而在清代沈李龙所撰《食物本草会纂》中，载有复方的菊花酒：

"菊花酒，治头风，明耳目，去痿痹，消百病。用甘菊花煎汁，同面、米酿酒或加地黄、当归、枸杞诸药亦佳。"

据上面所记述的复方菊花酒，其简便做法如下：用甘菊花2千克，枸杞子500克，当归500克，生地黄1千克，加水适量煎汁，用纱布过滤后待用。用糯米3千克，淘洗后加清水适量煎至半熟沥干，与菊花药汁混匀蒸熟，拌入适量酒曲，装入瓦坛中，包好发酵，直发到有甜味时即成。常饮菊花酒，有养肝、明目、健脑、抗衰老等功效。

宋代诗人陆游有一次病倒了，他就饮用菊花酒，结果饮酒后病除，于是他写诗赞道：

"菊得霜乃荣，惟与凡草殊。
我病得霜健，每却童子服。
岂与菊同性，故能老不枯。"

陆游还用菊花做枕，堪为熟知菊花药性者。他的另一首菊花枕诗即赞美菊花枕有助眠的功效：

"寄采菊花作枕囊，曲屏深幌闭幽香。
唤回四十三年梦，灯暗无人话断肠。"

对养生素有研究的苏轼有《鹿鸣宴》诗，亦述及饮菊花酒：

"连骑匆匆画鼓喧，喜君新夺锦标还。金罍浮菊催开宴，红蕊将春待入关。他日曾陪探禹穴，白头重见赋南山。何时共乐升平事，风月笙箫一夜间。"

菊花名肴食用珍品

菊花菜是我国饮食文化中的亮点。宋代名菜中就有菊花肴馔。据明代《五杂俎》一书记载："传记……刘禹锡作菊花齑（jī）"，并记食菊虀：

> "司马温公有晚食菊虀诗：'采撷授厨人，烹瀹调甘酸。毋令姜桂多，失彼真味完。'古今餐菊者多生咀之，或以点茶耳，未闻有为虀者。亦不知公所餐者，花耶？叶耶？今人有采菊叶煎面饼食之者，其香尤胜枸杞饼也。"
>
> ——明·谢肇淛《五杂俎》卷十

在火锅中放进菊花瓣，半熟时捞出来吃，会令人满口芳菲。清朝的慈禧太后很喜爱菊花火锅，《御香缥缈录·上苑奇葩》一书中还详细记载了其煮食方法：选白菊花瓣洗净，待火锅汤沸，先下鱼肉片，后下菊花瓣，使火锅倍加清香可口。

据清宫医药资料记载，慈禧所用的益寿方药中，有单用菊花熬成的菊花延龄膏：

> "光绪三十一年十一月初四日，张仲元、姚宝生谨拟：老佛爷菊花延龄膏。鲜菊花瓣，用水熬透，去渣再熬浓汁，少兑炼蜜收膏，每服三四钱，白开水送服。"

明清时期，将鲜花采用蒸馏法制作香露，用来入汤、入酒、调汁制饵，其味鲜香。

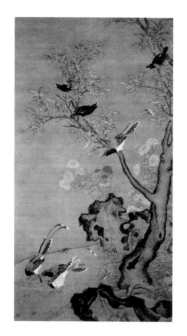

明 吕纪《桂菊山禽图》

清代曹庭栋《老老恒言》中所记百余种煮粥方中就有菊花粥，服食可养肝血、悦颜色、醒脑明目、清热解渴。

菊花入馔的食法很多，烧菜、凉拌、制饼、做糕、煮粥皆可。当今有不少可口的菊花名菜，如广东的"腊肉菊花饼""菊花蛇羹"，杭州的"菊花烩三丝""菊花咕老肉"，北京的"菊花鱼球""菊花肉"等。

菊花出国记

菊花起源于中国，传遍了世界。她的身上具有典型的"中国元素"。陈俊愉（1917~2012年）院士主编有《菊花起源》，以详尽资料说明了菊花起源于中国。既非日本专家认为的日本是菊花的起源国，也非个别美国学者认为的日产野生菊是菊花杂交的起源种。

菊花最早的记载见于《周官》《埤雅》。《礼记·月令篇》有"季秋之月，鞠有黄华"，述说菊花是秋月开花，花是黄色的。古代菊花品种单一，只开黄花，因此又称为"黄花""金蕊"。当时的还都是野生品种。从周朝至春秋战国时代的《诗经》和屈原的《离骚》中都有菊花的记载。菊花古代所用的"鞠"，因菊花形态为低头鞠躬式，在古代食米，把米"鞠"起来，花朵十分紧凑，如"鞠米"状，因此而得名。

《神农本草经》中，将菊花列为上品供药用，正名叫"鞠华"，一名节华，恰与《礼记·月令篇》相合，而且从生境记述"生川泽，及田野"上来看，完全采用野生药材而非栽培品。至少从菊花这一药材品种上，把《神农本草经》视为成书于先秦之时当不为过。

中国人栽培菊花已有超过2500年的历史。在秦朝的都城咸阳，已经有了菊花交易市场。到了汉代，重阳节赏菊饮酒，已经初步成型。描述西汉杂史的《西京杂记》中有："蜀人多种菊，以苗可入菜，花可入药，园圃悉植之，郊野火采野菊供药肆"。唐朝（618～907年）菊花的栽培就更加普遍了。从记载看，中国栽培菊花最初是以食用和药用为目的。

古代赏菊是从菊花的实用性开始的。有人说到东晋陶渊明时，菊花才被引入观赏栽培。古人对菊花经过了长期的人工培育，选择出许多名贵的观赏品种。宋代刘蒙泉所著的《菊谱》收有菊花品种163个，是我国最早的菊花专著。黄省曾的《菊谱》中记载了220个菊花品种。明代王象晋《群芳谱》（1630年）收录菊花品种270多个。《群芳谱》对菊花品种作了综合性研究，记有黄色92个品种，白色73个品种，紫色32个品种，红色35个品种，粉红22个品种，异品17个品种，共6类、271个品种；至少有16种花型。

1753年，伟大的博物学家瑞典的林奈出版《植物种志》，对5938种植物进行命名，但将野菊和栽培菊共用学名。这说明，西方对菊属植物和后来出现的菊花，缺少全面、系统和完整、准确的认识。

国人对菊花的喜爱首先影响并传播到近邻的朝鲜与日本。张树林、陈俊愉等学者认为，公元729~748年间即我国唐代时，菊花经朝鲜传入日本（当时处在日本大和时代），这是中国菊花走向世界的起点。

菊花深为日本人所推崇。869年日本太政官宣布菊花为皇室纹章，菊花成为日本皇室的家族徽章。到日本江户时代（1661~1673年），逐渐有少数庶民开始栽培观赏菊；正德、享保年间（1711~1736年）日本开始有菊花展览会。有些品种的日本菊是由传入日本的中国栽培菊和日本野菊杂交而成：明清时期，日本盛行菊花品种改良，中国菊花品种在日本得到进一步发展，像"嵯峨菊""江户菊"等都是日本名菊。

中国栽培菊也是西洋菊的重要亲本。

中国菊花传入欧洲，约在17世纪末叶（明末清初），荷兰人来我国经商，将中国菊花引入欧洲（1688年传到欧洲）。1689年荷兰作家白里尼发表《伟大的东方名花——菊花》一书，首次在欧洲歌颂中国的菊花。

18世纪中叶，法国人路易·比尔塔把菊花的一个大花品种从我国引入法国进行栽培。19世纪晚期，法国的菊花育种者培育了许多大花重瓣的菊花品种。

1789年法国马赛商人布朗卡尔（Blancard）由我国带去三个菊花品种，分别为白色、紫罗兰色和玫瑰色，但只有开紫花的大复瓣花的一个品种成活，其被迅速培育出大量的种苗并风行法国南部地区。法国园艺学家芮马特（Ramatuelle）在1792年首次确定栽培菊花拉丁学名的模式标本，就取自布朗卡尔引去保存成活的这株紫菊花。

19世纪，英国植物学家福琼（Robert Fortune）于1843年至1846年间，将两个小花类型的菊花品种（绒球类型）绒球和中山菊花从我国浙江舟山（"舟山雏菊"）带回英国进行杂交育种，英国园艺家也曾育出不少大轮名菊。

在19世纪中后期，菊花由英国传入美国，尔后又从美国传至南北美及其他国家。菊花在美国得到更为广泛的杂交培育。

此后，中国菊花遍及全球。在世界上，菊花成为世界四大切花（菊花、月季、康乃馨、剑兰）之一。国外著名的菊花展诸如：日本菊花全国大会；美国长木花园菊花展、美国纽约植物园菊花展、美国菊花协会各地方分会菊花展⋯⋯

神农本草经　上品

鞠华

鞠华　味苦，平。主风头眩，肿痛，目欲脱，泪出，皮肤死肌，恶风湿痹。久服利血气，轻身，耐老延年。一名节华。生川泽及田野。 ① ② ③ ④ ⑤ ⑥ ⑦ ⑧ ⑨ ⑩ ⑪ ⑫

吴普曰：菊华，一名白华（《初学记》），一名女华，一名女茎。

《名医》曰：一名日精，一名女节，一名女华，一名女茎，一名更生，一名周盈，一名傅延年，一名阴成。生雍州。正月采根，三月采叶，五月采茎，九月采花，十一月采实，皆阴干。

案《说文》云：蘜，治墙也，蘜，日精也，似秋华，或省作蕦。《尔雅》云：蘜，治墙。郭璞云：今之秋华，菊。则蘜、蘜、蕦，皆秋华，字惟今作菊。《说文》以为大菊蘧麦，假音用之也。

——清·孙星衍、孙冯翼辑本《神农本草经》

〖注释〗

① 风头：以头面症状为主的风症。风头其义有二，一者，可指头痛经久不愈，时作时止者；二者，是头部感受风邪之症的总称，可包括头痛、眩晕、口眼㖞斜、头痒多屑等多种症候。历代文献中的"首风"、"头面风"、"头风"亦属风头之症。

② 风头眩：因风邪所致头眩之谓。《诸病源候论·卷二·风头眩候》："风头眩者，由血气虚，风邪入脑，而引目系故也。五脏六腑之精气，皆上注于目，血气与脉并于上系，上属于脑，后出于项中。逢身之虚，则为风邪所伤，入脑则脑转而目系急，目系急，故成眩也。"

③ 主风头眩，肿痛：《神农本草经》的其他辑本如森立之辑本有作"主风头，头眩肿痛"，有研究者疑为衍文；又有如顾观光辑本作"主诸风头眩，肿痛"。不同辑本之句读可互参。

④ 目欲脱：病症表现。目睛疼痛，有脱出感。当为前所言风病或"风头眩"的继发症状。可参《诸病源候论·卷二·风头眩候》："风头眩者，……入脑则脑转而目系急，目系急，故成眩也。"《诸病源候论·目病诸候·目珠子欲脱》："热冲于目，使目睛疼痛，热气冲击其珠子，故令脱出"。

⑤ 死肌：肌肉麻木不用。古人认为这部分肌肉已失去生命，故曰"死肌"。死，人、物失其生命也。《释名·释制度》："人始气绝曰死。"《韩非子·解老》："生尽谓之死。"《神农本草经》中药物主"死肌"功效者尚见于乌梅（梅实）、白术（术）、猪牙皂（皂荚）等。《神农本草经释》注释白术有"死肌者，肌不仁也。"《神农本草经读》注释白术有"死肌者，湿浸肌肉也。"

⑥ 恶风：指风中之凶恶者，有致病作用，恶，音è；此处非指病症表现之恶（wù）风即怕风。

⑦ 湿痹：痹病中的一种。属湿气偏盛的痹证。可表现为疼痛固定，兼有肢体沉重和肌肤麻木。《黄帝内经》名之曰着痹。《素问·痹论》："湿气胜者为着痹也。"又名肌痹。《证治准绳·杂病》："湿痹者，留而不移，汗多，四肢缓弱，皮肤不仁，……"《症因脉治·卷三》："湿痹之证，或一处麻痹不仁，或四肢手足不举，或半身不能转侧，或湿变为热，热变为燥，收引拘挛作痛，蜷缩难伸，名曰着痹，此湿痹之证也。湿痹之因，

或身居卑湿，湿气袭人；或冲风冒雨，湿留肌肉，内传经脉，或雨湿之年，起居不慎。"《金匮要略·痉湿暍病脉证并治》则谓："太阳病，关节疼痛而烦，脉沉细者，此名湿痹。"

风湿痹。《诸病源候论·风病诸候》"风寒湿三气杂至合而成痹。其风湿气多而寒气少者，为风湿痹也。"菊花首主风，故"恶风湿痹"如解作风湿痹之凶恶者当亦可。存此一说。

⑧ 轻身：指身体轻盈貌。除此意外，另有一意者指道教谓使身体轻健而能轻举；一意者指飞升，登仙。

⑨ 耐老：抑制衰老。耐，同"耏"。耐：耐久，禁得起。《后汉书·章帝纪》注："耏，多须貌。"《说文·而部》："耏，……耐，或从寸，诸法度字从寸。"耏指剃除胡须，是古代的一种轻刑。引申为去掉义。

⑩ 延年：指延长寿命，增延寿命。如《楚辞·天问》："延年不死，寿何所止？"

⑪ 生川泽：谓生于丘陵地区山涧或河流两旁、水中或近水处，或广指为丘陵地区水泽处。

⑫ 田野：药材生境。指在田地与原野上皆有分布者，曰"生田野"。

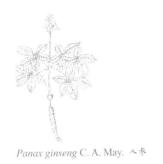

Panax ginseng C. A. May. 人乔

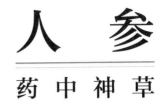

人 参
药 中 神 草

三桠五叶，背阳向阴，

欲来求我，椴树相寻。

——南北朝·陶弘景《人参赞》

让外国人惊奇的神草

清朝康熙四十七年（1709年），一位法国人被康熙皇帝派往"满洲人的发祥地辽东省、与该省相隔图们江的朝鲜北界"地区进行地理测绘。在接近朝鲜的一个村子里，他亲眼见到了从此处山中采挖的一种植物，令他大开眼界。他根据一株完整植物的原样大小尽其所能绘成了它的形状图。

这种植物是中国人的宝贝，它令这位外国人感到无比神奇，嗣后他写了一封信，详细地描绘了这一植

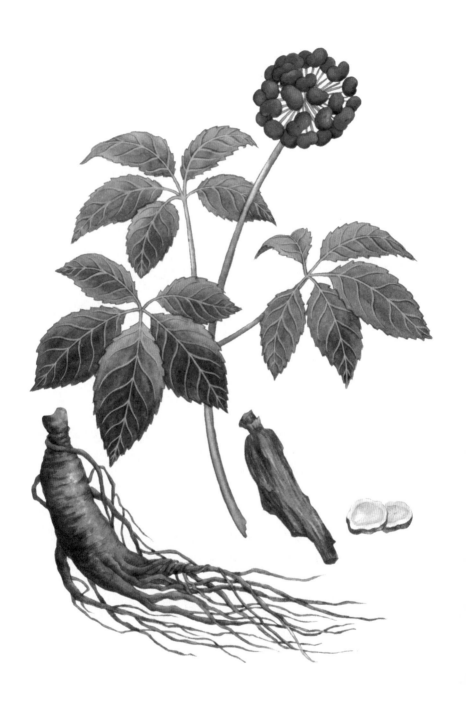

物，并附上了他实地绘制的图画。他的这封信一经寄出，既令西方人大开了眼界，同时还直接导致发现了另一种著名的植物并被纳入中药而应用。

这位外国人即耶稣会传教士法国人杜德美（P. Jartoux，1668～1720年）。他的信写于1711年4月12日，距今已三百余年。

杜德美不仅亲尝了这味中药，而且还多次刻意地验证，最终对它的疗效深信不疑。他还发现，这种植物新鲜的叶子，尤其是他咀嚼的（叶子上的）纤维部分，差不多也能产生同样效果。于是，像当地人一样，"我们"也常把这种植物的叶子代替茶叶泡着喝，感觉非常好，因此，喜欢这种叶子甚至超过了最好的茶叶。用这种植物的叶子泡出的茶水色泽宜人，喝上两三回后就会觉得它香味、口感俱佳。

下面提供他对这味中药的描述，括号中该是它的大名，你能猜出这是哪一味中药吗？

鞑靼人中流传着一则传说：他们说一只鸟吞食了一颗（　　）种子，却无法消化，便在胃里把它洗净后又排了出来；这颗种子后来在鸟把它与粪便一起排出的地方长了出来。我更倾向于认为这种果核长出根芽以前需要在泥土中埋很长时间。……

前去采挖这种植物的人只保留其根部，并把在10至15天里采集到的（　　）埋在同一个地方。他们将其仔细清洗，用毛刷去除其中一切异物，然后置于几乎沸腾的水中略泡片刻，再利用煮黄米发出的蒸汽将其熏干——这可使（　　）稍许染上些黄米的颜色。黄米置于容器中，倒入些水，以小火烧煮，（　　）置于架在容器上方的小木档上，用一块布或另一个器皿盖住，慢慢就会熏干。也可以在太阳下晒干甚至用火烤干（　　）；这种办法虽无损其功效，却使它缺乏中国人喜欢的色泽。

（　　　）干燥后应密封于同样干燥之处，否则就有腐烂虫蛀之虑。

你猜中了吗？在括号中加上这味中药"人参"的名字，即是杜德美写于三百年前的珍贵文献。外国人的视角以及它的学术价值，是不比任何的本草记述有丝毫逊色的。

我们遵中国皇帝之命测绘鞑靼地图，使我们有机会见到了人参这种著名植物，它在中国如此备受重视，在欧洲却鲜为人知。1709年7月底，我们到了距高丽王国仅四法里（约合16公里）之遥的一个村子，那里住着人称 Calca-tatze 的鞑靼人。他们中有一个人去邻近山里挖了四株完整的人参，放在篮子里带给了我们。我从中顺手取了一株，依原样大小尽我所能画下了它的形状寄给您，信末还将对该图做出说明。

以上是法国人杜德美对在产地亲见人参的描述。更重要的则是他尝试人参的功效：

如果人参不能产生经久不衰的好效应，人们就无法想象汉人和鞑靼人如此看重它。甚至有些健康的人为了更加强壮也常服用人参。我相信，如果精通制药的欧洲人有足够的人参进行必要的试验，通过化学方法测试其特性并根据病情适量地对症下药，那么，人参在他们手里将成为上佳良药。

可以肯定的是，人参能化瘀活血、增加热量、帮助消化且有明显滋补强身作用。在画完这株人参的图像后，我给自己号脉以了解脉搏情况；然后，我服用了半支未经任何加工的生人参；一小时后，我感到脉搏跳得远比先前饱满有力，胃口随之大开，浑身充满活力，工作起来从没有那样轻松过。不过，当时我并不完全相信这次试验，我认为这一变化或许起因于我们那天休息得较好。然而，四天以后，我工作得筋疲力尽，累得几乎从马上摔下来，同队一位中国官员见状给了我一支人参，我马上服用了半支，一小时后，我就不再感到虚弱了。从那时起，我好几次这样服用人参，每次都有相同效果。我还发现，新鲜的人参叶子，尤其是我咀嚼的（叶子上的）纤维部分，差不多也能产生同样效果。

煮烧人参根部的时间应比煮茶的时间略长，这样，根部的养分才来得及渗出来；汉人给病人服用参汤时就是这样做的，不过每次服用的量不超过二钱干人参。至于身体健康的人和仅为防病或偶患微恙的人，我建议他们每次服用的量别超过一钱，而且不必每天服用。煮烧方法如下：把（干）人参切成小片放入上过釉的土罐中，再倒入四分之一升的水。要注意把罐子盖紧：以温火焖煮；等放入的水煮剩一平底杯光景时再放一点糖并立即服用。然后在渣滓中再倒入同样多水，用同样方法烧煮以便提取全部精华及根部残留养分。两份汁液于早晚各服用一次。

——据《耶稣会士中国书简集》

懂得人参功用的，不只民众，贵为皇帝也熟识人参的滋补功效。那经验，也来自病后亲验。于是，在爱臣生病时，皇帝都不忘亲赐上好人参助其愈病。康熙三十二年（1693年）癸酉四月十六日，康熙偶然想到曾经的心腹高士奇，为慰其劳苦功高，便赐高士奇礼物一宗，并手敕一道：

"朕少年最不喜参，尔所素知，只因前岁大病，后赖此药复还元气，所以，使人到长白山觅得八九寸长，五六两重者十余根，上好者数斤，念尔江湖远隔，苦楚频躬，想是未必当年气相也，故赐南方所无蜜饯人参一瓶，上好人参一斤，土木参二斤，尔当宽心自养，不必多虑。"

家国天下，皇土几何。康熙皇帝念念不忘自家大清疆域的地图测绘事业，在康熙四十七年四月十六日（1708年7月4日），康熙皇帝决定继续派雷孝思（J. B. Régis）、白晋（J. Bouvet）和杜德美测绘长城的位置，至康熙四十七年十月二十九日（1709年1月10日）测绘完毕，带回的地图长达4.6米。从1709至1717年，他们完成了各地多省的测绘，最终经雷孝思、杜德美等测绘、审定、重绘，绘成了包括长城内15省、东北地区、哈密地区和西藏等地区的地图——《皇舆全览图》。这正是：神草人参得器重，全图绘成有其功。

古代人参神话与故事

家喻户晓、老少皆知的"人参"，被人们誉为"千草之灵"、"百药之长"，又有"百草之王"的别称，已有应用4000年的悠久历史。人参为补益之药，有诗赞曰：

> "深山有奇草，绿叶发华滋。
>
> 补虚健魄者，功擅数人参。"

人参还有神草、地精、土精等别称，自然都是出自对这一神奇中药的赞誉。

人参的生长习性之一是在不利条件下可以长期休眠。人参根的生命力特别顽强，有人说能长达几百年，也有人说曾有五百年参龄的人参出土。人参到底能生长多少年？在2006年8月哈尔滨会展中心举办的第三届天然药物药材饮片展览会上，进行过首届长白山"人参王"的评选，评出的两株"野山参王"据称一株生长约160年，干重52克，一株生长约150年，干重30克；两株"林下参王"一株自然生长30年，鲜重775克，一株自然生长25年，鲜重520克；一株"园参王"则生长21年，鲜重2020克。此据《健康报》报道。

围绕人参的神话传说可谓多矣。

唐代史学家姚思廉《梁书》中，记载了南朝时期的隐士阮孝绪在深山中为母搜寻人参治疗急病的故事，这是所能见到的古代最生动的人参故事。类似的神话故事，也见于《隋书》之中。

"阮孝绪母王氏，急有疾，合药需得人参。旧传钟山所出，孝绪躬历幽险，累日不逢。忽见一鹿前行，孝绪感而随后。至一所，忽灭。就视，果获此草。母得服之，遂愈。"

——《梁书》

高祖时，上党有人宅后每夜有人呼声，求之不得。去宅一里所，但见人参一本，枝叶峻茂，因拙去之，其根五尺余，具体人状，呼声遂绝。

——《隋书·五行志》下第十八卷

宋代太平兴国年间，由李昉等辑成的类书《太平御览》，引书浩博，其中保存的神话故事，把人参与有血、有肉、有知觉的人体联系在一起。如《异苑》记载：

"人参一名土精，生上党者佳。人形毕具，能作儿啼。昔有人掘之，始下数铧，便闻土中有呻声，寻音而取，果得一头长二尺许，四体毕备，而发有损缺。将是掘伤，所以呻也。"

另有《广五行记》记载：

"隋文帝时，上党有人宅后每夜闻人呼声，求之不得。去宅一里许，见人参枝叶异常，掘之入地五尺，得人参，一如人体，四肢毕备，呼声遂绝。观此则土精之名尤可证也。"

这种现象，其实是值得思考的——人参的神话，多是古人对人参功效的"过度"宣传。而若没有实际功效，又何谈其"过度"宣传与"过度"消费之呢。

人参产地分布

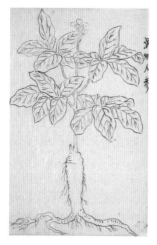

《绍兴本草图画》绘潞州人参

人参是第四冰川的孑遗植物，产地区域狭小而稀贵。《神农本草经》只记述人参"生山谷"，其原产地以《名医别录》记载最早，谓人参"生上党及辽东"。我国古代有名的上党人参产于山西、河北、河南和山东等省区，其发现和应用均早于东北人参，但由于森林生态系统遭到破坏及数代掠夺性采挖，导致资源枯竭，在明代就已灭绝了。上党人参之存在，如《唐书·地理志》有"太原府土贡人参"语;《大观本草》中的"潞州人参"图正是五加科人参;《潞安府志》有:"人参出壶关（注:属山西上党所辖）紫团山,旧有参园,今已垦为田矣。"均是明证。现在野生人参分布区主要位于我国的东北三省以及朝鲜半岛。

人参,为五加科多年生草本植物人参的根。其植物独生一茎,长成后尺余高,茎上结有七八枚形如大豆的紫红色花籽,其根如人形。古人以其"形状如人,功参天地",故名人参。人参的植物拉丁学名为 *Panax ginseng* C. A. May.,学名中 Panax 一词在希腊语中为"灵丹妙药"之意。

人参植株,其多年生的须根肉质肥大,呈圆柱状或纺锤形,常分枝,须根上长有多数疣状物。茎单一直立。人参的叶,是典型的掌状复叶（其一叶似手掌一般具有五个小叶片）,生于茎端。根据人参的生长年限不同,它的叶数是有所不同的:第一年的初生叶仅一叶,为三小叶组成,俗称"三花子";第二年仍仅一叶,但变为由五小叶组成的掌状叶,俗称"巴掌";第三年生为二叶对生的掌状复叶,通称"二甲子";以后随年龄增加叶数随之增加,第四年增至三叶,称"灯台子";第五年增至四个轮生叶,称为"四匹子",第六年茎顶生出五个轮状复叶,叫"五匹叶",七年以上者,最多可生出六个轮生复叶,称为"六

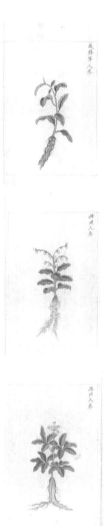

《金石昆虫草木状》中人参绘图,除潞州人参外,其他均为混淆品种

匹叶"，以后年限再增加，叶数也不再增多。人参从第三年开始开花，伞形花序顶生，小花淡黄绿色，花期6~7月，7~9月果实成熟，浆果鲜红色，俗称"亮红顶"或"红狼头"。

人参曾是东北药材出口中的重要品种。如清朝时东北药材出口以营口为集散地，品种有人参、北五味子、关黄柏等，销往香港、澳门并出口土耳其。据《集安县志》载，光绪三十三年（1908年），出口野山参77539海关两（1两为37.68克）；宣统元年（1909年）出口野山参74908海关两。从以上数字上至少也可以说明，清朝时人参的野生蕴藏量还比较丰富。

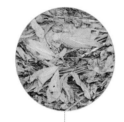

人参药材品种可细分

人参药材，全身名各有不同：其根茎称"芦头"，上有稀疏的碗状茎痕称为"芦碗"，主茎下有数条不定根名为"参芋"，末端分枝有许多须状根名"参须"，人参的根、茎相接处称为"参芦"。

人参药材细分有多种品种。

从生长环境来分：野生的称为"野山参"，其生长期较长，一支50克的野山参长成需要几十年甚至上百年，一直以来产量就很少，出于保护资源的目的此药用标准已被国家取消；栽培的称为

"园参"，生长时间较短，一般5~7年即可，如将幼小的野山参挖回移植于田间或将幼小的园参移植于山野而长成的人参称为"移山参"。

按出产地区不同分：产于我国吉林、黑龙江的叫"吉林参"；近有产于长白山地区的"新开河参"；产于辽宁省宽甸县石柱沟者叫"石柱参"，俗名石柱子；产于朝鲜、韩国的叫"朝鲜参"或"高丽参""别直参"；产于日本的叫"东洋参"。

按加工方法来分品种有：生晒参类（生晒参、全须生晒参、白干参）——直接晾干或烘干，幼小的生晒参称"皮尾参"；红参类（红参、边条参）——将鲜参放蒸参锅内蒸3~4小时后，取出晒干或烘干，剪去主根上的支根和须根者称红参，保留有较长支根的称"边条参"；糖参类（白参、糖参）——将鲜参在沸水中煮片刻捞出，浸于白糖汁中20小时，然后冲去糖浆，晒干或烘干即成"白参"，将白参扎孔灌冰糖汁即成"糖参"。

参须的补虚作用稍缓，参芦单独入药有催吐作用。

旧时挖参习俗与野山参资源

过去参客上山采挖人参有颇多规矩和讲究，如发现人参后要先给山神爷磕头，再给参苗系上红线等，充满了对大自然的感恩与崇拜。

清朝初年，人参又被称为"棒槌"，这是由于清初禁止百姓上山采挖人参，于是参客讳提"参"字，而称人参为"棒槌"。上山采参称为"挖棒槌"，亦叫"放山"。采参者人持一木棍，名"索罗棍"。放山共有三个时期：初夏时称为"放茅草"，这是因为其时百草甫生，参芽刚刚露出，觅之尚便；夏末秋初为"放黑参"，其时丛林浓绿，辨别最难；秋季时为"放红头"，其时参苗顶上结子，浆果呈浅红色，较易识别。采参者事毕下山，叫"辍棍"。所采挖的山参还有"老山""大山""扒山"等不同的趣名。由于野山参生长十分缓慢，据参农的经验四五十年才增加一两（以旧制十六两为一斤即500克计），所以采挖到大的野山参既珍贵又十分不易，民间有山参"七两为参，八两为宝"的说法。

由于野生资源日益减少，所以野生人参多被视为珍品，价格往往十分昂贵。现今国家已取消了野生人参的药用标准，是保护这一珍贵资源的重要措施。

目前应用的人参均为栽培人参。我国栽培人参始于西晋末年，迄今已有1600余年的历史，系世界上最早引种人参的国家。据《石勒别传》记载，药贩石勒因见幼小的山参支头纤细，重量甚微，而将其移植于家园中，待其长大后卖之。辽宁石柱子村人工种植石柱参虽然仅有400多年，但以其质量上乘而闻名全国，蜚声海外。人参栽培由于较好地解决了种植技术，完全可以满足医疗及保健进补对人参的需求，价格也是普通大众所能接受的。至于人参生产的产业化与品牌化，中国人参与朝鲜高丽人参相比，还有许多可以深化之处。

人参品种之所谓东洋参者

人参的自然分布有明显的地理特征，局限于中国的东北、朝鲜的北部和俄国西伯利亚东部。全球人参药材的供应，明显有产地加工的特色存在。清朝张鲁峰《馤塘医话》述及人参时，有"本朝用辽东参，偏居东方，……高丽参来自朝鲜，东洋参来自日本"之语，点出了人参的三大生产加工地和品种——中国辽东参、朝鲜高丽参和日本东洋参。国产人参产量最大，高丽人参名气很大，为什么日本产的东洋参人们所知不多呢？

确实，有关东洋参的中文文献不多。而追溯东洋参之起始发现，其中也颇有吸引眼球之处，概括其始，曰"现学现卖"可也。

公元742年（日本天平11年），日本圣武天皇时代，朝鲜作纳贡品送给日本30斤人参，从此日本始将人参入药。江户时代，1720年（日本享保5年）日本开始在长崎试验栽培，1728年得到朝鲜山参8株、种子60粒，在"日光"一地试栽成功，成为当今日本栽培人参的"祖先"。但是，日本人虽会栽培却不会加工，所以几无影响，这深深地困扰着日本人。直至石坂宗哲（1770～1841年）才解决了这一问题。

"人参市价昂贵。古今彼我同一。一般享保以来。我日本多生此物。而犹未知制造法。上药必求诸高丽。故其价日沸腾。伪造赝作又随出。其直百五六十换者。犹多非真品。上下人民苦之。几二百年于今矣。气运迁转。通塞有期。宽政中。岳父笋斋先生得其法。创制之。气味形状偕与高丽参毫无差。文政末。承旨制以进之。廷议贮备御药之用。天保甲午岁，又谕为大内进御之品。嗟乎。此物虽一草之微。而今既足为上以补圣体。下以救生黎之用。则亦是我国运盛瑞。而所谓王气钟秀地。多生此物语。信也。"

——《刻人参考跋》（注：句读系据影印）

简言之，享保5年之后很长的时间里，日本的药用人参供应仍依靠高丽参，价格既贵，伪品又多。在1789～1800年的宽政某年间，石坂宗哲（笋斋老人）"忽然"学到了人参的加工制备方法。于是乎，被朝廷贮备御用，东洋参从此行世。这忽然间的开窍其实是有原因的，即"昔丰公征韩也。先锋将陷王城。俘一书库。载归。"关于此事石坂宗哲尚有几句诗：

> "享保以还制参法，神悭鬼瞰秘不开。
>
> 忆昔丰公征韩日，席卷诸道如振埃。
>
> 先锋清正陷王都，一库书籍载将来。
>
> 偶尔造化泄天真，瑶光琰琰拱三台。"

通过战争而获得宝贵的外来资源，日本人从韩国"载归"的一书库的书得到了利用，从中学习到了人参加工的方法。东洋参在清朝虽亦输入我国，但毕竟量少而影响不大，致国人鲜知。

有谚曰，书中自有千钟粟、黄金屋、颜如玉。想不到吧，日本人生产出东洋参，其实经验即得自书中。而背后故事却是极耐人寻味的。

人参功补五脏

《神农本草经》首载人参药用之后，历代应用广泛。据统计，东汉时张仲景在《伤寒论》和《金匮要略》中载有人参的方剂共41首，可见当时人参得到医家的广泛应用。李时珍之父李言闻还专撰《人参传》以记其功。清朝乾隆皇帝封人参为"仙丹"，还曾作过一首《吟人参》的诗，其中有"性温生处喜偏寒，一穗垂如天竺丹。"

考查人参药用的历史，宋代以前主要用其生津止渴、益气补虚，而自金元以后始用其大补元气以固脱。现今对人参药性的认识：味甘、微苦，性平，归脾、肺、心经。能大补元气、复脉固脱、补脾益肺、生津、安神。用于体虚欲脱，肢冷脉微，脾虚食少，肺虚喘咳，津伤口渴，内热消渴，久病虚羸，惊悸失眠，阳痿宫冷；心力衰竭，心源性休克。

"主补五脏"的《神农本草经》上品药人参，被誉为"补虚第一要药"。凡气血亏损诸症，均可用人参补之。明代张介宾《本草正》指出："人参，气虚血虚俱能补。……故凡虚而发热、虚而自汗、虚而眩晕、虚而困倦、虚而惊惧、虚而短气、虚而遗泄、虚而泄利、虚而头痛、虚而腹痛、虚而欲食不运、虚而痰涎壅滞、虚而咳血吐血、虚而淋漓便闭、虚而呕逆躁烦、虚而下血失气等症，是皆必不可缺也。"

与其他药物的配伍，可大大拓宽人参的应用范围。如《怡堂散记》中总结其配伍规律说："人参之用甚多，其大纲有四：一参芪，二参麦，三参附，四参连，临证变通，用之得当，其功未可尽述。"参芪（人参、黄芪）配伍是为了增强补气力量，方如补中益气汤、参芪膏；参麦（人参、麦冬）配伍功能益气养阴生津，方如生脉散；参附（人参、附子）配伍功能益气回阳固脱，方如参附汤；参连（人参、黄连）配伍功能补中泄热，方如半夏泻心汤。

补气救脱独参汤

说到补气救脱，人参为中医治疗元气虚脱、虚劳内伤的第一要药。

晋代葛洪《肘后备急方》中有治卒上气喘息欲绝方，单用人参一味，为末，服方寸匕（约一克），日五六次。喘息欲绝多伴有大汗淋漓，此乃元气将脱之危候，独用人参，能大补元气而固脱，此方为后世独参汤之雏形。

对于人体元气耗散、体虚欲脱的危重证，可单用人参适量浓煎服用——这就是回阳救急的独参汤，此方始出自元代葛乾孙（1306～1354年，字可久）《十药神书》。但葛氏仅仅将其用于失血之后，"以此药补之"，尚未提出固脱以挽救垂危。至明代张介宾《景岳全书·古方八阵》独参汤，重用人参二两，水煎频服，以之回阳救逆，明确指出治"诸气虚、气脱，……凡诸虚证垂危者"，而使之达到了新的高度。清代医家陈士铎《本草新编》中说：

"夫独参汤可治疗阳脱于一时，血失于顷刻，精走于须臾，阳决于旦夕，他药缓不济事，必须用人参一二两或三四两，作一剂煎服以救之，否则阳气遂散而死矣。"

清代魏之琇《续名医类案》中记载有一则人参救急验案：

"一妪年七旬，伤寒，初起头痛身疼，发热憎寒。医以发散，数剂不效。淹延旬日，渐不饮食，昏沉，口不能言，眼不能开，气微欲绝。与人参五钱，煎渣服之，顿愈……"

若兼见手足发凉，汗出不止，人参可与附子同用，即参附汤，能回阳救逆，力挽危亡。参附汤（人参、炮附子、生姜、大枣）出自宋代陈自明《妇人大全良方》，有良好的回阳、益气、固脱之功。所以后来参附配伍成为抢救垂危之重要的药对。其现代剂型有参附注射液。

医学进步与急救技术的发展，令人参救急之功大大式微了。但其历史功用与启示则永续存在。

人参补脾胃益中气

人参补脾健胃，又可称之为益气温中。人参为补脾要药。

《金匮要略》人参汤，用人参、白术、干姜、炙甘草，水煎服，主治中气不足之胸痹，症见胸闷、胸痛、倦怠乏力、纳呆食少等。此属气虚血瘀，不通则痛。气旺则行，气行则血行，通则不痛，此乃益气法治疗胸痹之先例。本方又名理中丸，《伤寒论》中用以温中祛寒，健脾益气。主要用于脾胃虚寒，症见吐泻腹痛，喜温喜按，口不渴，或泛吐清涎，四肢不温，舌淡苔白，脉沉迟或细弱。现今成为治疗脾胃虚寒之代表方剂。

体现人参补脾健胃功效的，还有如治疗脾虚所致的乏力、食少、便溏的常用方四君子汤（人参、白术、茯苓、甘草）。是方可与上面的理中丸一比：四君子汤配茯苓，功用以益气健脾为主，主治脾胃气虚证，理中丸用干姜，功用以温中祛寒为主，适用于中焦虚寒证。据现代研究，认为四君子汤可以增强人的体质，提高免疫力。因此可以治疗消化系统疾病如慢性胃炎、胃溃疡、十二指肠球部溃疡、胃窦炎、胃肠功能减退等，也可以治疗支气管哮喘、高血压等疾病；从提高免疫力的角度，四君子汤还可用于抗肿瘤。

而治疗中气下陷，久泻脱肛，内脏下垂的著名成方补中益气汤，出自《脾胃论》，主药为黄芪配人参药对以补气，配合升麻、柴胡的升提作用，是补气升阳的代表方剂。

人参对于消化系统的作用，据现代药理学研究发现，人参能够促进消化液的分泌，增加消化能力，增进食欲。对于慢性胃炎伴有胃酸缺乏或胃酸过低者，服用人参制剂，可使食欲增加，症状减轻乃至消失。

补益肺气治喘咳

人参补益肺气。综观古代医家治疗肺虚喘咳的许多方剂，诸如《类证活人书》的五味子汤、《卫生宝鉴》的人参蛤蚧散、《济生方》的人参胡桃汤等，均以人参为主药补益肺气，并同时辅以其他祛邪之品，标本同治，邪正兼顾，共奏功效。

关于人参补肺的话题，这儿不妨扯远一点：《红楼梦》中，从小瘦弱多病的林黛玉有肺痨咳嗽的病根，"每岁至春分、秋分后，必犯嗽疾"，她自小即常服用一方，名人参养荣丸，还配以天王补心丹。人参养荣丸的处方实出自《太平惠民和剂局方》，由人参、白术、茯苓、甘草、当归、白芍、熟地黄、五味子、远志、黄芪、陈皮、大枣、肉桂、生姜组成，以补脾益气为主，兼敛肺止咳，还有养心安神的作用。秉性素弱的林妹妹服用此药应当说还是合适的。

有人分析认为（据《红楼梦学刊》总第13辑中"《红楼梦》医案评述"文，百花文艺出版社，1982年），林妹妹的病表面看来焦点在肺，但由于她"脾不健运"，消化力太差，不仅不能发挥补药的药效，就连饮食也难正常运化，而"脾不健运"又缘于肝经郁结。根据中医治病法则，治肺当先实脾（即健脾），而健脾又应疏肝，也就是说，用药应遵循疏肝——健脾——补肺的治疗途径。"素有积郁"的林妹妹，她的性格恰恰又是情志不舒，肝经郁结，最终发展至肝、脾、心、肺四脏俱虚，用人参养荣丸似乎没有合乎"治病必求于本"的原则，所以虽长期服用而不见功效，而最终难逃其悲剧结局。

当然了，笔者则有如下的认识。对林妹妹肺痨之病体，过去没有针对肺痨的杀灭病原菌的有效方法（应当也没有发现本病致病外因的"痨虫"——结核杆菌），所以只能从补肺为主或多方面补益的治疗思路出发，以求扶正固本而取效。如果机体的正气在扶助下能够抗邪，可能获愈；如最终正不压邪，也难以收到治愈的效果。在当时，肺痨还只能视为不治之症。即使到了20世纪三四十年代，那肺结核仍然几乎是绝症，鲁迅先生的死就与这一疾病有关。

尽管治愈者少，但中医扶正法治愈肺痨确有成功经验可寻。如北京名医李允昌曾在《北方医话》中介绍"扶正法治结核"，经验可资参考。而人参用于肺痨，其扶正则显然是补肺益肺之思路。

人参益气生津之用

人参可生津止渴。人参益气生津而用于治疗热病气津两伤、身热口渴及消渴证，是针对气阴两虚而言的。

如李东垣《内外伤辨惑论》创生脉散，用人参配麦冬、五味子，水煎服，有益气敛汗、养阴生津之功。治热伤气阴，肢体倦怠，气短口渴，汗出不止，脉虚弱；或久咳伤肺，气阴两伤，干咳短气，自汗者。参麦药对配伍也是人参益气养阴生津作用的体现。《仁斋直指方》玉壶丸，用人参、天花粉各等份，为末，炼蜜为丸，梧桐子大，每服六十丸，麦门冬煎汤送服。有益气生津、清热止渴之功，用于消渴引饮无度。再如《医部全录》的人参固本丸、《顾松园医镜》的集灵膏等益气滋阴的方剂，都是以人参为主药的。

其他常用人参益气生津作用的成方如：白虎加人参汤（配石膏、知母等）治高热，玉液汤（配天花粉、生地黄、黄芪等）治消渴等。

补心气益智安神

《神农本草经》谓人参"止惊悸，……开心益智"，其治疗心悸、失眠、健忘等症，有补气安神益智之效。现代临床也证实了人参应用于心脏疾患的确切疗效。就其治脉律异常而言，具有双向调节作用，不仅能使脉数变慢，也可使缓脉变快，还能使脉律不整得到恢复，这是其他中西药物所无法与之媲美的。

在唐代以后的方书中，用人参补心气以安神益智的应用逐渐多见。如《备急千金要方》定志丸，以人参配茯苓、菖蒲、远志各等份，为末，炼蜜为丸，梧桐子大，每服七丸，日三次，治"心气不足，五脏不足，甚者忧愁悲伤，匆匆喜忘"。同书尚有人参丸、大定心丸等主治心虚惊悸、恍惚不安，方中均用人参补心气、安心神。

用人参安神益智的著名成方如，人参配黄芪、白术、远志等组成的归脾汤，治心脾两虚，惊悸健忘，疲乏无力等症，现今对抑郁型神经衰弱有较好疗效；用人参配生地黄、丹参等组成的名方天王补心丹，治疗心肾不交，心烦少寐，惊悸不安，口舌干燥者，现今对兴奋型神经衰弱的治疗效果很好；均颇为临床常用。

说到人参安神益智，不妨提及"人参状元"翁同龢的故事。

两代帝师翁同龢（1830～1904年）在晚清史上声名显赫。他于清咸丰六年（1856年）中状元，授翰林院修撰，先后为同治、光绪两代帝师，历任刑部、工部、户部尚书，协办大学士，军机大臣，总理各国事务大臣等。人们却有称他为"人参状元"的，这又是为什么呢？

原来，翁同龢当年之所以能在殿试中一举夺魁，在咸丰六年得中状元，除了靠真才实学外，他随身携带的两支人参也功不可没。

在这里必须提到与翁同龢在咸丰六年的同榜进士孙毓汶，他是山东济宁人，字莱山。孙毓汶与翁同龢是咸丰六年的同榜进士，翁同龢是状元，孙毓汶屈居其后，为第二名榜眼。

孙毓汶的家世十分显赫，其祖父孙玉庭为清朝的大学士，父亲孙瑞珍为尚书，兄长孙毓桂为道光二十年（1840年）状元。

翁同龢的家世，与孙毓汶相比，更是有过之而无不及。翁同龢的父亲翁心存官至体仁阁大学士，后为同治帝师。翁同龢的长兄翁同书是道光二十年（1840年）进士，授了翰林院编修，曾任安徽巡抚；翁同龢的二哥翁同爵，曾任陕西、湖北巡抚，时称翁家"一门四进士、一门三巡抚；父子大学士、父子尚书、父子帝师"。

翁同龢与孙毓汶都极有才华，均为时人所称道。咸丰六年的殿试，志在必得竞争状元者，其实就是翁同龢与孙毓汶这两人。孙家为了让孙毓汶独占鳌头，能与孙毓淮成为"兄弟状元"，但又生怕状元会被翁家抢去了，因此便生出一计。

当时，凡赴试者离殿廷较远的，在殿试前夕，多寄宿在朝门附近。翁、孙两家都是显宦，又是世交。孙府在皇城附近，而翁家距离较远。

殿试前夕，孙家特邀翁在府中住宿。晚饭后，孙父孙瑞珍即嘱咐儿子孙毓汶早些睡觉，以便翌日有充沛精神参加殿试，自己则以长辈身份对翁同龢殷勤款待，频频劝酒。席散之后，孙瑞珍又邀翁同龢到他书斋里，把殿试的规例不厌其烦热心地给以详加指点，直到深夜，才让翁同龢回房休息。此时，孙毓汶已然酣然入梦，在梦中养精蓄锐。

翁同龢刚上床，孙瑞珍又暗中派人在翁的住房四周大放爆竹，一直放到天亮，使翁不能稍息片刻。翌日进入试场，翁同龢觉得全身无力，昏昏欲睡，心想这回殿试绝无夺魁希望。正在无奈之际，忽然想起随身带有两支人参，遂马上放入口中咀嚼。如此，方使得翁精神充足，执笔直书，幸无败笔。多亏得两支人参救急提神，终使翁同龢高中状元。正是因为这样的缘故，于是有人传称翁同龢为"人参状元"。

人参的抗癌等作用

现代临床与实验研究均证明：人参具有防癌、抗癌作用。通过扶正发挥祛邪作用，人参在抗癌方中多有应用。

人参抗癌并非其中某个单一成分的作用，而是与其中含有的多种皂苷、人参多糖及人参挥发油等相关。

我国从人参中分离出的有效单体 Rg3 已开发成一类中药抗癌药（参一胶囊），其主要作用为可强烈抑制肿瘤新生血管的生成，从而明显抑制肿瘤生长，并可诱导肿瘤细胞凋亡、化疗增效、抗肿瘤转移。据临床应用于肺癌、肝癌、胃癌、肠癌、乳腺癌等癌症的治疗观察，具有较好的抑瘤和抗转移作用，且不良反应小。该药属中药单体抗癌一类新药，是中医药治疗肿瘤的重大突破。

人参还能预防高山反应。据一项临床观察，进藏者前3天服用红参，其高山反应发病率只有10%左右。这是由于人参具有抗缺氧、抗疲劳的功能，能提高人体细胞迅速适应缺氧环境的能力。

人参可以影响调节性功能的高级神经中枢部位，呈现促性激素样作用，还能增进精子的活动能力。临床应用表明，对因神经衰弱所引起的皮层性的脊髓性阳痿，也有一定治疗效果，但对精神型则无效。古今大量益肾壮阳方，如全鹿丸、茸桂百补丸、参茸卫生丸等，对于肾气虚弱、腰膝酸软、阳痿早泄、遗精等，每获良效，人参在方中均起着益气补肾助阳的作用。

人参滥用亦害人

明代张介宾《本草正》认为："人参，气虚血虚俱能补"。有人把"服用人参，养生进补"更视为时尚，在日常生活中更多的人较为普遍的把其当作补品服用。虽然人参历来被推崇为养生长寿之补品，在人们的心目中是"补虚要药"，能"大补元气"。但它毕竟是药，用之不当反为害。其害人之处，早有案例，先请看清代名医费伯雄的一则医案：

郑某，体形丰满，素喜进补。日前将上好人参二两纳入鸭腹煮食，五日后觉目光模糊，十日后两目青盲，不能视物，遍治周效，求诊于余。余曰："……因食参过量，气机遏阻……故盲也。"《内经》云："益者损之"，可用食疗法，嘱日服梨汁一碗，使大便日利二至三次。十余日后，两目已能见物，服至一月，两目复原，能察秋毫矣。"

误用人参导致不良反应，在现代生活中十分普遍，只不过没有引起足够重视罢了。下面这则由武汉名中医李浚川经治的案例也记载得非常真切：

某部队医院内科医生，临产前，有人劝其服人参，增强气力，以利生产。乃不惜重金，购得人参若干，每日服食。分娩以后，精神倍加兴奋，彻夜不眠。弥月后，犹不安枕。更奇怪的是，婴儿也烦躁不眠，其他均正常。推知是产前服人参过多之故。考虑人参系中药，便请中医诊治。我嘱暂先服莱菔（萝卜）汁，俟其痰火消散，再用甘寒滋养善后，母子遂安。（《长江医话》）

在此继续举几个人参中毒的例子：①男婴刚生下来的当天，祖父母就用人参0.5～1.0克炖水，频频灌服，半天后婴儿哭闹不休，烦躁不安，气促，渐渐地脸色和嘴唇发绀，双手抽搐，心跳减缓和呕吐，经医院积极抢救无效，于3天后死亡。②因妈妈怕奶水不足，而给6个月大的男孩喂服了人参汤，服后不久，小儿颜面潮红，烦躁不安，继之嘴唇隆起，头面肿胀，手脚也肿了起来，全身还起了斑点。停止喂人参汤两天后，孩子全身才恢复了正常。③有一个9岁女孩，父母念其学习辛苦，为补身体就买了人参蜂王浆，每天早晚服用。半个月后，女孩突发子宫出血而去医院急诊，体检见其双侧乳腺隆起如核桃大，略硬有压痛，医生问明情况后认为是人参中毒反应，嘱其停服人参蜂王浆。半月后，未经治疗的女孩身体恢复了健康，子宫未再出血，乳腺隆起也渐渐消退了。④有一61岁老翁，有肝炎病史，经常头昏眼花，腰背酸痛，少寐多梦，纳谷不香，倦怠乏力，因以前服人参有效，就自购人参一支，煎汁，2天内饮完，到了晚上，就出现面色潮红，气粗似喘，言语模糊，自我感觉烘热难忍，体悬若飞，眩晕头胀，口渴喜饮，并伴有恶心。查体温超过37℃，血压也高。后经对症治疗才转危为安。

俗话说得好："无毒不成药。"人参滥用杀人者，古今皆有教训。所以不少医家对人参的毒害十分重视，认为人参滥用，毒如砒鸩。清代医家徐洄溪说："虽甘草、人参，误用之害，皆毒药之类也。"清代王孟英也告诫："用之不当，参术不异砒砒。"清代凌奂《本草害利》认为："阴虚火动，骨蒸劳热，切不可滥服人参，否则，阳有余，火上加油，病势必增无减，命则险矣。"

过服人参，常常会导致高血压、神经过敏、失眠、烦躁、皮疹、瘙痒、儿童性早熟等"人参中毒综合征"。由于服用不当能导致不良反应，因此切不可迷信人参大补而盲目长期大量服用。婴幼儿及青少年如无特殊需要，一般不宜常服人参。对因病或体虚需要进补者，也要合理使用。成人一日用量为0.6～9克，长期服用时，以每天0.5～1克为宜。服用时要密切注意是否出现不良反应。轻度的人参不良反应，表现为腹胀感，或身体尤其是面部灼热感，重者可致鼻衄（鼻出血）。其解救办法，可用大米50克左右，炒焦煎水饮服，即能消除症状，同时不影响人参的补性。像费伯雄医案中所用凉性的梨汁亦可。如果误用人参出现的中毒症状较严重，通常用莱菔子（萝卜子）30克左右或白萝卜适量煎服解救。用莱菔子可解人参之补性。

成分、药理与用量

宋代苏颂《本草图经》载："使二人同走，一人含人参，一空口，各奔走三五里许。其不含人参者，必大喘，含者气息自如。"宋代的这则记述，可以称得上是记载最早的中国古代的药理实验，又可视为一种鉴别真品人参的方法，这种方法匠心独具。而含化也是服用人参最便利的方法。

清代宫廷中服用人参即常采用含化人参片的办法。如清代宫廷档案中的《人参底薄》记载有：

"（慈禧太后）自（光绪）二十六年十一月二十三日起，至二十七年九月二十八日止，计三百三十一天，共用噙化人参三斤一两一钱。今问得荣八月，皇太后每日噙化人参一钱，按日包好，俱交总管郭永清、太监秦尚义伺候。"

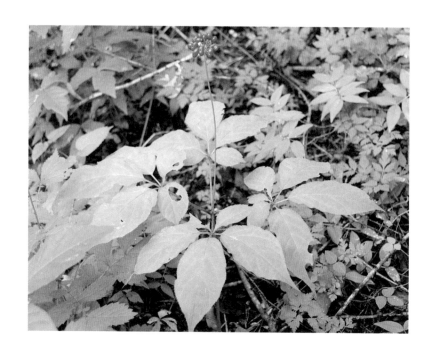

提起人参的有效成分，一般人也都知道主要是人参皂苷。现代研究发现，人参含有20多种人参皂苷，为人参发挥功效的主要有效成分，根中人参皂苷总含量约5%；除了人参皂苷以外，人参中还含有挥发油、人参醇、人参酸、植物甾醇、胆碱，并含糖类、氨基酸、维生素 B_1 和维生素 B_2、多种矿物质、酶类、烟酸等。

实验证实，人参具有多方面的药理作用。对中枢神经系统具有兴奋作用，但大剂量时反而有抑制作用；有强心及抗休克作用；有促性腺激素样作用，能促进男女性腺功能；能降低血糖，调节胆固醇代谢，抑制高胆固醇血症的发生；能刺激造血器官，使造血功能旺盛，增加血浆蛋白；对神经系统有一定的镇静作用，能改善人的睡眠和情绪；能增强人的脑力和体力功能，有显著的抗疲劳作用，宇航员服用人参后可提高对特殊环境的适应性；能提高机体对各种非特异性刺激的适应能力和对各种有害刺激的抵抗力；能兴奋垂体 – 肾上腺皮质系统，增强肾上腺皮质功能，有抗炎、抗过敏作用；能改善消化吸收功能，增进食欲；能增强机体的免疫力；有抗肿瘤作用。人参的药理作用常因机体功能状态不同而呈现出双向作用，因此人参被认为是具有"适应原"样作用的典型代表药（适应原样作用即增强机体非特异性免疫功能的作用）。

据研究，人参皂苷对造血有效的成分为人参二醇，临床研究观察用于治疗难治性血液病血小板减少性紫癜和再生障碍性贫血疗效满意，明显优于现在的常规疗法，显示出有望开发成为高效、低毒的治疗血液病新药的前景。

关于人参的用量，应根据病情轻重缓急而酌定。成人一日量，汤剂一般3～9克，另煎兑入汤剂服；如急救可用大剂量30～45克，水煎顿服；粉剂冲服每次1～1.5克，日3次。无虚者不宜用，有内热实火者忌之。人参反藜芦、畏五灵脂，传统认为不宜同用。

扩论"参"药有几种

说人参，人们又很容易想到西洋参。既然如此，不仅引起人们的发问："参"药到底有多少种啊？

这儿说的"参"，特指五加科人参属（学名：Panax）的植物种类。排除属于五加科其他属以及其他科的刺五加、党参、丹参、太子参以及印度参、巴西人参等。中药十八反歌中有"诸参辛芍反藜芦"，那参即不同于这参。

人参属植物分类比较混乱。据维基百科的介绍，权威的分类人参属独立的种目前有12种。但形成药用，影响较大的，据万德光主编的《中药品种品质与药效》，则人参属植物仅有6种得到全世界的公认，它们是——人参、西洋参、三七、竹节参、喜马拉雅参（假人参）和越南人参。

人参属植物在地理分布上主要生长在北半球的东亚和北美，特别是寒冷地区。发现于越南的越南人参（P. vietnamensis）是已知生长在最南端的人参属植物，分布于越南的中部。其他几种的分布地，人参分布在中国东北、朝鲜和韩国，西洋参分布美国和加拿大，三七分布中国云南和广西，竹节参分布中国西北和西南，喜马拉雅参分布于喜马拉雅山地区。

人参属的特点在于均含有人参皂苷。西洋参进入中国之后，经临床验证，中医很快认识到其药性与人参有异而区别应用，《本草纲目拾遗》、《本草求原》均将其单列。二者药性之不同，简言之，人参为"温补"之性，而西洋参为"凉补"之性。现代研究，二者所含有的不同皂苷成分在含量上是有差异的，因而可能由之产生药性的差异。但人参多糖、微量元素硒等亦是重要的活性成分，如单独从人参皂苷上考虑似不全面。至于方舟子说过的"中医关于人参性温、西洋参性凉的说法就是源于对二者产地的误会"只能是一种无知的猜测，他完全无视中医药学是一种实践的学问。

越南人参发现较晚，是1973年在越南中部海拔1800米高原上的阔叶常绿和针叶密林中发现的，又称玉灵人参。在形态学上，它的根茎上有很多结节，主根球形或直根状，大多都很小。1978年曾发现一棵长了62年的野生越南人参干重710克，长90厘米。1983年发现的一棵长了72年的野生越南人参重780克。越南已组建有科学生产中心对越南人参进行研究与开发。研究更证明，越南人参具有极强的抗菌活性，是其他人参属植物所不能比拟的。

人参

人参 味甘，微寒。主补五藏，安精神，定魂魄，止惊悸，除邪气，明目，开心益智。久服轻身延年。一名人衔，一名鬼盖。生山谷。①②③④⑤⑥⑦

吴普曰：人参一名土精，一名神草，一名黄参，一名血参，一名人微，一名玉精。神农：甘，小寒；桐君、雷公：苦；岐伯、黄帝：甘，无毒；扁鹊：有毒。生邯郸，三月生叶，小兑，核黑，茎有毛，三月九月采根。根有头足手面目如人（《御览》）。

《名医》曰：一名神草，一名人微，一名土精，一名血参，如人形者有神，生上党及辽东。二月四月八月上旬采根，竹刀刮，暴干，无令见风。

案《说文》云：蓡，人蓡，药草，出上党。《广雅》云：地精，人葠也。《范子计然》云：人参出上党，状类人者善。刘敬叔《异苑》云：人参一名土精，生上党者佳，人形皆具，能作儿啼。

——清·孙星衍、孙冯翼辑本《神农本草经》

神农本草经　上品

〖 注释 〗

① 安精神，定魂魄：即谓有助于使人的精神思维活动安定和正常。魂魄：古人对人之精神思维活动的认识概念。魂，古人认为是能够离开人的形体而存在的一种精神；魄，依形体而存在，是具有愿望、意图和猜测的一种精神活动。《灵枢·本神》："随神往来者谓之魂，并精出入者谓之魄"。

② 惊悸：由于惊恐害怕而心跳、心慌或心动不安的病症。或可视为"惊恐悸气"之省文。

③ 邪气：与人体正气相对而言。泛指六淫七情等各种致病因素及其病理损害。同"邪""邪物"。气，指人或物的某种特质或属性。《广韵》："邪，鬼病。"《诸病源候论·邪注候》："凡云邪者，不正之气也，谓人之脏腑血气为正气，其风寒暑湿，魑魅魍魉，皆谓邪也"。

④ 开心益智：使心的思维活动能够启动，增加智慧。《神农本草经》记石菖蒲功效中有主"开心孔"，此处"开心益智"可与之互资参考。

⑤ 轻身：指身体轻盈。另有他意，一意道教谓使身体轻健而能轻举；一意指飞升，登仙。

⑥ 延年：指延长寿命，增延寿命。如《楚辞·天问》："延年不死，寿何所止？"

⑦ 生山谷：谓生于高山之山沟、山涧处，或广指为高山峻岭之中。

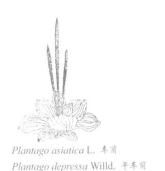

车前子

当 道 即 药

Plantago asiatica L. 车前
Plantago depressa Willd. 平车前

美丽车前黄金角

车前草太普遍。

在山间田野，在路旁河边，几乎随处都能见到它的踪迹。它就是这么一种很不起眼的小草，静静地生，静静地长，不怕车压马踏，随岁月更替而枯荣繁衍。

车前野生于我国南北各地，也广布于亚洲其他地区。多生于山野、路旁、池塘、河边等处的车前草，生命力是极强的，与其他野草共生共长。

在中学语文的美文中，就见到有当代著名诗人张

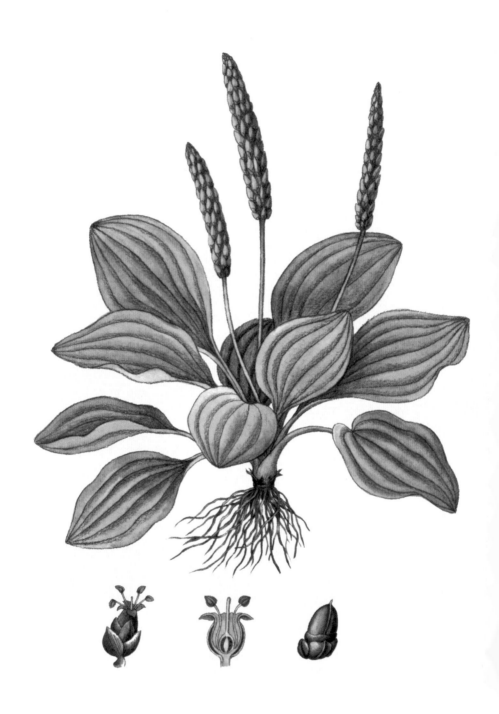

德强的新诗《车前草》：

与生俱来的践踏 / 总难以幸免

车辙深深 / 蹄印深深 / 绿汪汪的眼窝没有呻吟 / 积一潭泪水倒映流云

宿命？你奴隶之叶 / 匍匐于路边河边田埂两边 / 镶一条细碎花纹 /

而几茎花穗仍不甘俯首 / 昂扬着短短剑眉

野火尚且焚不尽春色 / 又奈何摧残宰割 / 只要根在芽就不会永远沉默

车前草是美丽的。

车前草的叶片宽宽的，呈长椭圆形，有长柄，叶片上有平行的叶脉。叶片丛生于基部，按螺旋形排列，多平铺于地，或靠近地面倾斜分散于四周，十分整齐。从叶片中央可抽出穗状的花序，夏秋季节开花。成熟的种子呈黑褐色。

数学中有一个称为黄金角的数值，为137.5°，更精确数值为137.50776°，这是圆的黄金分割的张角。而车前草那轮生的叶片间的夹角正好是137.5°。按照这一角度排列的叶片，能很好地镶嵌而又互不重叠，这是植物采光面最大的排列方式，每片叶子都可以最大限度地获得阳光，从而有效地提高植物光合作用的效率。受此启发，建筑师们参照车前草叶片排列的数学模型，设计出了新颖的螺旋式的高楼，可以达到最大的采光效果，使得高楼的每个房间都很明亮。

美丽的车前，古人早就天天采它。田野中的女子边采车前边哼唱着歌儿，这成就了《诗经》的"采采芣苢"。

采采芣苢！薄言采之；

采采芣苢！薄言有之。

采采芣苢！薄言掇之；

采采芣苢！薄言捋之。

采采芣苢！薄言袺之；

采采芣苢！薄言襭之。

——《诗经·周南·芣苢》

《诗经》中的芣苢（fú yǐ）即最为常见的植物车前。而车前的药用历史也极早，它在《神农本草经》中列为上品药，别名"当道"。

"当道"普通车前有

从《神农本草经》中看得到，这种最为普通常见的美丽植物，它既有当道之名，也有车前之名。那它为什么得名叫"车前"呢？最公认的说法是这样的：

相传西汉时有一位名将马武将军，远征羌人，有一次被敌人围困在一荒无人烟的山谷处，时值暑月酷热天气，粮草将尽，又无水源，结果人和战马都腹胀如鼓，小便如血，滴沥不尽。一天，马夫突然发现马不尿血了，仔细观察发现马总是嚼食一种牛耳形的野草，他猜想此草能治病，就拔了几棵这种野草吃了，果然感到好多了，小便也正常了。马夫马上把这一发现禀报了将军，将军问马夫这种野草哪里有，马夫用手一指："车前就有。"将军于是让人马食用此草，几天后人马均被治好了。马武将军惊叹车前之草的作用，从此，马将军就把此草叫作车前草。

车前还有如车轮菜、马舄、牛舄、牛遗、牛舌草、马蹄草、鸭脚板、牛甜菜、猪耳草等俗名，都是因为它普通而常见的缘由，名称得来于乡野民间。古代中国以农业立国，多数人往上辈数大都可寻根归于农村，难道你没有从中听到来自自己或祖上故乡的那种乡土气息？

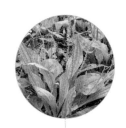

车前虽然普通，它的药用却无法令人忽视。现今的药材标准有明确规定，车前子药材来源为车前科多年生草本植物车前 *Plantago asiatica* L. 或平车前 *Plantago depressa* Willd. 的种子。

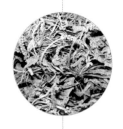

中医对车前子药性的认识：味甘，性微寒，归肝、肺、肾、小肠经，功能清热利尿，渗湿通淋，清肝明目，化痰止咳。用于治疗水肿胀满、热淋涩痛、暑湿泄泻、目赤肿痛、痰热咳嗽等。

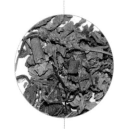

欧阳修车前止泻痢

明代江瓘《名医类案》中引用了《苏沈良方》中欧阳修用车前子治暴泻的著名验案：

宋代欧阳修有一次腹泻，经多方医治，一直未奏效。夫人对他说："街市上有人出售治疗腹泻的药，三文钱一帖，据说很有效，偏方能治大病，何不买来试一试？"欧阳修不太相信，就说："我们这些人的体质与一般人不同，不可轻易服用这些药。"夫人出于无奈，想出一个办法，暗暗派家

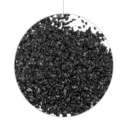

人去市上将药买回，又请名医诊治处方，加入从市上买回的药一起服用（"杂进"），想不到竟然一服而愈。设法求得卖药人其方，只不过是一味车前子研末而已。

至于为什么用车前子能治疗腹泻，当时的解释是车前子使"水道利，清浊分"（其意为：小便通利，大便中的水液从小便而出），腹泻自然就好了。

其实，此故事原本于宋代陈元靓《岁时广记》。是将车前子末配入汤药中杂进，但在以后的许多传本中却成了单服车前子。李时珍在《本草纲目》中在引用这则医案时即有此误。

欧阳文忠公，尝患暴下，国医不能愈。夫人云："市人有此药，三文一贴，甚效。"公曰："吾辈脏腑与市人不同，不可服。"夫人使以国医药杂进之，一服而愈。召卖者厚遗之，求其方，但用车前子一味为末，米饮下二钱匕。云此药利水道不动真气，水道利，清浊分，谷脏自止矣。《良方》。

——明·江瓘《名医类案》

欧阳公常得暴下病，国医不能治，夫人买市人药帖，进之而愈。力叩其方，则车前子一味为末，米饮服二钱匕。云此药利水道而不动气，水道利，则清浊分而谷脏自止矣。

——明·李时珍《本草纲目·草部》

其实，真正用车前子单方止泻，其效果也确实是卓著的。

治腹泻用车前子单方，煮粥食疗，得到近代名医张锡纯的沿用。他特别指出，要发挥车前子药粥的食疗作用，只能使用生车前子煮粥才成。他举有案例：

单用车前子两半，煮粥稠，顿服之，治大便滑泻亦甚效验。邻村黄姓媪，大便滑泻百药不效。或语以此方，一服即愈。然必用生者煮之，始能成粥。若炒熟者，则不能成粥矣。

——张锡纯《医学衷中参西录》

治腹泻功用卓著

对治疗腹泻，中医认为车前子可起到"利小便、实大便"的作用，即使水分从小便而出，则大便自然坚实。现今临床多与猪苓、茯苓、薏苡仁、炒扁豆等同用，可加强其止泻效果。历代应用车前子治腹泻的成方较多。

明朝最著名的方书《普济方》记载有："（车前子）独用炒为末，专治湿胜水泻。"对暑湿之令引起的湿性水泻，单用车前子就有较好的效果。

如果是小儿单纯性消化不良性腹泻，将车前子炒焦研末口服，1岁内每次服0.5克，1～2岁每次服1克，每日2～3次，可以使大便次数减少，腹泻停止。成人消化不良，水泻如注者，可重用车前子15～20克，效果亦十分明显。如古老的《海上方》中有歌诀说：

"曾闻水泻有何方，焦炒车前子最良。细末一钱调米饮，只消七剂即安康。"

《杨氏家藏方》车前子散治小儿伏暑吐泻，烦渴引饮，小便不通：白茯苓（去皮）、木猪苓（去皮）、车前子、人参（去芦头）、香薷各等分。

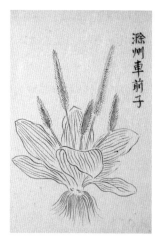

《绍兴本草图画》所绘滁州车前子

上件为细末，每服一钱（3克），煎灯心汤调下。

用车前子配伍党参、白术、甘草、茯苓、陈皮，即可组成异功散，此方始出自《小儿药证直诀》，是宋代名医钱乙创制的，对小儿夏季腹泻，效果较为满意。

清代陈士铎《石室秘录》一书中有一治疗水泻（泄泻如水状）的名方——分水丹，用白术一两（30克），车前子五钱（15克），煎汤服。

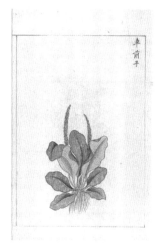

《金石昆虫草木状》中车前绘图

利水通淋良药

《神农本草经》述车前子首"主气癃，止痛，利小便水道"，这一功效一直在临床沿用至今，即其清热利尿、渗湿通淋的作用。

车前子利水并兼泄热，是治疗水肿、淋症的要药。对热结膀胱（诸如尿路感染等因素）导致小便短赤、淋漓涩痛，可与木通、滑石、瞿麦、萹蓄等同用，著名成方有八正散；如果是水肿并见小便不利（诸如急慢性肾炎等），可用车前子配泽泻、茯苓、冬瓜皮等同用。

《太平惠民和剂局方》八正散，治小便赤涩，或癃闭不通，及热淋血淋。组方为：车前子、瞿麦、萹蓄、滑石、栀子仁、甘草（炙）、木通、大黄（面裹煨，去面，切，焙）各一斤（500克）。上为散。每服二钱（6克），水一盏，入灯心草煎至七分，去滓温服，食后临卧。

《梅师集验方》治妊娠患淋，小便涩，水道热，不通。药仅两味：车前子五两（150克），葵根（切）一升。以水五升，煎取一升半，分三服。

明代《普济方》中有单方，是用车前子晒干为末，每服二钱（6克），车前叶煎汤下，治小便血淋作痛。同书治小便热秘不通，用车前子一两（30克），川黄柏五钱（1.5克），白芍药二钱（6克），甘草一钱（3克）。水煎徐徐服。

通淋而可治血淋。此处举车前子单验方治疗一例"特发性血尿"的现代验案，当视为车前子治血淋功用的具体体现。

李某，男，21岁，冰球运动员。因肉眼血尿7个月于1977年3月4日入院。患者于1976年8月参加一场比赛后，发现尿中有血，开始时休息后可缓解，运动后又出现，发病已8个月，血尿呈持续性，停止运动1个月仍有血尿。1974年曾患腰椎4～5结核，经治疗后痊愈。1975年恢复冰球集训。一年多来体力良好，全身检查未见异常。入院后经多次血常规检查及尿三杯试验，除镜检红细胞满视野外，余无异常发现。尿结核菌培养和尿肿瘤学检查均为阴性，肝功能、肾功能试验均正常，出血性疾病的各项试验亦正常，曾先后拍腹部X线平片三次，静脉肾盂造影两次，膀胱镜检查和逆行造影两次，均未见异常。拟诊为"特发性血尿"。住院四个半月期间，给予抗结核治疗、完全卧床一个多月，并给予各种止血药物治疗，均未能控制肉眼血尿。1977年10月，经人介绍，患者试用车前子加红糖治疗。取15克左右的车前子（包），加清水煮沸后，微火煎熬15～20分钟，倒出药液后，加入红糖适量，至有甜味即可。以此当茶饮服，每日饮三玻璃杯以上。15克车前子可反复煎2～3次。

患者连续饮服三天后，尿色稍好转，连续饮服20多天（在此期间未用任何中西药物）后，尿色已呈黄色透明，查尿多次均正常。连续饮服40天后停服。追踪观察2年，患者已恢复剧烈运动和日常工作，多次查尿未见异常。患者在服用上方期间，并无任何不良反应。

——此病案系北京运动医学研究所浦钧宗在《中医杂志》1980年第7期报道的。

还有明目等功用

唐代张籍写有《答开州韦使君召寄车前子》诗。诗云：

"开州五月车前子，作药人皆道有神。
惭愧使君怜病眼，二千里外寄闲人。"

张籍家境贫寒，自幼苦读，饱经世态炎凉。后为贞元进士，历任太常寺太祝、水部员外郎、国子司业等职。他因长期用眼过度而患有严重的眼病，影响到视力。诗人孟郊曾经写诗戏称他是"穷瞎张太祝"。张籍在诗中描绘了好友韩愈从千里之外寄来车前子，给他饵食配药，以求愈其眼病。感慨之下，他写下了这首情真意切的诗句。

由张籍求车前子治眼疾的诗句，让我们解说车前子所具有的清肝明目功用。

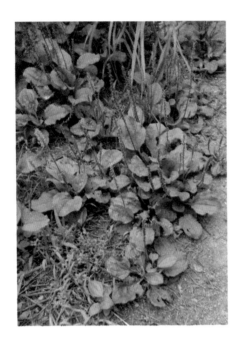
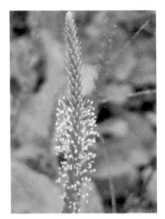

野生车前群落与花穗花序细观

　　车前子的清肝明目作用，《神农本草经》的记述中并未涉及，是后来所发现的，其治目疾的代表性组方则以唐代以后多见。

　　车前子清肝明目，可用于肝经风热所致的目赤肿痛，常与菊花、桑叶、决明子、青葙子等同用。对老年人肝肾阴虚导致的两目昏暗、视力减退，车前子可与生地黄、熟地黄、菟丝子、石斛等同用。如唐代孙思邈《备急千金要方》中有驻景丸，是用车前子与熟地黄、菟丝子配伍为丸，治疗老年人因肝肾俱虚所致的眼昏生翳等症，并且至今仍是老年眼病常用的保健良方。

　　驻景丸治肝肾俱虚，眼常昏暗：菟丝子五两（酒浸五日，晒干后捣为末），车前子一两，熟干地黄三两。上药捣罗为末，炼蜜和捣，丸如梧桐子大。每于空心以温酒下三十九，晚食前再服。

在宋代官修方书《太平圣惠方》中，有治风热目暗涩痛方，用车前子、黄连各一两。为末，食后温酒服一钱，日二服。同书有治久患内障方，用车前子、干地黄、麦门冬等分。为末，蜜丸如梧桐子大。服之。

附录现代运用车前子单方治疗青光眼的一则医案，以助识其治目疾功用。

陈某，女，39岁，1970年5月22日初诊。患急性充血性青光眼，起病三天，头痛，双目胀痛，痛甚则呕吐，视物不清，诊见巩膜充血，瞳孔散大色绿，口干，尿赤，便秘已三天未解。令取车前子60克，加水300毫升，一次煎服。服药一小时后小便增多，大便泻下两次，头痛、目痛减轻。又服两剂后，痊愈。此为严学群在《浙江中医杂志》1986年1期报道的。

车前子还有止咳化痰的作用。车前子的止咳化痰作用与其清热、除湿功效是相关联的。车前子止咳化痰，可用于治疗肺热咳嗽，常与桔梗、苦杏仁、前胡等同用，发挥清肺、化痰、止咳之效。

此外，车前子与夏枯草、桑叶、菊花、桑寄生同用，可用于治疗高血压；与山药、苍术、薏苡仁同用，可用于治疗妇科带下及阴道滴虫病。如《外台秘要》中治阴痒痛，用车前子以水三升，煮三沸，去滓，洗痒痛处。

车前子入汤剂内服时常用量为5～10克。用于利尿止泻时炒用，用于化痰时生用。对于肾虚精滑及内无湿热者应慎用。

据药理研究，车前子有显著的利尿作用；能促进呼吸道黏液分泌，故有祛痰作用；抗菌作用，对多种杆菌和葡萄球菌均有抑制作用；还有止咳、降压作用。因车前子种子中含有大量的黏液质，如与其他药物一起煎煮，容易导致"糊底"的麻烦，所以中医在用车前子入汤剂时，都用纱布单包车前子，即处方注明的"包煎"。

车前草功可止血

没有车前草，哪来车前子?

名医更不忘车前草。北京名医苗溥泉"谈到野菜妙用"，从食用又联系到其药用，离不开那个药食同源。

车前草俗名"道道车"，房前屋后，路边村头，到处皆有。暮春或初夏，乡人采其较嫩鲜叶放入开水一焯，挤净水分，切碎为馅，作"蒸包"或"菜团"食之，亦颇有一番滋味。此草清热利尿解毒，鲜者尤佳。(《燕山医话》)

虽然《神农本草经》只记述了车前子的药用，但车前草的药用历史也是久远的。在《名医别录》中除记载车前子之外，已述及叶及根的性味功效，当是车前草药用之始：:"(车前)叶及根，味甘，寒。主治金疮，止血，衄鼻，瘀血，血瘕，下血，小便赤，止烦，下气，除小虫。"而到了宋代《本草图经》更有记述："其叶今医家生研水解饮之，治衄血甚善。"明代《本草纲目》记载："(车前)草及根，气味甘、寒，无毒，治尿血，能补五脏，明目，利小便，通五淋。"

车前的全草入药，药材名为车前草。一般在夏季时采收晒干，亦可加量鲜用。车前草与车前子功用近似，但车前草又有清热解毒及止血功能，可用于湿热泄泻、热毒痈肿、血热出血等。

唐代孙思邈《备急千金要方》有"治金疮出血，车前叶捣敷之"。日本《和汉药考》记载：有人在郊外行走时，不小心被划破了手指，手指出血一时无物可止，无奈之际，采了一些路旁的车前草叶，一边走一边用树叶擦拭手指上的血，"无何，血立止，痛亦顿失。其殆有止血之功耶？"像这样的案例，说明药物的功效，不正是在生活实践的基础上逐渐被发现并得以深化认识的吗？

不仅是外伤出血，车前草对尿血、衄血亦有效，如《外台秘要》云："治小便尿血，车前捣汁五合，空心服"。《本草图经》有："治鼻衄不止，生车前叶捣汁饮之，甚效。"

车前草甘寒之性，利尿，清热，解毒，可使湿热毒邪从尿排出，故对风湿热痹有一定治疗效果。有一现代痛风验案，使用车前草单方竟收效显著。

患者徐某，男，40岁，1973年5月20日就诊。患者于两年前出现手指、脚趾小关节红肿热痛，诊断为"痛风"。服用激素类的药后症状可暂时缓解，近日又复发。关节疼痛较重，且轻度肿大，皮肤发红，触之有热感。予以车前草40克水煎服，每日2次，每次200毫升。服用28天后已无任何不适，获临床治愈。随访5年，未见复发。(《山东中医杂志》1995年第6期报道)

车前子

神农本草经　上品

车前子　味甘，寒。无毒。主气癃[①]，止痛，利水道小便[②]，除湿痹[③]。久服轻身耐老[④]。一名当道[⑤]（《御览》有云，一名牛舌。《大观》本作牛遗。黑）。**生平泽[⑥]。**

《名医》曰：一名茅苣，一名虾蟆衣，一名牛遗，一名胜舄。生真定邱陵阪道中。五月五日采，阴干。

案《说文》云：茉，一曰茉苣。苣，茉苣，一名马舄。其实如李，令人宜子。《周书》所说。《广雅》云，当道，马舄也。《尔雅》云：茉苣，马舄，马舄，车前。郭璞云：今车前草，大叶长穗，好生道边，江东呼为虾蟆衣，又蘱，牛蘱。孙炎云：车前一名牛蘱。《毛诗》云：采采茉苣。《传》云：茉苣，马舄，马舄，车前也。陆玑云：马舄一名车前，一名当道，喜在牛迹中生，故曰车前当道也。今药中车前子，是也。幽州人谓之牛舌草。

——清·孙星衍、孙冯翼辑本《神农本草经》

〔注释〕

① 气癃：病症名，淋病之一种，即气淋。《诸病源候论·诸淋候·气淋候》："气淋者，肾虚膀胱热，气胀所为也……其状，膀胱、小腹皆满，尿涩，常有余沥是也。亦曰气癃。"

② 利水道小便：即利水通小便。道，疏通，引导。《经典释文》："道，本亦作导。"王夫之《通释》："道，引导之也"。

③ 湿痹：痹病中的一种，属湿气偏盛的痹症。可表现为疼痛固定，兼有肢体沉重和肌肤麻木。《黄帝内经》名之曰着痹。《素问·痹论》："湿气胜者为着痹也。"又名肌痹。《证治准绳·杂病》："湿痹者，留而不移，汗多，四肢缓弱，皮肤不仁……"《症因脉治》卷三："湿痹之证，或一处麻痹不仁，或四肢手足不举，或半身不能转侧，或湿变为热，热变为燥，收引拘挛作痛，蜷缩难伸，名曰着痹，此湿痹之证也。湿痹之因，或身居卑湿，湿气袭人；或冲风冒雨，湿留肌肉，内传经脉，或雨湿之年，起居不慎。"《金匮要略·痉湿暍病脉证并治》则谓："太阳病，关节疼痛而烦，脉沉细者，此名湿痹。"

④ 耐老：抑制衰老。耐，同"耏"。耐：耐久，禁得起。《后汉书·章帝纪》注："耏，多须貌。"《说文·而部》："耏，……耐，或从寸，诸法度字从寸。"耏指剃除胡须，是古代的一种轻刑。引申为去掉义。

⑤ 轻身：指身体轻盈。另有他意，一意道教谓使身体轻健而能轻举；一意指飞升，登仙。

⑥ 生平泽：谓生于平原、平地之处的水泽区域。

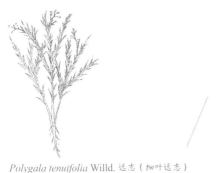

远　志

出 山 小 草

Polygala tenuifolia Willd. 远志（细叶远志）
Polygala sibirica L. 卵叶远志

谢公高志渺浮云，对弈从容静世纷。

坐客偶然谈小草，无言徒愧郝参军。

——宋·李复《题严贤良东山集》

中药远志有好名

中药有远志。

这远志的名字是极好的，因此在历史上还产生出著名的典故。

两晋南朝，世族名流爱好养生，对医药多有研究。如著名的有皇甫谧、葛洪、陶弘景等人，甚至连戎马将军也多有精于岐黄者。东晋时殷浩（字渊源）曾隐居东阳十年不出仕，当时人说："殷浩不出，奈苍生何？"后来殷浩受司马昱征召入朝任建武将军、扬州

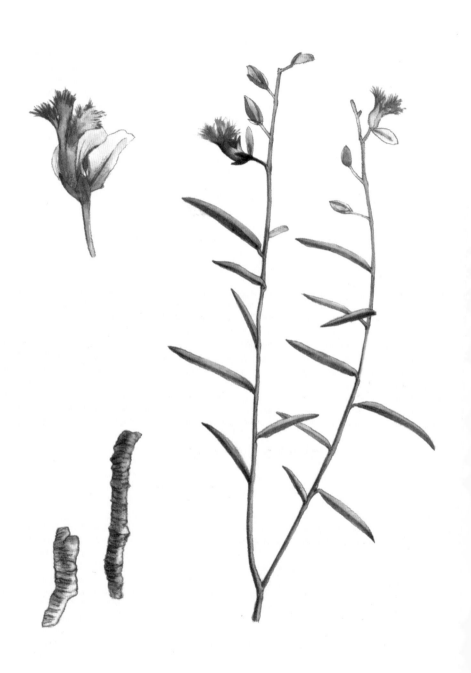

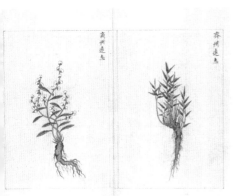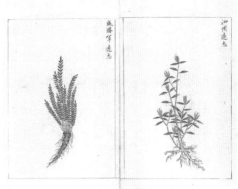

《金石昆虫草木状》中远志绘图

刺史。曾主持北伐的他却是一位能够"妙解经脉"的高手，有次居然只用一剂药便治愈了一位百岁老人的痼疾。

桓温（字元子）和殷浩是东晋朝廷内部的两股势力。那是一个特别讲求个性的时代。年轻时殷浩就和恒温齐名，二人互不服气。桓温当面问殷浩：你和我相比，谁更出色？殷浩回答：我宁愿做我自己。

也许只是一次用药，却偏偏显得很"在行"，这对殷浩来说是很幸运的；很不幸运的是殷浩在北伐中两次都遭遇惨败。盛名之下其实难副，如此糟糕的表现，使他因此被废为庶人，从此大权尽入桓温之手。不知是否因为殷浩的缘故，反正桓温对隐居者借远志、小草之名有过一次再也令后人无法忘记的追问：远志、小草，何以一物而两名？

谢安（字安石）曾隐居东山不出，后来才下山做了桓温的司马官。有一天，别人给桓温送来了一些草药。桓温在药篓中挑来拣去，举起一株，在座的人都认识，那是远志，又名小草。这时，桓温偏向在座的谢安发问到："此药又名小草，为何一物而有两名乎？"

其实严格说来，远志与小草并非一物，而是一种植物的不同部分：

苗，即地上的茎叶称小草；根才叫远志。古人用药时可以把根和苗混在一起，但叫起来名称仍然是不同的。如西晋张华《博物志》卷七有"远志苗曰小草，根曰远志。"只是后来药用逐渐偏向于只使用其根，而少用其苗了。这在北宋的《本草图经》中有明确的解说：

"古本通用远志、小草；今医但用远志，稀用小草。"

桓温所问的远志、小草一物两名，自是故意有所指。无论谢安是否知道，但还没等他应答，旁边在桓温手下作南蛮府参军的郝隆（字佐治）就高声答道："处则为远志，出则为小草矣！"

郝隆是位大聪明人且生性诙谐，郝隆晒书的故事谁人不知？聪明的郝隆原来也颇懂得中药材的原始，话语中的。"处"，指藏在地下便是远志；"出"，发出苗来便成了小草。既巧妙地回答了桓公，又不无幽默地讽刺了谢安。意思是你这株积年的"远志"，终于也出来了，莫不是要做棵小草？当此之时，桓公目视着谢安说，郝参军虽然有些失言，但用意并不坏啊。

谢安在小时候就极其有名，但四十岁以前一直隐居在会稽郡上虞东山。当时的人皆视谢安为有大志之人，有句话在朝野间流传了多年："安石（谢安）不肯出，将如苍生何？"谢安在隐居之后的出仕，震动了整个东晋，桓温正是欲借此鼓励谢安也未可知，但跳出来的郝隆实出于讽刺倒是确凿。谢安该如何证明自己？等到淝水之战，谢安成功策划，以少胜多，功成名就。谢安从此圆满地实现了自己"东山远志"的夙愿，因此而有"东山再起"之词。谢氏家族遂兴旺发达，成为江左南朝的第一家族。

这小草远志的故事被刘义庆记录在笔记《世说新语》中而流传后世。

谢公始有东山之志，后严命屡臻，势不获已，始就桓公司马。于时人有饷桓公药草，中有远志。公取以问谢："此药又名小草，何一物而有二称？"谢未即答。时郝隆在坐，应声答曰："此甚易解，处则为远志，出则为小草。"谢甚有愧色。桓公目谢而笑曰："郝参军此通乃不恶，亦极有会。"

——南朝宋·刘义庆《世说新语·排调》

远志还是小草？到底该不该出山？对此，陈长明将这一诙谐的故事化为了一首《清江引》词：

谢公出山为小草，远志偏羞道。自教人不易忘，竟惹彼无端笑。知出山在山功大小。

学习中药，遇到远志时，当真怀远志，志存高远。中药中蕴含着人生的哲理，是故能够上医医国。熟悉药性，能够医人医病，也是可求的。既退最次，但识得小草之为何物，又有何不可呢？是故圣人有言——

"多识于鸟兽草木之名"。

女郎山产好远志

唐代诗人皮日休写过多首药名离合诗，其中含有远志的一首颇有些意味。这是其《奉和鲁望药名离合夏月即事三首》中的第二首：

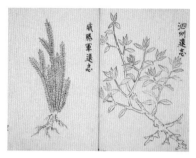

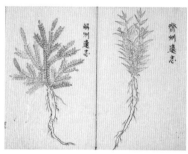

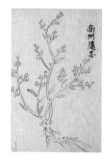

《绍兴本草》中绘制的泗州远志、威胜远志、齐州远志、解州远志、商州远志。齐州即今山东省济南市

数曲急溪冲细竹，叶舟来往尽能通。草香石冷无辞远，志在天台一遇中。

皮日休涉远志的这首药名离合诗，离合的药名中分别有竹叶、通草和远志，用意则重在述境。这不仅引人追问远志药材的地道产地。

远志作为一种多年生的草本植物，它的根皮是入药的主要部位。《神农本草经》载远志且列为上品药，述远志"味苦温。主咳逆伤中，补不足，除邪气，利九窍，益智慧，耳目聪明，不忘，强志，倍力。久服轻身不老。叶名小草，……一名细草。生川谷。"

《神农本草经》仅提及远志的生境为"川谷"，《名医别录》则具体记述其产地"生太山及冤句。四月采根叶阴干。"

若问远志之名的由来，正是因为它有药用价值啊！君若不识，不妨看看明代伟大的药物学家李时珍在《本草纲目》中的解释。"时珍曰：此草服之能益智强志，故有远志之称。"别忘了，此前老祖宗已将它药用了上千年，还是李时珍给解释的好，点破窗户纸，理论有创新，不能不赞。

寻远志，须入山。《名医别录》中记载远志"生太山及冤句"。太山，即泰山。冤句，亦作冤胊，其地在今山东菏泽市西南。陶弘景注"冤句，属兖州济阴郡。今此药犹从彭城北兰陵来"。这可是远志地道产地的最早记述，都集中在今天的山东地上。济南南部山区连接泰山山脉，紧邻市区有千佛山、佛慧山（大佛头）等山头，稍远的药乡国家森林公园已直抵泰山北麓。泰山近在眼前，如此说来，远志应当适合济南的生境。

确实如此：济南近郊的许多山岭之上，都可见远志的身影。

远志济南有，女郎山称奇。女郎山远志的药效是出奇的好。女郎山远志有什么特点？它的叶细长、根长，重要的是其药性独特、疗效好。虽然远志在山东、山西、陕西、河南等地均有出产，但因水土、气候等自然条件的差异，以济南章丘境内女郎山所产远志的药效上佳。

章丘女郎山远志是远志中的精品药材。这在《济南府志》、《章丘县志》（道光十三年）中皆有记载："远志产女郎山者最佳"。女郎山位于章丘中部。原名小田山，又称章丘山、万松山，因地处旧章丘城（今绣惠镇）北面，亦名城北山。女郎山上有"嵯峨深邃，出自天成"的三阳洞，据传为金代葆光子传道行医处。葆光子在此著有《葆光道人眼科龙木集》，书中记述了女郎山远志的功效。章丘清代乡贤刘家麟有一部诗集，名《出山为小草》，存道光刻本。

远志根生，每年春季发芽生长，针状叶，开淡紫色小花，其根土黄色，大者筷子粗细，一般长15厘米左右，最长者可达30厘米。晚秋采集，剥其皮，晒干入药。虽说章丘女郎山远志有名，但产量很少，稀有而更显珍贵。

有一年秋天，在市区的公交车上，我遇见一位爬山归来的大叔，手执一握小草。我想必是识药之人，上去搭个话，询问"这是什么呀？"回答只有两个字"远志"。接着我再问："有什么用呢？""药草。采回去泡酒喝。"素昧平生，又非闲聊的时节和地儿，未能再问。不知是不是因此而错失了一位高人。

怀远志，识小草。这与格物致知、诚意正心、修身齐家、治国平天下，可有什么相干？——你看吧，因为远志与小草之名，偏偏让人想得太多……

《大学》中说："物格而后知至，知至而后意诚，意诚而后心正，心正而后身修，身修而后家齐，家齐而后国治，国治而后天下平。"

细叶小草真远志

山岭之中长出远志，这种特殊的"小草"是好看的，因为它有清秀风姿的特点：紫花细叶，弱茎摇风。

若寻找古人对小草暨远志的植物形态描述，还是以本草典籍最为中的。最早的莫忽视《神农本草经》中说它有个"细草"的别名。随后的陶弘景也有描述："小草，状似麻黄而青。"

唐代苏颂《本草图经》对远志的记述：

"今河、陕、洛西州郡亦有之。根形如蒿根，黄色。苗似麻黄而青，又如毕豆。叶亦有似大青而小者。三月开白花。根长及一尺。泗州出者，花红，根叶俱大于他处。……四月采根，晒干。古方通用远志、小草。今医但用远志，稀用小草。"

苏颂说远志的分布比较广泛，而且有一种叶不是细长的，这被后世考证为卵叶远志。远志药材主要有两个来源：远志科草本植物远志（细叶远志）和卵叶远志（别名宽叶远志、西伯利亚远志）。从西伯利亚远志的名称上，可以让人觉得卵叶远志与西域有关，而它的分布更偏于我国西部则是事实。

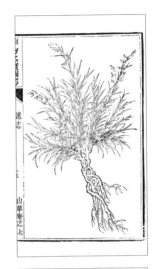

在北宋《证类本草》中有不同产地的远志墨线图，考查它们，则解州远志、齐州远志、威胜远志图皆与细叶远志近似，而泗州远志图与卵叶远志颇为相似。再后来，在明朝李时珍的《本草纲目》中，已经明确了远志药材的两种植物来源：大叶者和小叶者，即卵叶远志和细叶远志。

"时珍曰：远志有大叶、小叶二种。陶弘景所说者，小叶也；马志所说者，大叶也。大叶者，花红。"

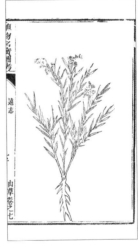

《植物名实图考》卷七中远志图

对药材品种深有研究的大家谢宗万，明确论述了远志的两个来源："因其（远志）叶细如线，古人以之与麻黄作比，别称为细草，是可以理解的。而李时珍所说的大叶远志相当于现时之卵叶远志……"

（《中药品种理论与应用》）。从远志的本草考证说明，细叶远志的应用历史最为悠久，自《神农本草经》而始，历代本草均有收录，所以有超过两千多年的应用历史。现代人对远志（细叶远志）的植物学的描绘只能是写实的：

远志（细叶远志）为多年生草本，高25～40厘米。根圆柱形，长而微弯。茎直立或斜生，多数，由基部丛生，细柱形，质坚硬。带绿色，上部多分枝。单叶互生，叶柄短或近于无柄；叶片线形，长1～3厘米，宽1.5～3毫米，先端尖，基部渐狭，全缘，中脉在上面下陷，下面隆起，无毛或稍被柔毛。春季茎顶抽出总状花序，长5～12厘米，花小，稀疏；萼片5，其中2枚呈花瓣状，绿白色；花瓣3，淡紫色，其中1枚较大，呈龙骨瓣状，先端着生流苏状附属物；雄蕊8，花丝基部合生；雌蕊1，子房倒卵形，扁平，2室，花柱弯曲，柱头2裂。蒴果扁平，圆状倒心形，长、宽各4～5毫米，绿色，光滑，边缘狭翅状，无睫毛，基部有宿存的萼片，成熟时边缘开裂。种子卵形，微扁，棕黑色，密被白色绒毛。花期5～7月，果期6～8月。

清人赵瑾叔有《本草诗》，其咏远志，主要述说了它的药用功效。

远志多将小草充，谁知出处不相同。

梦遗精浊中堪主，毒发癣疽外可宗。

益智自能开耳目，安神端好镇怔忡。

去心莫使心烦闷，敷服皆奇大有功。

赵瑾叔的《远志诗》，颇重远志之功用，却没有忘记解说后世将小草充远志视为了一种药材作伪的现象。

远志药材来源于远志科植物远志（细叶远志）或卵叶远志的干燥

根。味辛、苦，性微温。功能宁心安神，祛痰开窍，消肿止痛。适用于心慌不安、惊悸、失眠、健忘；痰阻心窍所致精神错乱、神志忧伤、惊悸；咳嗽痰多或黏稠不爽；痈疽肿毒。

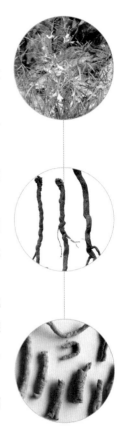

既然远志药材来源于小草根，它那小小的身架令这种药材的产量受到了大大的限制。因此，远志药材的商品有远志筒（鹅管远志）、远志肉和远志根等规格的不同：

"远志筒"为较粗的远志根经搓去木心者，剩下的皮部呈圆筒状，或呈中空的长管状，再粗大的远志根也没有多粗呀，不过形如鹅毛管罢了，故又称鹅管远志。它是拘挛不直的，外皮灰色或灰黄色，粗糙，可见有支根的疤痕，外皮有很深的横皱纹，略呈结节状，质脆易断，断面黄白色。这一规格过去多供出口。

"远志肉"为将根皮捶开，而除去其木心，剩下的皮部多为破碎品，其"肉"较薄，横纹较少。

"远志根"多为不适于加工去木心的细小远志根，所以其中心留有淡黄色的木质部。远志根，带木心，这已经成为现今远志药材饮片的主流。

远志药材的主产地为山西、陕西、河北和山东等地，山东产地的远志药材其植物基原多为细叶远志。拜自然所赐，取自于大自然，所以作为中药材的远志必然也有资源充分利用的考量。于是，我们看到，小草作为药材也复活了：

在2012年版《山东省中药材标准》中，就收录了小草，它功类远志。远志与小草再次回归共同入药，是出于这一宝贵自然资源的充分利用。此种措施，对缓解远志药材来源的短缺，应当有一定的作用。

安神益智有其能

从名助识药。故解说远志的药用功效，首当从安神强志开始。出于习惯，现代人不说"强志"说"益智"——安神益智有其能。述说远志的强志安神功效为其"重中之重"，当不为过。

远志古人称仙药。能益智自然是妙药，连神仙都求之不得。陶弘景曾经有说远志"亦入仙方用"，而晋代葛洪《抱朴子·仙药篇》就谈到用它的"实证"了："凌阳子仲服远志二十年……开书所视不忘。"求仙为虚，治病为实，在临床中用远志安神益智的方药应用较为广泛。

唐代孙思邈被誉称药王，在其《备急千金要方》卷十四中，有名方"不忘散"，系将远志与人参、茯苓、石菖蒲等制成散剂。该方有宁心安神、益智强志的功效，可用于治疗健忘症。这一小方在唐代甄权《古今录验方》中称"定志小丸"，原书虽佚但处方却在转载的典籍中流传下来。此方收录入《太平惠民和剂局方》，不再被名以"小丸"，径称其为定志丸，四味共为末，炼蜜为丸，以朱砂为衣。南宋窦材《扁鹊心书》中又录该远志丸，治疗"心气不足，多悲，健忘，精神皆默，手颤脚搐，多睡"等症。

为求益智来配合，值得专门解说"远志＋石菖蒲"的这一经典的药对配伍。远志配伍石菖蒲，因远志通于肾、交于心，而石菖蒲开窍、启闭、宁神，故二药配伍后，既能通心窍，又可交心肾，使得益肾、健脑、聪智、开窍、启闭、宁神之力增强。主治头晕失眠，头脑不清，心神不稳，心烦意乱，表情淡漠，老年痴呆，舌强语涩等病症。远志、石菖蒲常用量均为6~9克。

考据文献，则在宋朝《圣济总录》中有远志汤，用远志、菖蒲各一两，可治久心痛。这应当是"远志+菖蒲"药对较早以成方出现在典籍中。这一配伍在《东医寿世保元》（朝鲜医家李济马著于1894年）中也得到沿用，即朝韩医学中运用的石菖蒲远志散。真正印证了中医学中的"心脑相通"理论，这一药对的临床运用就给出了一个确凿的证据——远志汤不仅可治心痛，而且益智作用"不凡"。

记性不好，怕被人说老年痴呆。而真正的老年人，随着年龄的老化易出现健忘等记忆问题，确实多见。老年人为什么会出现脑力减退呢？一般来说这是脑萎缩退化导致的。这种比较隐匿而且进行性发展的神经系统退行性疾病被称为阿尔茨海默病（AD）。中医药治疗阿尔茨海默病最经典的用药，莫过于以石菖蒲+远志药对为主药，灵活配伍。那临床观察已经有足够多的报道，疗效更得到肯定，令许多老年患者受益良多。

四川周鲁等学者利用数据库对老年性痴呆的中药复方用药规律进行了数学统计分析，自1979至2004年为时间段共入选1232首益智复方，分析寻找用药规律，结果远志出现的频次仅次于石菖蒲（764次）和川芎（495次）而居于第三位（486次），然而从功效分类而言，石菖蒲属于开窍药，从开窍而益智，川芎属于活血化瘀药，而属于安神药则远志列第一位，其后是茯神（77次）和酸枣仁（75次）。并且"石菖蒲+远志"这一药对配伍，是这1232首治疗老年性痴呆处方中频率最高的，达到427次，

年轻人未必不怕脑子不好使，读书之人更盼益智，过目不忘。那么，健脑益智的远志+石菖蒲药对是不是也能解决读书人的问题呢？答案是

肯定的。比如明代就有一首"读书丸"，用到了这一药对配伍，专治健忘。药用：石菖蒲1两，远志1两，菟丝子（酒煮）1两，地骨皮2两，生地黄1两，五味子1两，川芎1两。"上为末，薄糊为丸，如梧桐子大。每服七八十丸，临卧白汤送下。"方名直呼"读书丸"，专治中老年健忘，记忆力减退，失眠多梦等。

说到读书丸，背后还有"公案"：此方一说为名医孙一奎（1522～1619年）所创，出自《赤水玄珠》，此书刊于1584年；另说此方为名医王肯堂（1549～1613年）所创，其方出自《证治准绳》卷五类方，此书刊于1602年。简单比较还不能下结论，澄清事实尚有待认真地下一番考据的功夫。

实际应用的现代益智复方中，远志与石菖蒲也是重要的组成部分。除了治疗阿尔茨海默病，再比如治疗轻微脑功能障碍综合征的小验方也是它：药用远志、石菖蒲各10克，水煎服，每日一剂。所以，远志从古至今都被当成是益智佳品，也有越来越多的研究人员对它的益智作用机制进行不断深入的探索。

对石菖蒲＋远志药对，也已经有许多以大小鼠为模型进行的实验研究，尝试从改善学习记忆相关脑区突触形态和功能、调节脑内免疫及细胞因子等方面来观察验证其益智安神功效。通过实验研究发现，远志与石菖蒲药对对实验动物的作用表现为，可以改善学习记忆能力，改善胆碱能系统功能，具有抗氧化、清除自由基作用，还有神经元保护作用等。

其他用到远志的简便廉验的小方，也被临床或民间广泛传播运用，治疗神经衰弱、心悸不眠、健忘等。其配伍可小有不同。如：可用远志9克，五味子6克，水煎服，每日一剂。或远志9克，配炒酸枣仁、煅龙骨各15克，夜交藤12克，柏子仁9克，石菖蒲6克。水煎服，每日一剂。

现代药理研究证明，远志总提取物有益智、睡眠、抗惊厥作用。因此，远志可谓益智、改善记忆的良药。

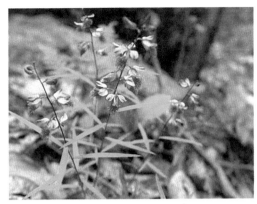
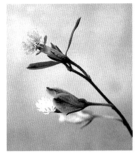

远志（细叶远志）开花

  《神农本草经》述远志主"伤中，补不足，除邪气"。对此，后世医家如清代徐大椿在《神农本草经百种录》中解释主"伤中"作用为"能益中焦之气"。清代张志聪在《本草崇原》中解释"补不足，除邪气"为："补不足者，补心肾之不足；除邪气者，除心肾之邪气。"从对心与肾的作用上，后世医家持远志有"主交通心肾"的功效。如《景岳全书》认为，远志"功专心肾，故可镇心止惊，辟邪安梦，壮阳益精，强志助力。"

祛痰止咳诚有效

  《神农本草经》中将远志"主咳逆"列在功效首位，说明最早是以其祛痰止咳作用为主的。远志有散郁祛痰化痰之效，善治肺有寒邪痰饮的咳嗽。

  远志能豁痰开窍，对于痰迷神昏，癫狂、痴呆者，常与石菖蒲、郁金等同用。远志芳香清利，性温行散，宁心安神，散瘀化痰；石菖蒲辛散温通，利气通窍，辟浊化湿，理气化痰，活血止痛。

《鸡峰普济方》有"无心散"，即是单用远志一味（药材强调用"无心者"），研为细末，每次取一钱（3克），用布包好，加水煎取药液，呷服，主治各种喘病、咳痰不爽等症。

用远志化痰止咳，今人有远志酊，或远志糖浆。

《雷公炮炙论》载："凡使远志，先须去心。若不去心，服之令人闷。"

小草却没有祛痰作用。

由于远志含有皂苷成分，能刺激胃黏膜，令人出现轻度恶心。故一次服用不可过量。胃炎、胃溃疡患者以及孕妇应慎服。

研究证明：远志富含皂苷，尤其水解后可分得远志皂苷元。还含远志酮、远志醇、远志定碱等。尤其远志皂苷祛痰、镇咳、降压作用明显。郎山远志有效成分含量甚高，其镇静、催眠及抗惊厥作用更明显。

借远志说点中医理论的特殊性。中西医理论自有不同，在中医学的理论中，就有"心脑相通"的理论，药物可证，远志就能治现代医学所说的真"心脏"病患。如当代名医朱良春治疗心病（风心病和肺心病），就常用到远志的两个药对：

风心病方面，以通为补用对药。针对肺心同病，首重治痰，有远志、酸枣仁药对配伍（或酸枣仁、磁石为对），以镇静强心并化痰。

肺心病方面，首重治痰，宣肺祛痰用对药。在益心通脉，宣通肺络，泄化痰浊治咳喘时，紫石英、远志药对配伍，以镇静平喘、祛痰止咳，交通心肾。

消肿止痛治疮痈

总结远志有三大功效：一则安神益智，知其名想到此，前已细述；

二则祛痰，祛痰而能止咳；三则消肿止痛。其消肿止痛，在治疗疮疡肿毒、乳房肿痛方面有良效。远志特别适宜于寒凝气滞、痰湿入络所致的痈疽肿毒，不论内服外敷，均有消肿止痛功效。

《本草求真》称："一切痈疽背发，从七情忧郁而得，（远志）单煎酒服，其渣外敷，投之皆愈。"

——治疮疡肿毒，宜选远志膏。

疮疡肿毒，包含现代医学诊断的急性疔肿、颌下腺炎、静脉炎等，多表现为有炎症红肿、发热，检验可见白细胞升高。寻根远志膏，见载于清代《医学心悟》，此方是治疗疮病肿毒的专方。借酒行药势，既引药上行，又通利血脉；食醋助散瘀消肿。全方以收消肿、活血、止痛的效果。

远志膏：取远志50～80克，用量根据病灶大小酌定，去其木心为佳，放入白酒100毫升与食醋100毫升的混合液中煮烂，捣为泥状。外敷患处，上盖一层油纸或塑料膜，胶布固定，24小时换药一次。连续1周为一个疗程。

——治乳痈有远志煎。

乳痈多发于产妇哺乳期或刚断乳时，表现为单侧或双侧乳房红肿热痛，常伴有畏寒、发热等全身症状。远志煎之治法，此据宋代陈言《三因方》所载：

"治痈疽、发背、疖毒……远志为末，酒一盏，调末三钱，澄清饮之，以滓敷病处。"

陈言专门提到，远志"治一切痈疽，最合温通行血之义，而今之疡科，亦皆不知，辜负好方，大是可惜"。

远志煎：远志25克，用米酒（酒精度低于10度）适量，浸过药面湿润15分钟，再加水300毫升，文火煮沸3分钟即可。温服，每日1剂，连服3剂。一般在服药2剂后乳房疼痛消失，肿块结节慢慢缩小，体温降至正常。

急性乳腺炎用远志施治有不少学术报道，如《中国中西医结合杂志》"远志加米酒治疗急性乳腺炎43例"，《开卷有益·求医问药》"单味远志治疗急性乳腺炎"，《中国民间疗法》"远志治疗急性乳腺炎62例"等。

急性乳腺炎为哺乳期妇女常见病。西医治疗多采用抗生素，但药物可能会随乳汁进入婴儿体内，对母乳婴儿不利。采用中药远志治疗急性乳腺炎，不仅疗效好而且无毒副作用。其方法如下。

取远志10克，放入适当的容器中加食用白酒10毫升，浸泡20分钟后，将容器中的酒点燃，烧至火灭，取容器中液体一次服下。病情轻者，一般于服药4小时后即感症状减轻，体温下降；病情重者6小时后亦可见症状减轻。

除了以上功效，据五代时期的《日华子诸家本草》记载，远志尚有"长肌肉，助筋骨"的功效。曾担任过中央卫生部顾问的北京名医王文鼎（1894～1979年）曾教导后学，强调远志最能健膝，而使用时药量要大（15克）。王文鼎与名医岳美中均对清代鲍相璈《验方新编》中的"四神煎"治疗鹤膝风极为推崇，其中即用到了远志。治疗鹤膝风的四神煎，处方用药量颇大，分别为：生黄芪240克，川牛膝120克，石斛120克，远志120克，金银花30克。综观全方，药简量宏力专，"组合严谨，极尽益气通痹之能事，洵非一般蠲风逐寒之剂所能望其项背。"而远志在其中用为使药，有助利窍健膝、通行气血之功效。

研究表明，远志中含有远志皂苷 A、远志皂苷 B 和远志定碱等成分，具有明显抑制多种病菌生长、抗炎消肿、活血止痛的作用。故上方对治疗疮疡肿毒、乳房肿痛等皆有良效。远志膏与远志煎方，皆适用于疮疡红肿或急性乳腺炎初起，未破溃化脓者。特别提示对已化脓破溃者无效。

神农本草经 ● 上品

远志

远志 味苦，温。主咳逆[1]，伤中[2]，补不足，除邪气[3]，利九窍[4]，益智慧，耳目聪明，不忘，强志[5]，倍力[6]。久服轻身不老[8]。叶名小草。一名棘菀（陆德明《尔雅音义》引作荒），一名葽绕（《御览》作要绕），一名细草。生川谷。

《名医》曰：生太山及冤句[9]，四月采根叶，阴干。

案《说文》云：蒬，棘菀也。《广雅》云：蕀苑，远志也，其上谓之小草。《尔雅》云：葽绕，蕀蒬。郭璞云：今远志也，似麻黄，赤华，叶锐而黄。

——清·孙星衍、孙冯翼辑本《神农本草经》

〖 注释 〗

① 咳逆：即咳喘。《诸病源候论·卷十四·咳逆上气候》："肺虚感微寒而成咳。""咳而气还聚于肺，肺则胀，是为咳逆也。邪气与正气相搏，正气不得宣通，但逆上喉咽之间，邪伏则气静，邪动则气奔上，烦闷欲绝，故谓之咳逆上气也。"从《神农本草经》中功效分析，咳逆实为"咳逆上气"之省文。《神农本草经》所载主"咳逆上气"功效者尚见于石菖蒲、当归、杏核仁等条目下。

② 伤中：指内脏（五脏）损伤，有时或可仅指脾胃损伤。杨上善注《太素·人迎脉口诊》"寸口主中"云："中谓五脏"。

③ 邪气：与人体正气相对而言。泛指六淫七情等各种致病因素及其病理损害。同"邪""邪物"。气，指人或物的某种特质或属性。《广韵》："邪，鬼病。"《诸病源候论·邪注候》："凡云邪者，不正之气也，谓人之脏腑血气为正气，其风寒暑湿，魅魅魍魉，皆谓邪也"。《神农本草经》中有"除邪气"功效者尚见于人参条下，可资互参。

④ 九窍：即人体头部七窍及前、后二阴的合称。郑玄注《周礼·天官·疾医》"两以九窍之变"有："九窍，阳窍七（指眼、耳、口、鼻），阴窍二（指前后二阴）。"此处功效述为"利九窍"，当与"通九窍"近似。《神农本草经》中记述"通九窍"功效的有石菖蒲和大枣，可资互参。

⑤ 不忘：精明，使人不虚妄。忘，狂乱虚妄，通"妄"。《释文》："忘，或作妄。"《广韵》："妄，虚妄。"《诸病源候论·风狂病候》："悲哀动中则伤魂，魂伤则狂忘，不精明。"此处"不忘"与"强志"功效并列，而"不忘"功效可与《神农本草经》中黄连条下"久服令人不忘"功效互资参考。

⑥ 强志：增强记忆力。志：记忆。或可作"强识"。如成语"博闻强志"或"博闻强识"。《神农本草经》中主"强志"功效者尚见于杜仲条目下，可资互参。

⑦ 倍力：使力量增加。《神农本草经》中有"倍力"功效者尚见于甘草条目下，可资互参。

⑧ 轻身：指身体轻盈貌。尚有另意，一意指道教谓使身体轻健而能轻举；
一意指飞升，登仙。

⑨ 冤句：古地名，冤句县。一作宛朐或宛句，故城在今山东菏泽市西南。

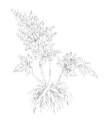

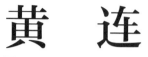

黄 连

苦 口 良 药

Coptis chinensis Franch. 味连（鸡爪连）
Coptis deltoids C. Y. Cheng et Hsiao 雅连（三角叶黄连）
Coptis teeta Wall. 云连（云南黄连）

花细山桂然，阶下不堪嗅。野人斫其根，根长节应九。
苦节不可贞，服食可资寿。其功利于病，有客嫌苦口。
戒予勿种兹，味苦和难受。岂不见甘草，百药无不有。

——明·吴宽《黄连》

谁人不知黄连苦

"良药苦口"这一成语，语出《韩非子·外储说左上》，书中说：

"夫良药苦于口，而智者劝而饮之，知其入而已疾也。忠言拂于耳，而明主听之，知其可以致功也。"

良药苦口的意思是说，药虽苦却可以治病。一个人如果有了缺点和错误，善意劝诫或尖锐批评，听起

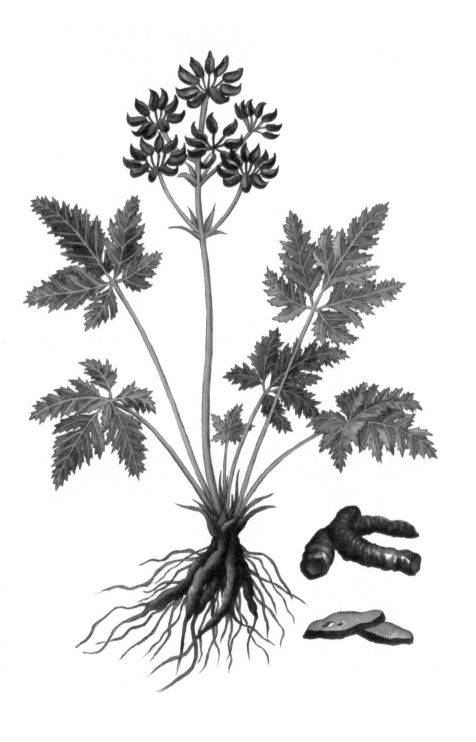

来可能会暂时不舒服，但是很有益处，所谓"忠言逆耳利于行，良药苦口利于病"。如能像韩非子说的那样，"饮之"，"听之"，就能达到药入愈疾、利于言行的功效。

谁人不知黄连苦？有一句歇后语这样说："哑巴吃黄连，有苦说不出。"中药黄连之味苦，可谓闻名天下。黄连的苦味成分主要是小檗碱。据实验，用1份小檗碱加上25万份的水，配制出的溶液仍具有苦味。黄连之苦正可以视为是对中药黄连的赞誉——黄连可是一味地道的"苦口良药"。

明代的吴宽在《黄连》诗中述说，虽然大家也都知道黄连是苦口良药，但并不见得能得到所有的人认可。就有好心的客人满怀抱怨地对吴宽说，还是难以接受黄连的"味苦和难受"。你没见到人家甘草嘛，那才是人见人爱、花见花开——"岂不见甘草，百药无不有"。须知，甘草可是有"和百药"的功效，所以才能在中药汤方中达到几乎"百药无不有"的程度。而黄连只能治好它所适合治疗的那些疾病，有所选择，不可能与其他中药任意配伍。如果你不熟知黄连，你又怎能知道它的那许多功效和宜处，甚至还有使用禁忌呢。

黄连的道地产地

《神农本草经》所载黄连列为上品，千百年来的临床应用黄连罕见严重不良反应，称它为"苦口良药"确实是名副其实的。《本草纲目》列入山草类。其得名，李时珍谓"其根连珠而色黄，故名"；另一说法为因其"根黄、花黄、实黄，皆土黄色"，所以才称之为黄连。

黄连药材来源并非一种植物，李时珍就有"大抵有两种"的说法。

现今的药材标准规定黄连来源为毛茛科多年生草本植物黄连 *Coptis chinensis* Franch.、三角叶黄连 *Coptis deltoids* C. Y. Cheng et Hsiao、云南黄连 *Coptis teeta* Wall. 的根，以上三种植物来源的药材分别习称为味连、雅连、云连。味连主产于四川东部、湖北西部和陕西南部地区，又名川连，因其根茎形似鸡爪又名鸡爪连，是药用黄连的主要品种；雅连因原产于四川雅安地区（古代雅州）而得名，因著名的峨眉山在此区划之内，故所产黄连又名峨眉连，属于黄连中品质最优良者，产量小而较为珍贵；云连主产于云南。

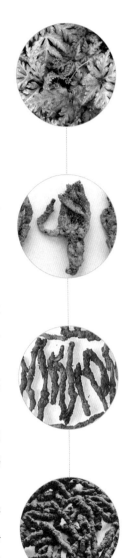

黄连为我国特产药材。它适宜生长在海拔1500～1800米的山区，在山地树荫之处腐殖质丰富的沙壤土中。植株高15～25厘米。根茎黄色，节多而密，如连珠状，常分枝，密生须根。叶基生，叶片稍带革质，呈卵状三角形。花茎1～2枚，与叶等长或更长，多歧聚伞花序，早春开黄色花3～8朵，花后结实，种子7～8粒，长椭圆形，褐色。主产于四川、湖北、云南、陕西等地。

黄连药材别称之为川连，是与黄连的地道产地分不开的。早在《范子计然》（公元前202～公元9年）中有载"黄连出蜀郡，黄肥坚者善。"汉末《李当之本草》中也有黄连"惟取蜀都黄肥而坚者为善"，说明很早已确定了四川所产黄连作为地道药材的地位，历史上黄连的主产地是四川，

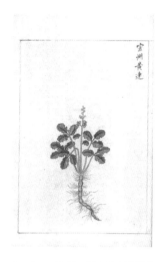

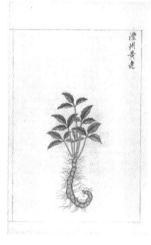

《金石昆虫草木状》中黄连绘图

而且东汉之前黄连药材产地区域相对狭窄，以巴蜀为主。四川自明朝开始进行黄连的人工栽培，悠久种植历史巩固了其药材道地产地的地位。现今据统计，四川产的黄连药材在国内市场上占全国黄连销量的2/3至3/4，名气大，质量好，所以通称为川连。四川省石柱县因出产黄连产量大、质量优而被誉为"黄连之乡"。

细说雅连之贵。雅连因雅州出产而得名，又名峨眉连、嘉定连、刺盖连。今日雅安乃雅州最早的治所。现今出产雅连最中心的地带在洪雅县，地处四川盆地西南边缘，位于成都、乐山、雅安三角地带，地貌以山地丘陵为主。良好的自然地理条件和悠久的雅连种植历史，为雅连的生产发展提供了优越条件。雅连生长对地理条件要求非常苛刻，所以是黄连药材中的珍品，质量佳药效好，但产量较少，因而较为珍贵。明清曾被作为贡品进献宫廷，因此又称为"贡连"。洪雅县是中国历史上贡连产区，可考的历史已达1300多年，洪雅县将雅连驯化为家种连也已500多年。

苦寒清泄用途广

现今对黄连药性的认识：味苦性寒，归心、脾、胃、肝、胆、大肠经，功能清热燥湿，泻火解毒。用于湿热痞满，呕吐吞酸，泻痢，高热神昏，心火亢盛，心烦不寐，血热吐衄，目赤，牙痛，消渴，痈肿疔疮等；外治湿疹，湿疮，耳道流脓。

《神农本草经》载黄连功效首"主热气"，正说明它是一味清热解毒的良药。

黄连"主热气"，故有较强的清热泻火作用，尤以清泻心胃之火见长。多用于热性病，高热、烦躁、神昏谵语等症。常与黄芩、黄柏、栀子等配伍，如黄连解毒汤用黄连、黄芩、黄柏、栀子，而成大苦大寒之剂，主治三焦热盛，症见火热烦狂，口燥咽干，错语不眠，或吐衄发斑，舌红苔黄，脉数有力。若针对心火亢盛，心肾不交，症见心烦失眠，惊悸健忘者，黄连可配安神之朱砂，如朱砂安神丸（朱砂、黄连、地黄、当归、甘草），现今可用于神经衰弱、精神分裂症、癫痫等病证；或黄连配以肉桂，如治疗心肾不交的著名成方交泰丸，虽仅有黄连、肉桂两味药组成，但药简、功专、效卓，功能交通心肾，适用于心肾不交、夜寐不宁等症。对于心火偏亢，迫血妄行而致吐血、衄血者，用黄连清热止血，可配伍大黄、黄芩等，如金匮泻心汤主治血热吐衄，体现了"泻心即泻火，泻火即止血"之意。

黄连治心火，有一则现代验案，对学习验证黄连功效颇富启示意义。此医案为湖南眼科名中医黄佑发所治验。以"单味黄连治视惑"为题刊发。

"视惑"为中医病证名，系指视物颠倒紊乱的证候。出《灵枢经》。视惑有两种情况：其一，眼睛本身无病，而突然视物眩惑，颠倒紊乱，多由过喜、过怒等一时精神涣散而引起；待精神恢复正常，此症便消失。其二，自视的异常改变。如视一为二，视赤为白等。本病属目妄见范畴，详见该条。

李公老人，家住流江，务农为业。年近花甲，犹有壮容，从不问于医事。一日，突觉头晕目眩，眼前发花，无奇不有，形状万千。延医入诊，服用归脾汤十剂无效，且心烦失眠，自语不休："蜂乎！蝶乎！入吾手足，粘吾心肺。"家人以为其癫，医更以礞石滚痰汤五剂，病不瘥，求余治。"心者，君主之官，神明出焉"。心火炽盛，扰乱心阳而为视惑之证。嘱进黄连30克，水浸频饮，药到病除，单味而愈。迄今患者年近古稀，视力尤佳，读书看报如常耶。(《长江医话》)

主"肠澼"治痢上药

《神农本草经》载黄连主"肠澼腹痛下利"，故黄连乃治痢之上药。这缘于黄连可祛中焦湿热，并有解毒作用，故对肠胃湿热所致的肠炎腹泻、细菌性痢疾等有较好疗效。

金元医学家刘完素说："古方以黄连为治痢之最。……治痢以之为君。"李时珍也称赞说："黄连，治目及痢为要药。"紧接着所列治痢古方，将用黄连、木香配伍的香连丸列为第一，该方主治下痢赤白、里急后重。

香连丸出自李绛《兵部手集方》，李时珍在黄连附方中专门收录：

"治赤白诸痢，里急后重，腹痛。用宣黄连、青木香等分；捣筛，白蜜丸梧子大。每服二三十丸，空腹饮下，日再服，其效如神。久冷者，以煨蒜捣和丸之。不拘大人婴孺皆效。"

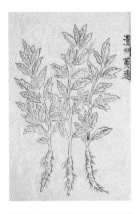

使用黄连的著名成方，还有如仲景葛根芩连汤（葛根、黄连、黄芩、炙甘草），是一首解肌清里的双解之剂。治痢的著名成方还有白头翁汤（主治热痢下重）、芍药汤（主治血痢）等，均以黄连为主药。

临床观察，黄连治痢疗效肯定，多在用药5～7天内治愈。黄连用量轻者2～3克，重者8～12克，一般以每日用量6克为宜，儿童酌减。

黄连主"妇人阴中肿痛"亦是其清热解毒作用的体现，尤其主要针对湿热为患的病机而取效。

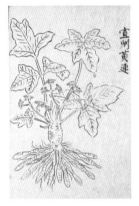

香连丸治痢，得到李时珍等中医名家的重视，它在临床上的应用取效不谓不广，然而袁枚服香连丸的故事，也给人以告诫：治病可不能犯刻舟求剑的错误啊。

《绍兴本草》中绘制的澧州黄连、宣州黄连

"前秋抱腹疾，香连一服佳。

今秋腹疾同，香连乃成灾。

方知内患殊，不可一例该，

天机本活泼，刻舟求刻乖。"

——清·袁枚《服药有悟》

随园老人袁枚（1716～1798年）对饮食有研究，好养生。他曾先后两次患腹疾泄泻，第一次服用香连丸有效，被治好了。次年秋天，他又患了腹泄病。他想，也别请大夫了，再服香连丸，不就成了吗？结果不但服药没有效果，还加重了，多受了折腾。

辨证论治是中医的精髓。并非所有的腹泻都是适合用黄连来治疗的。"天机本活泼，刻舟求剑乖"，袁枚用诗的语言强调了中医辨证论治的重要性和拘泥成方的危害性。

外科之用说黄连

黄连为外科常用之药，凡痈肿、疔疮、丹毒、烧伤、烫伤、痔疮等热毒证均可使用。《金匮要略》中就有用黄连一味，粉剂外敷，治疗浸淫疮。最早的外科专著《刘涓子鬼遗方》中将黄连广泛用于疮疡，其治肘疽方、黄连膏主治热疮肿毒，雄黄膏、丹砂膏、升麻膏等治疗恶疮肿毒之方，均有黄连。治疗皮肤湿疹，可用黄连制成软膏外敷，方便实用。黄连浸汁外涂，或配枯矾、冰片研粉，可外治耳内疖肿、中耳炎等。

黄连与黄芩、黄柏、连翘配伍应用，疗效尤为显著，如黄连解毒汤就是外科治疗痈肿、疔疮的良药。对付细菌感染之类的疾病，黄连解毒汤临床使用了数千年。有研究阐明，把该组方中的每一味药单独进行抑菌实验，细菌可以产生抗药性，但使用复方煎煮的药液时，因为复方的黄连解毒汤对细菌进行的是多层次、多方位、多靶点的进攻，所以细菌无法识别，不易产生抗药性。

淋病是目前世界上发病率最高的一种性传播疾病，其广泛流行的因素之一是淋球菌环境适应能力强，对许多抗生素均有耐药性，尤其对青霉素的耐药菌高达40%～90%。而最新的研究表明，黄连可抑制耐青霉素淋球菌菌株，是对该菌有抑制作用的单味中药中作用最强者。这为中药治疗慢性淋病提供了可靠依据。

黄连治目疾的渊源

《神农本草经》中记载黄连的功效主"目痛，眦伤，泣出，明目"，竟列于治痢之先。与现代临床应用有所不同的是，其实古代人最早主要用它治眼病，治泻痢列为其后。借问古代人的体质与现代人有什么差异吗？似乎古代人眼病更多发，另外似乎便秘干结者多，大便稀溏者少。

葛洪《肘后备急方》云："治目方用黄连多矣。"《本草纲目》所载亦如是："黄连治目及痢为要药。"所以黄连在古代是一味眼科的要药，宋代《本草图经》载"今医家洗眼汤，以当归、芍药、黄连各等分，细切，以雪水或甜水煎浓汁，乘热洗，甚益眼目。"在现代黄连制剂出现以前，民间患结膜炎者，均煎黄连水滴眼治之。治眼目红肿，可用黄连煎汁，或用人乳浸汁点眼。黄连泻火明目，用治目疾，以属热属火者为其所宜。

这里不能不讲到一个治目疾的处方——羊肝丸。据《本草图经》记载："治目方用黄连多矣，而羊肝丸尤奇异。"羊肝丸的功效和神秘性，在唐代已有很大的影响。如唐代文学家刘禹锡讲，有一位叫崔之亮的官吏，拯救了一个死囚，犯人出狱数年后病故。其时崔之亮得了眼疾，据其症状颇类似白内障，失明一年有余，半夜独坐叹息，忽听得窗外窸窣有声。崔问是谁？答曰：我就是当年您搭救的犯人，为报答您的恩情，来把羊肝丸的方子告诉您。崔以此服用，数月后痊愈。这故事重点述说了羊肝丸有治眼疾的功效。

迄至宋代，常以黄连治目疾也是有所反映的，如宋朝著名诗人秦观在与乔希圣的通信中谈到黄连："闻公以眼疾，饵黄连至十数两，犹不已，殆不可也。"虽然使用了黄连，却没有治好目疾，说明其所患非热性眼病，故黄连用之无效。

近代名医张锡纯应用黄连治目疾，就有清脑黄连膏，实为一则黄连单方。用治眼病，妙在外治，以鼻闻之。张锡纯的奇思妙想令人值得敬佩，其治眼目红肿之疾因热者，经过临床验证取效颇佳。

清脑黄连膏：治眼疾由热者。

黄连二钱为细末，香油调如薄糊，常常以鼻闻之，日约二三十次。勿论左右眼患证，应须两鼻孔皆闻。

目系神经连于脑，脑部因热生炎，病及神经，必生眼疾。彼服药无捷效者，因所用之药不能直达脑部故也。愚悟得此理，借鼻窍为捷径，以直达于脑。凡眼目红肿之疾，及一切目疾之因热者，莫不随手奏效。

——张锡纯《医学衷中参西录·医方》

黄连配伍应用规律

黄连配伍他药广泛应用于临床，是医圣张仲景首开先河。黄连之用，见于仲景方者如：用于治心的，有黄连阿胶汤、泻心汤；用于治胃的，有多个泻心汤方、黄连汤、小陷胸汤、干姜黄连黄芩人参汤；用于治肝的，有乌梅丸；用于治脾的，有黄连粉；用于治肠的，有白头翁汤、葛根芩连汤。清代周岩《本草思辨录》对黄连的配伍应用还有进一步的论述：

"其制剂之道，或配以大黄、芍药之泄，或配以阿胶、鸡子黄之濡，或配以半夏、栝楼实之宣，或配以干姜、附子之温，或配以人参、甘草之补，因证制宜，所以能收苦燥之益而无苦燥之弊也。"

金元时期名医张元素（字洁古）《珍珠囊》总结黄连的功效为六条：

"其用有六：泻心火，一也；去中焦湿热，二也；诸疮必用，三也；去风湿，四也；治赤眼暴发，五也；止中部见血，六也。"

黄连用作消渴药

中医古代文献中有单用黄连治消渴的记载。如晋代《肘后备急方》治消渴尿多，单用黄连作蜜丸服用。唐代《近效方》治消渴能饮水、小便甜，用黄连研末，纳入冬瓜，于火中煨熟，绞汁服用。《易简方》治三消骨蒸，将黄连用冬瓜汁浸后晒干、研末，以冬瓜汁为丸，大麦汤下。《十便良方》冬瓜饮，一名黄瓜汤，治消渴热盛、心神烦乱及饮水多、小便如脂、日夜无度，用黄连研末，纳入冬瓜，其外面裹泥封，于火上煨熟，取汁饮。

黄连本可治消渴，其主消渴虽不是《神农本草经》记述，却明确见载于《名医别录》：黄连"主五脏冷热，久泄脓血，止消渴、大惊……"。

黄连治消渴的实际应用，见于《经史证类政和本草》引《海上方》，谓有"神验"：

"偶于乡野人处得治消渴丸方，神验不可言。方用麦门冬、黄连捣丸，服白羊头汁"。

《名医类案》记载有黄连治消渴的验案,说明代南安太守松江张汝弼曾患消渴病,小便白浊,久服补肾药疗效不显。有一天他遇到了一位道人,让他服用酒蒸黄连丸(配方不详,然从方名上判断必有黄连且用为主药可知),疾病很快就被治愈了("顿瘳")。

这则医案,在《古今医案按》中是这样记述的:

"南安太守张汝弼。曾患渴疾白浊。久服补肾药不效。遇一道人。俾服酒蒸黄连丸。以川连一斤。煮酒浸一宿。甑上累蒸至黑。晒干为末。蜜丸桐子大。日午临卧。酒吞三十九。遂全瘳。"

李时珍在《本草纲目》中也有记载:"治消渴,用酒蒸黄连"。

现代研究已经证实,黄连对治疗糖尿病确实有效,尤其是伴有腹泻者,必效,但每次用量应达到6克以上。有报道用小檗碱治疗2型糖尿病:开始每日3次,每次10片(每片0.1克),半个月后检查尿糖,若尿糖为阴性则改为每日3次,每次7片。1个月后再检查尿糖,若为阴性则改为每日3次,每次5片。再经尿糖检查,仍为阴性则改为每日3次,每次3片。因葛根也有降糖作用,故可用黄连配伍葛根。成方以葛根黄芩黄连汤为宜。南京名医黄煌介绍自己用黄连曾治疗数例糖尿病患者,葛根用量在30克以上,黄连5克左右。

国医大师朱良春(1917~2015年)对黄连治消渴病的体会则是必重用方显奇功主,认为黄连可重用至120克治糖尿病。他在《国医大师朱良春全集·临证治验卷》中介绍:

黄连性寒，味大苦，善于泻火解毒，清热燥湿，一般常用量为3~5克左右，由于其性寒味苦，大量或久服，易于损胃，故常与温药并用，如配木香之香连丸，配干姜之姜连散，配吴茱萸、白芍之戊己丸，配肉桂之交泰丸等。正如李时珍所言："一冷一热，阴阳相济，最得制方之妙，而无偏胜之害。"所以其用量一般均在常用量上下。

近年来忘年交仝小林教授，常用黄连治疗糖尿病，取得突破性进展，值得参用。他说："黄连最苦，然治疗糖尿病有特效。我用黄连，通常剂量为每日30克，而治疗糖尿病酮症，一日最多达120克，降糖迅速。"通过回顾性分析显示，有35%患者减少降糖西药的用量，30%仅用中药来维持稳定而理想的血糖水平，许多曾经胰岛素用量很大的患者，甚至完全停用胰岛素，这就为糖尿病患者带来了福音。

兹举例北京名医仝小林教授重用黄连治疗糖尿病验案供参考：

【病例】陈某，男，36岁。2010年7月9日入诊。因血糖升高1个月就诊。患者1个月前因口渴明显而查空腹血糖20 mmol/L，诊断为糖尿病，注射胰岛素数日后，因工作较忙未再继续治疗。刻下症见：口干口苦甚，饮水多，乏力明显，汗出多，小溲频数，舌红、苔黄，脉滑数。查：空腹血糖22.1 mmol/L，餐后2小时血糖34.99 mmol/L。西医诊断：糖尿病。中医诊断：消渴。中医辨证：火毒炽盛，耗伤气阴。治法：清火益气滋阴。处方：干姜黄连黄芩人参汤加减。药用：黄连90克，干姜20克，黄芩30克，西洋参9克，知母60克，桑叶30克，怀山药30克，山茱萸30克。

7月13日二诊：患者服药4剂，口渴、乏力等症状明显减轻，查空腹血糖15 mmol/L，餐后2小时血糖21 mmol/L，均有下降。调整处方为：黄连90克，生石膏60克，知母60克，天花粉60克，西洋参9克，山茱萸

30克，葛根30克，怀山药30克，桑叶30克，大黄3克，生姜5片。患者服药10剂，口渴、口苦、乏力、汗多等症状缓解约80%，查空腹血糖6～7 mmol/L，餐后2小时血糖9～11 mmol/L。故调整处方为：黄连30克，黄芩30克，知母30克，天花粉30克，葛根30克，生姜5片，继续调治。

按语：患者初诊表现一派火毒炽热、耗伤气阴之象，并有愈演愈烈之势，故亟须迅速控制火势，打破火毒为病的恶性循环。此时常规用药恐杯水车薪，必以大剂量苦寒清火之品直折火毒，方能控制火势，故主以黄连90克泻火解毒，直压火势，并以干姜20克顾护中阳，防止苦寒伤胃；同时配合知母、桑叶、怀山药等大量滋阴清热益气之药，以迅速补救耗伤气阴，防止其因火势炽张而枯竭，配合黄连为标本兼治。二诊已明显收效，火势得到控制，因而一鼓作气，继续以黄连90克，清除毒火余氛，至三诊时火毒已完全控制，故中病即减，改黄连为30克调治。

"久服令人不忘"系服食的体现

《神农本草经》所谓黄连"久服令人不忘"之说，其实是黄连在历史上被用于服食，即发挥有关保健作用的较早体现。黄连同金石类药物在《神农本草经》中被列为上品药，其原因当与此颇有渊源。

从文献记载可以说明，黄连被用于服食，至少有长达千年的时间。

至少到魏晋南北朝时期，在丹药养生风行的岁月，黄连被认为其作用仅次于丹砂。由此出发，黄连得到了许多的称赞，如五代时期的王微作《黄连赞》，有"黄连味苦，左右相因。断凉抵暑，阐明轻身。"南朝著名的文学家江淹作《黄连颂》，说"黄连上草，丹砂之次"。葛洪《神仙传》中则记载了封君达、黑穴公两人，"并服黄连五十年，得仙。"明代吴宽《黄连诗》，仍称赞黄连"服食可资寿，其功利于病。"

《神农本草经》中记载上品黄连有"久服令人不忘"的功效。而黄连确实可以改善记忆力。老年人记忆力不好，究其因，可能有心火旺，或者心血不足，或者肾虚髓亏。黄连所针对的，主要是心火旺所致者，泻心火而使归于阴平阳秘的常态。

黄连单方与用量

历史上不少的医学典籍中都有运用黄连的单方。举例如：

明代名医缪仲淳治疗痢疾用"滞下如金丸"，是单用黄连研粉制作成丸药，每次四钱（12克）。所谓滞下，是古时下痢的另一种说法，本方适用于治疗痢疾腹痛，里急后重，便下赤白。

《肘后备急方》治口舌生疮，用黄连煎酒，时含呷之。

《名医类案》记载的是实用案例：

"孔华峰治一人患痔疮，脓血淋漓，用黄连去毛，打成细粉，用蜜调，空心服用二三钱，立效。"

黄连的用量，有时需要大量方起效，有时则以小量为宜。具体情况据总结有以下规律：

需要用量大——黄连除烦的作用非常好。用于"心中烦不得卧"，黄连的用量要大。如黄连阿胶方。

治疗一些急性传染和感染性疾病的急性期，出现中毒性脑病、烦躁、昏迷时，需要大剂量应用黄连。

在治疗痢疾重症、红白脓、浮肿脚痛等疾病时，黄连的用量也非常大。

需要用量小——黄连用于除痞，用小量即可。如半夏泻心汤。在治疗消化道疾病时，黄连用量不能大，用量大病人胃中会有不舒服的感觉。小量使用一般不应超过10克。

需要注意的是：黄连为大苦大寒之品，过量或久服易致败胃。还应当防止其苦燥伤阴，凡胃寒呕吐，脾虚泄泻及阴虚者，应当忌用或慎用。

"医不自治"——叶桂不敢用黄连

俗话常说"医不自治"。这里有一则苏州名医叶桂（叶天士）治家母之病不敢用黄连的故事，颇有趣，录之如下。

叶天士其母患病，叶天士自治无效，病日甚。让仆人去请一章姓医生治之，章细问主人为何不自治之，病势如何等。仆人告知，主人终夜彷徨，口中不停地念叨"黄连"二字。章默识之，至叶家诊视完毕，索看一向所服药方，沉吟良久，对叶天士说：药与症相合，理当奏效，但老夫人心胃有热，应在药中加黄连，才能治愈。叶天士惊叹道：我也想用黄连，但怕家母年高，用黄连伤正气，所以不敢用。章回答说：老夫人脉象实而有力，并非虚证，用之无害。叶天士认为有理，放心用之。服一剂而安，再一剂就痊愈了。叶天士大喜，登门致谢，酬以百金。

此故事记载于清代清凉道人所撰《听雨轩笔记》一书中。事真事假？也许那仅是一则有启示的传说而已。

神农本草经

上品

黄连

黄连 味苦，寒。主热气①，目痛，眦伤②，泣出③，明目（《御览》引云，主茎伤。大观本无），肠澼④，腹痛下利⑤，妇人阴中肿痛⑥。久服令人不忘⑦。一名王连。生川谷。

《名医》曰：生巫阳及蜀郡、太山。二月、八月采。

吴普曰：黄连，神农、岐伯、黄帝、雷公：苦，无毒；李氏：小寒。或生蜀郡、太山之阳（《御览》）。

案《广雅》云：王连，黄连也。《范子计然》云：黄连出蜀郡，黄肥坚者善。

——清·孙星衍、孙冯翼辑本《神农本草经》

〔注释〕

① 热气：发热。与"寒热"所指发热发冷相比较，此单指其一方面。

② 眦伤：指眼角睑缘处的损伤，多为慢性病症。眦：上下眼睑合处为眦；近鼻处为内眦，近两鬓为外眦，俗称眼角。

③ 泣出：流眼泪。泣，此仅为眼泪之意，而非哭泣。

④ 肠澼：病症名。痢疾一病之古名，源起于先秦，亦作肠辟。澼言洴澼，本谓水中击絮，为声洴澼，且絮沫浮起；而痢疾为病，肠鸣洴澼，便沫如絮，而病位在肠，故名。《素问·通评虚实论》："肠澼便血何如？岐伯曰：身热则死，寒则生。帝曰：肠澼下白沫何如？岐伯曰：脉沉则生，脉浮则死。帝曰：肠澼下脓血何如？岐伯曰：脉悬绝则死，滑大则生。"《素问经注节解》："肠澼，痢疾也，今世下利见红白积者是也。"

⑤ 下利：即泄泻。有人解为"古代医书对痢疾和泄泻的统称"。辨异：肠澼，秦汉以后又见"痢"称，痢之名实，古今相同。文献中又有下利（泄泻）者，此药功效所主即见之，痢与"利"有何不同？利者乃为泄名，而古人于痢初发时多误为泄，可细辨。

⑥ 阴中肿痛：即妇女阴部肿痛。后世《诸病源候论·卷五十·小儿杂病诸候六》中有"阴肿候"，与《神农本草经》此述不同，不可混淆。

⑦ 不忘：使人不虚妄。《诸病源候论·风狂病候》："悲哀动中则伤魂，魂伤则狂忘，不精明。"忘，狂乱虚妄，通"妄"。《释文》："忘，或作妄。"《广韵》："妄，虚妄。"

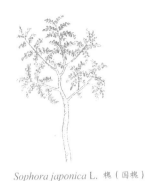

Sophora japonica L. 槐（国槐）

槐　角
（槐　实）

串 串 连 灯

嘉树吐翠叶，列在双阙涯。

旖旎随风动，柔色纷陆离。

——三国魏·繁钦《槐树诗》

槐立三公有国槐

　　树木之常见者，莫过杨柳榆槐。说到槐树，大名国槐者，才是中国最本土的槐树。

　　国槐原产我国，系温带树种，蝶形花科槐属，落叶乔木。国槐不仅叶色深绿，连嫩枝条都是绿的。槐树茂盛的枝叶可以阻滞烟尘，净化空气，消减噪声，使得周围的环境清洁、安静，作为行道树或庭院绿化均可，是北方城市绿化的优秀树种。北京市、西安市都授予我国原产的槐树以"市树"的桂冠！《森林与

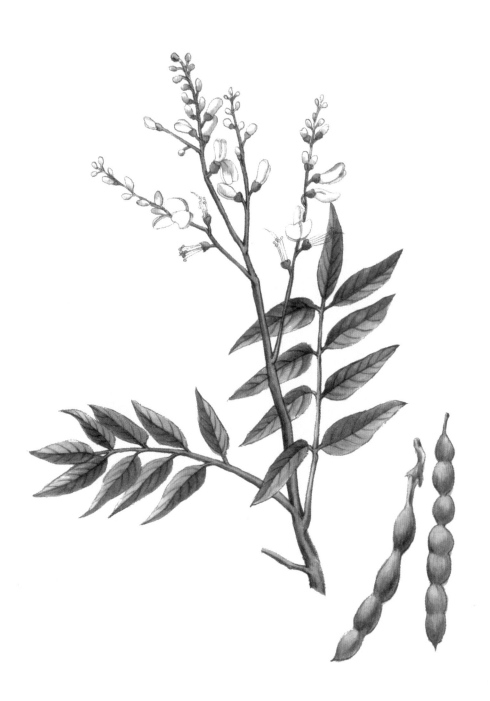

人类》杂志曾于1984年起开展评选国树的活动，在继银杏、银杉、松树、水杉之后，1986年槐树也被荣誉地列为"候选者"。

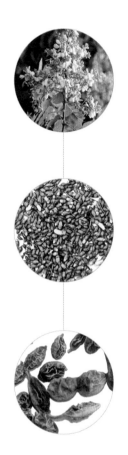

早在《尔雅》的"释木"篇中就记载说槐有数种。周朝时兴在朝廷中种植槐树，并把槐树比喻为国家的栋梁。从周朝就有"槐立三公"，到汉朝更有"槐市易书"，那都成为千古佳谈。《周礼·秋官·朝士》说："面三槐，三公位焉"。槐立三公指的是在周朝皇宫大门外种植着三棵大槐树，三公即太师、太傅、太保，他们在朝见天子时，站在槐树下面。后人因此用三槐比喻三公。而在西汉时出现的槐市易书，更是古代书籍流通的较早起始，当时的洛阳槐市是著名的书市，称槐市是因在槐树下交易物品而得名，主要是为了便利太学的学生而设置的。每月初一（朔）、十五（望），太学生们便将各自本郡的土特产及书籍、笙磬乐器之类，作为商品"相与买卖"。真可谓槐树诚高贵，树下闻书香。

唐代长安城及道路两旁盛植槐树，并因之而屡见于文献的记载和文人骚客的篇章之中。唐朝诗人韩愈、白居易分别留下了"绿槐十二街，涣散驰轮蹄""轻衣德马槐荫路，渐近东华渐少尘"的诗句。由长安通往秦川各地的大道两侧，所种的槐树被称之为"官槐"，官道配植官槐，也对应。"魂销举子不回首，闲照槐花驿路中。"

国槐开繁纷的黄白色小花，开放时节为花香渐少的盛夏，始自农历的五月。在阳历的7月、8月间。它只有淡雅的香气，但站在树下，凑近了细细品来，却也是令人陶醉，那更应当是一种诱人的药香。国槐的花期长达七八十天，树枝顶端的花序上，往往是底下已结了细细的荚，上面却仍开着淡黄的花，开到秋日十分正常。

不可混淆国槐、刺槐

国槐别称金药树，我们不妨称它为药槐。它最初只称为"槐"，或称槐树。国槐可是我国原产的一种树木，西方植物学家林奈定名之时，误认为日本是其原产国，给了它日本槐的拉丁名（japonica 意为日本的）。

唐朝诗人李涛有诗句："落日长安道，秋槐满地花。"诗中透露出了这样的信息，秋天的槐花才落下。这正说明了国槐的花期很长，也比较晚，正常情况下到了秋天还在开花。

而同属中另有一种刺槐树，初春开花，香气很冲，有"五月槐花香"之誉。好多人泛称槐树时，往往把国槐和刺槐搞混了。在此不妨加以区分。

刺槐之得名是因为它的枝上有刺，植物学上叫托叶刺，长在小枝条上。刺槐有另外一个名字叫洋槐，从它的这个名字上，可以看得出它不是我国的本产，而应当是个"老外"。刺槐的原产地为北美洲温带及亚热带，但被引种到世界各地。有资料显示，刺槐于我国清代的1877～1878年由日本引入，最初的引入地是山东省青岛地区，而后遍植全国。刺槐属于蝶形花科刺槐属，拉丁学名为 *Robinia pseudoacacia* L.。它得名于"槐"是因为它的叶子与受到国人普遍喜爱的国槐很相似，看

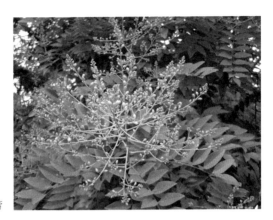

槐花花蕾

上去是颇似羽毛的羽状复叶，且二者都是奇数羽状复叶。

刺槐开花较早，可以追得上春天的步伐。刺槐花开成为春末夏初的一道风景。刺槐的总花序长十几厘米，花呈白色，具有很浓郁的清香气。因为刺槐花含有很高的糖分，所以是一种宝贵的蜜源植物，蜜质优良。刺槐花开了，许多人采来食用，尤在当今，刺槐花更是成为一种野蔬、一种美味。相反，开花很晚的国槐，人们只是采它入药用，它的味道要苦得多，所以恐怕没人会采摘了它来食用。这样描述，两种槐花也就很容易地分辨开来了。

槐角累累挂枝头

槐树夏季五月始开花，花期较长，秋天结类似豆角状的荚果，长二三寸，呈连珠状。国槐的荚果似短豆角，外为肉质，圆鼓鼓的，呈串球状，荚内有扁平的种子一至六粒，种子呈肾形、黑褐色。它的种子既入药用，又可食用，还是酿酒的原料。

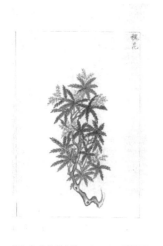

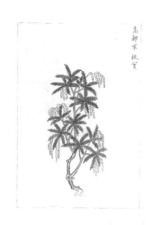

《金石昆虫草木状》中槐花绘图

国槐又叫豆槐，是因它的果而得名。花在开过之后，慢慢长成一串串圆鼓鼓的荚果，那就是槐角了，槐角里面包有豆，称为槐豆。枝头上饱满的槐角垂下来，摇摇晃晃，像极了一串串小灯笼，那么好看，有的地方妙称它为"九连灯"或"金角儿"。槐角除了又叫槐豆，还叫天豆、槐连豆，河南人给它起的俗名很形象——槐连灯或九连灯，形容其连珠状。

"槐豆好吃啊。"我的同事高先生的童年时代是在山东鲁西南度过的，他回忆说，小时候在家乡采摘槐角后，经过去壳、浸泡等处理，母亲做成的槐豆饭，吃起来津津有味。如今成为一种时代的记忆。如若今日食来，不知味道是否依然？

高高山上哟，一树药槐哎，手把栏杆噻，望郎来哟喂……

这首名为《槐花几时开》的爱情民歌，是民歌中的经典之作，它来自四川宜宾地区的一首传统山歌，形成久远。清光绪年间刻本《四川山歌》中就载有它的歌词，只有短短的四句："高高山上一树槐，手把栏杆望郎来，娘问女儿你望啥子？我望槐花几时开。"

现在所传唱的，最早始自一位名叫喻祖荣的部队文工团员，他在1950年八九月份，根据另一首叫作《神歌》的四川民歌的曲调，进行了适度修改，此后传唱不衰。这首民歌的曲调颇具轻松幽默感，用亲切甜美的歌声，传达出生动而浓郁的乡土气息。

它的歌词，一般写作"一树哟槐哎"，"槐"字之前用的是虚词。我想，如果这是一棵金药树的国槐，岂不是更好？所以实写为"一树药槐"，既突出表现槐树的角色作用，亦不妨爱情主角的借物传情。

家种药槐自有财

槐称嘉树。国槐是宜植于庭院大门外的乡村绿化树。

有说古语，有说民谚，其曰：门前一棵槐，不争自己来。

国槐竟然是一种财源树。它的财源来自哪里？这绝非专指它在成材后的价值，而主要是说它年年可出产供药用的槐米，无须付出管理之力，到时候自可采来卖钱。

国槐的金药树之称，正是因为槐树的槐角（槐实）、槐花（花蕾与花朵）、槐枝均可入药用。它也因药用而可年年产生出一定的经济价值。

在我长大的胶东乡村，邻居家有棵高大的国槐树，我在上小学的时候，每年都看着那家的小伙伴，在槐花开放之前，爬到树上采下一株株花穗，晒干后收取槐米。然后，等到来收购中药材的，就可卖上一笔不菲的价钱。

槐的花蕾除作药用还可作黄色染料。令人惊奇的是，国槐的叶子过去也曾被采食过，唐代大诗人杜甫有诗句："青青高槐叶，采掇付中厨"。

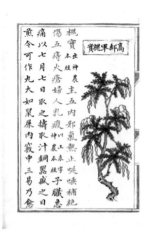

《本草品汇精要》是明代中医药学著作。共四十二卷。明太医院刘文泰等集体撰辑。图为该书记录的槐实

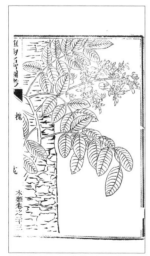

《植物名实图考》卷三十三中槐树图

古代民间常采摘槐树的嫩叶嫩芽，炒熟后用冷水浸泡，除去涩味，再加以调味品姜、葱、醋等做凉菜食用。《本草纲目》中则记载有槐叶的治病之用：将槐叶蒸熟晒干研末，水煎代茶饮，可用于肠风痔疮，并认为久服明目。

槐角功效治痔为主

槐实在《神农本草经》中列为上品，实即今药用之槐角，《本草备要》中首用槐角之名。药材来源为豆科槐属多年生乔木槐 Sophora japonica L.（国槐）的干燥成熟果实，冬季采收后，除去杂质，干燥备用。药材主产于河北、山东、江苏、辽宁等地。

现今对槐角药性的认识：味苦，性寒，归肝、大肠经，功能清热泻火、凉血止血。主要用于治疗肠热便血，痔肿出血，肝热头痛，眩晕目赤。

槐角入药有不同的炮制品种：生槐角清热凉血，多用于降血压，发挥其改善毛细血管脆性的作用；炒槐角增强止血作用，用于肠热下血、痔肿出血、眩晕目赤。汤剂内服一般每剂用量为6~9克，孕妇不宜服用。

自《神农本草经》载槐实主五痔而始，用其治痔成为后代医家特别是近代应用槐角最主要的功效。治疗痔疮槐角是一味最为常用的中药，既可内服，又可外用。

如《滇南本草》治肠胃积热，大肠经便血或肠风便血，红血痢症。药用：赤地榆一两，槐角（炒，或花亦可）三钱，枳壳五钱，黄芩三钱，荆芥穗二钱，全秦归五钱，黄连（酒炒）二钱。共为细末，合丸桐子大。每服二钱，米汤下。中成药槐角丸（《太平惠民和剂局方》），用槐角配伍地榆、当归、防风、黄芩、枳壳等药，可治肠风、痔瘘、便血等，颇有效验，这一传统中药品种目前在临床上治疗痔疮还经常使用，并因其疗效确切而被《中华人民共和国药典》收载。

《百一选方》治脱肛，用槐花、槐角，上二味等分，炒香黄，为细末。用羊血蘸药，炙熟食之，以酒送下，或以猪膘去皮，蘸药炙服。《圣济总录》槐子丸系单方，治阴疝肿缩。取炒槐子一两（30克），捣罗为末，炼蜜丸如梧桐子大。每服二十丸，温酒下，空心服。

凉血止血并治目疾

槐角有凉血止血作用。如《陈氏产宝》治妇人崩淋下血。药用：槐角子八两（酒洗，炒），丹参四两（醋拌，炒），香附二两（童便浸，炒）。共为末，饴糖为丸，梧子大。每早服五钱，米汤下。《良朋汇集》槐子散治血淋并妇人崩漏不止，药用：槐子（炒黄），贯众（炒黄）各等分。共为末。每服五钱，用酽醋一盅煎，滚三五沸，去渣温服。此用可与《神农本草经》槐实主"妇人乳瘕，子藏急痛"相联系。

槐角治血并不仅仅限于妇科之用。《杨氏简易方》治小便尿血，药用：槐角子三钱，车前、茯苓、木通各二钱，甘草七分。水煎服。《本草汇言》治赤痢毒血，药用：槐角子四两（酒洗，炒），白芍药二两（醋炒），木香五钱（焙），共为末。每早服二钱，白汤调下。《本草汇言》治吐血、咯血、呕血、唾血，或鼻衄、齿衄、舌衄、耳衄，药用：槐角子八两，麦门冬（心）一两。用净水五十大碗，煎汁十五碗，慢火熬膏。每早午晚各服三大匙，白汤下。以上所用槐角，均取其凉血止血之用。

苏颂《本草图经》有槐角"主头风，明目，补脑"之说，因而有清肝明目功效，可用于治疗肝热肝风，头目眩晕，目赤。常与黄连同用。如《太平圣惠方》明目槐子丸治眼热目昧，取槐子、黄连（去须）各二两。捣罗为末，炼蜜丸如梧桐子大。每于食后以温浆水下二十丸，夜临卧再服。

响豆传说与服食

清代王士禛《池北偶谈》记载：乐安有个孙公，年已九十，却强健如四五十岁的人。问他为什么能如此长寿，他说一生中唯服响豆。

那么，什么是响豆呢？清代纪晓岚《阅微草堂笔记》中"姑妄听之"篇有所记，为槐豆中的珍品，每树仅一颗：

"按医书有服响豆法。响豆者，槐实之夜中爆响者也。一树只一颗，不可辨识。"

他说，要找到响豆，须颇费工夫，槐刚开花时，就用网罩住槐树，避免鸟雀将其啄落。结子熟后，多缝布囊贮之。夜以为枕，听无声者即弃去，其中有爆响声的，再分贮另听，直分到最后两颗，再分一次就可得到响豆了。——这显然有神话的成分了。

无论如何，响豆是指槐树的种子，即槐子。由神话可追寻槐豆被用于服食的历史。

槐角在历史上被当作健身却老药服食，而服食所用又主要是槐角中的槐豆（槐子）。颜之推《颜氏家训》上说，南朝梁人庾肩吾常服槐豆，年九十余，目观细字，须发皆黑。今传有扁鹊"明目使发不落法"，就是"取十月上巳日槐子去皮，纳新瓶中，封口，二七日初服一枚，再有服二枚，日加一枚，至十日又从一枚起，周而复始，延年益气力，大良。"《名医别录》记载槐角"久服明目益气，头不白，延年。"《普济方》记载将槐子去皮，装入牛胆，阴干，取槐子，每晨空腹服一粒，久服可白发变黑、齿落更生、轻身延年。

槐豆确实是可以吃的。北方盛植槐树的地方过去食用槐豆的记忆，现今仍清楚在留在一些老人的记忆中。据介绍，几十年前在山东鲁西南地区，采摘槐角后，经过去壳、浸泡等处理，做成的槐豆饭，吃起来是颇有滋味的。而历史上如唐宋时代，用槐叶做成槐叶冷淘或热淘及槐叶饼等，被誉为美食，可资旁证。如宋代苏轼《二月十九日携白酒鲈鱼过詹使君食槐叶冷淘》诗即是。

笔者认为，槐豆（槐子）可服食与槐角列为《神农本草经》上品药是有联系的。现代研究证明，槐实对防治老年人常见的高血压、动脉硬化、冠心病、脑血管病、老年性血管性紫癜、痔疮出血等多种疾病有治疗作用。

《本经》功效总说

所谓"主五内邪气热，止涎唾，补绝伤，五痔，火创，妇人乳瘕，子藏急痛。"除治痔外，《神农本草木》槐实的功效又体现在哪儿呢？《药性论》对"主五内邪气热"的认识是"主治大热、难产、伤寒"，而《千金方·妊娠伤寒方》中有治大热烦闷者方，用槐实烧灰，服方寸匕，酒和服。至于"止涎唾，补绝伤"、"火创，妇人乳瘕，子藏急痛"等，《本草经考注》的作者日本森立之认为："槐实苦寒，能驱心胸间痰热，故吐涎亦自止也。""绝伤者，绝筋伤中之略语，谓其能补血分之不足也。""黄芩下云：疽蚀火疡。盖黄芩、槐实共是苦寒凉血之物，故其治亦自相类耳。""乳瘕，即谓产后癥瘕也。治子藏急痛，与痔疾同理，而破血中之游热也。"

槐角的主要成分含芦丁、槲皮素、染料木素、槐角苷等黄酮类化合物等，种子中还含有脂肪油、多种生物碱、植物凝集素等。研究表明，槐角能促进血液凝固的速度，减低血管壁的通透性，有抗炎、止血作用，故对肠出血、痔疮出血、膀胱出血等疗效良好；槐角在体外对葡萄球菌及大肠杆菌有抑制作用；还有抗生育作用。孕妇慎用本品。

槐花、槐米与槐枝

除槐角外，槐花、槐枝也可入药，与槐角有类似的功效。槐花入药始载于宋代《日华子诸家本草》。宋代《本草图经》列于槐实条下，谓："取花之陈久者，莛末饮服，以治下血"。

采收未开放之花蕾，药材称槐米，当花初开时采收的花朵为槐花。槐米、槐花均有清热凉血止血作用，均可治一切血热所致的多种出血症。二者比较，以槐米的气味浓厚而药力较足。一般认为，槐角清热降压之力较强，而槐花凉血止血作用较强。

宋代《普济本事方》槐花散方，由槐花、侧柏叶、荆芥穗、枳壳组成，有疏风理气、清肠止血之功效，主治肠风下血，症见便前出血或便中带血，血色鲜红或紫暗，血势急迫。该方现可扩大应用于治疗过敏性紫癜、胃脘痛（如与三七粉配合）、阿米巴痢疾等。

《本草纲目》草部第十四卷在"荆芥"条目附方下有槐花简便方，治"大便下血。用荆芥、槐花炒黑为末，清茶送下。"据此，广东省饶平县赖楚怀医师临床应用治疗痔疾便血颇有效验。

吴某，男，32岁，1990年6月15日初诊。因过食辛辣炙煿之物致大便下血，反复发作月余，经服用抗生素及止血药未效而来就诊。诊见痔核较小，质柔软，痔面鲜红色，便时痔核不脱出肛外，便后有血滴流出，血色鲜红，不与粪便相混，肛门灼热。舌红苔薄黄，脉浮略数。辨为内痔出血（初期）。缘由过食辛辣炙煿之物，致风热搏结，气血不调，经络阻滞，瘀血浊气下注于肛门而发。当疏风清肠，凉血止血。处方：荆芥（炒黑）150克，槐花（炒黑）150克。二药共研细末，每服10克，每日早晚食前1小时各服一次，清茶送下。半个月后，病告痊愈，后访未发。（《李时珍研究集成》）

由槐花组方的现代制剂"槐榆合剂"，利用槐花、地榆、黄芩、栀子、枳壳、甘草、牡丹皮，水煎制备而成，可用于外痔出血及肛门周围炎症。

宋代方勺《泊宅编》中有一则槐花单方疗疾的案例：

"一士人，无故舌出血，仍有小穴，医者不晓何疾。隅（注：名医耿隅）曰：此名舌衄。炒槐花为末，糁之而愈。"

这则医案为宋代名医耿隅所治。"舌为心之苗"，舌衄（舌头出血）多因心火炽盛所致。槐花性味寒凉，入肝经血分，有清泻实火、凉血止血的功效。现代使用槐花，广泛应用于治疗吐血、鼻衄、尿血、便血、痔疮出血以及妇女崩漏下血等。

从宋朝方勺记载的上则医案来分析，如果当时没有槐花，寻其同类，则有大蓟、小蓟、地榆之属，似均可代用，但亦应"末之"，"糁之"。从炮制来说，中药讲究炒炭止血，所用的药物可经炒后再用，止血效果会更好。由于舌面比较敏感，"末之"是越细越好。但效果究竟如何，则有待于来者验证。治病是实践，最终要靠疗效说话。

执古方可否治今病？下面要说的是舌衄（舌箭）再现，而用槐花治之仍验，是不是令人感到有点儿神奇。

新疆人民出版社哈萨克族翻译那某，男性，患舌衄已11年。舌前1/3有一细孔，上有紫痂，似赤豆衣。每于咳嗽、进食或大声讲话后，自小孔中喷血如泉涌，张口竟能射出口外。辗转京沪治疗，诊断为"遗传性出血性毛细血管扩张症"。询之，其母、其妹于口腔黏膜亦有相似病症。

中医历代医书皆称舌上出血为舌衄，而血如泉涌喷射为血箭。舌为心之苗，舌本属于脾，舌上出血，按心脾郁热论治，处方升麻饮内服：炙升麻2.5克，生地黄12克，生赤芍6克，寒水石30克，炙远志9克，小蓟炭9克，生茜草9克，侧柏炭9克，炙枇杷叶10克。另以槐花炒黄研细末，敷布舌上小孔中，每日四五次。

依上法调治整月，血渗渐止，疮面渐收缩，乃予原方加生黄芪15克、

当归身9克内服，外用珍珠生肌散。连续内服、外用又半月，患者疡面愈合。随访近20年未再发。(《北方医话》)

此验案是曾任新疆中医学院院长的西部名医张绚邦（1936～2002年）经治的，案例记载翔实。古代耿隅所治患者"无故舌出血"，舌衄系偶发，槐花外治，单方即取速效。张绚邦所治案例，属于频发舌衄，病症表现复杂，张绚邦贵在结合患者的体质，既应用了汤剂内服，又配合槐花外治，其确切治疗效果也经过了长期随访的证实。

近代报道槐花可用于治疗银屑病和颈淋巴结核患者。

槐枝也是治痔良药，并治湿痒、疮痈。槐枝入药，以嫩枝为佳。槐角、槐花、槐枝均可清热凉血解毒而用于治痔，是它们药效上的共同点。

在中唐时期刘禹锡所辑《传信方》中，活灵活现地记录了一则用槐枝外洗治痔疮速愈的案例：

"硖州王及素有痔疮，充西川安抚使判官，乘骡入骆谷，其痔大作，状如胡瓜，热气如火，至驿僵仆。邮使用槐枝浓煎汤，先洗其痔，更以艾灸，至三五次，忽觉热气一道入肠中，大泻，先血后秽，其痛甚楚。泻后痔消，登骡而驰也。"

患有痔疮的王及郎中在上任途中乘骡马奔驰，使原有的痔疮更加严重，患处肿大发热，到达驿站直接起不了床了。多亏懂医识药的邮差，就地取材，采折了大量槐枝，浓煎药汤为其熏洗，并配合艾灸。在治疗了三五次后，突然泻下血液污秽，而后痔肿迅速消减，竟然不影响再骑骡马，奔驰赶路赴任去了。

神农本草经

上品

槐实

槐实 味苦，寒。主五内邪气热①，止涎唾②，补绝伤③，五痔④，火创，妇人乳瘕⑤，子藏急痛⑥。生平泽。

《名医》曰：生河南。

案《说文》云：槐，木也。《尔雅》云：櫰，槐，大叶而黑。郭璞云：槐树叶大色黑者，名为櫰，又守宫槐叶，昼聂宵炕。郭璞云：槐叶昼日聂合，而夜炕布者，名为守宫槐。

——清·孙星衍、孙冯翼辑本《神农本草经》

〖注释〗

① 五内：五脏；脏腑。"主五内邪气热"，《神农本草经》中枸杞条下亦有此功效，可互参。

② 绝伤：指骨科骨折跌打损伤等症。《说文》："绝，断丝也。"有说"绝筋伤中"省文作"绝伤"，则绝伤所指当不仅仅限于骨折之类。如日本森立之《本草经考注·序》所言："(《本经》) 有省文成语者，如省泄利肠澼曰泄澼，省肠澼泄利曰肠泄，省鬼疰蛊毒曰鬼毒，省绝筋伤中曰绝伤，省留饮癖食曰留癖之类，亦古书自有此体例也。"

③ 五痔：痔疾泛称。肛门内外肿物凸起或时痛而下血之疾也。《说文·广部》："痔，后病也。"《备急千金要方·痔漏·五痔》："夫五痔者，一曰牡痔，二曰牝痔，三曰脉痔，四曰肠痔，五曰血痔。"《诸病源候论·卷三十四·诸痔候》："诸痔者，谓牡痔、牝痔、脉痔、肠痔、血痔也。"

④ 火创：火烧伤之疾。《备急千金要方》卷二十五"火疮第四"篇内容为火烧伤之方论，可参。《神农本草经》中所载景天功效亦主"火创"。

⑤ 乳痕：产后有痕。谓其痕为产后瘀血留于子脏所致，与下文"子藏急痛"密切相关。乳，此即生产之意。《广雅·释诂一》："乳，生也。"另有一说乳痕指妇人乳房上结块。

⑥ 子藏急痛：胞宫拘急疼痛。子藏：子宫，胞宫。

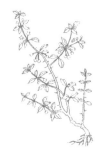

枸杞子
（枸　杞）

宁 夏 红 果

Lycium barbarum L. 宁夏枸杞

Lycium chinese Mill. 枸杞

Lycium dasystemmum Pojark. 新疆枸杞

野岸竟多杞，小实霜且丹。

系舟聊以掇，粲粲忽盈盈。

——宋·梅尧臣《舟中行自采枸杞子》

诗吟枸杞之药用

《诗经·小雅·北山》中有采杞的诗句，说："涉彼北山，言采其杞"。这在《诗经选译》中译为：登上北山头，为把枸杞采。

当然在《诗经·郑风·将仲子》里还有"无折我树杞"，其"树杞"与"树桑""树檀"对比称之。但此处之"杞"乃杞树，即柳杞，是说不要折我的柳条，而非指枸杞了。

北宋诗人梅尧臣乘舟而行，看到岸边长了许多的

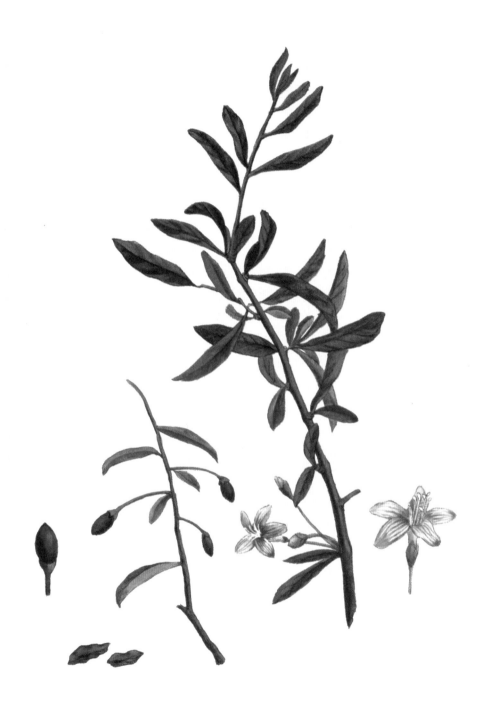

枸杞子，红珠如丹，忍不住系舟停行，采缀起这小小的红果来，很快就盈手满捧了。这正是梅尧臣《舟中行自采枸杞子》诗所描绘的情形。

采来枸杞自然是有用的。而几近所有咏吟枸杞的诗作，都离不开赞美枸杞有用的话题。

从唐代孟郊（字东野，751～814年）和刘禹锡（字梦得，772～842年）的诗中，可以看出古人对枸杞的崇拜之情。

深锁银泉甃，高叶架云空。

不与凡木并，自将仙盖同。

影疏千点月，声细万条风。

迸子邻沟外，飘香客位中。

花杯承此饮，椿岁小无穷。

——唐·孟郊《井上枸杞架》

枸杞树临井而生，枸杞架把井遮盖得严严实实（甃，zhòu，井壁）。枸杞益寿，它的枝叶宛如仙人的车盖。毕竟不同于凡木，饮此井水而亦有宜，有达"椿岁"的期望。椿岁为长寿之喻。典出《庄子·逍遥游》："上古有大椿者，以八千岁为春，八千岁为秋"。文人观孟郊的诗，认为"影疏千点月，声细万条风"两句最有特色，对仗工整，声色俱佳。

僧房药树依寒井，井有清泉树有灵，

翠黛叶生笼石甃，殷红子熟照铜瓶。

枝繁本是仙人杖，根老能成瑞犬形。

上品功能甘露味，还知一勺可延龄。

——唐·刘禹锡《枸杞临井》

唐代大诗人刘禹锡的诗，有序曰："楚州开元寺北院，枸杞临井，繁茂可观，群贤赋诗，因以继和。"是与孟郊等的咏和之作。从咏药诗的角度来观赏他们的诗作，则可重点品味作者对枸杞益寿功效的领会和宣传。无怪乎刘禹锡的诗流传得更广，"上品功能甘露味，还知一勺可延龄"，则几乎成了枸杞子药性的专用宣传词。

唐朝诗人们咏吟的这临井的枸杞，在宋朝《本草图经》中有记载："润州开元寺大井傍生枸杞，岁久土人目为枸杞井。云：饮其水，甚益人也。"书中同时还记载有山东的蓬莱市南丘村的人喜吃枸杞，因而人多长寿：

"蓬莱市南丘村多枸杞，高者一二丈，其根盘结其间，其乡人多寿考。"

咏吟枸杞的诗作，当然还有东坡居士的《小圃五咏》，得到更多人的传述。他对医药颇多喜好，时为贬居惠州之时，却有闲适自逸之情，在田野山泽亲自种植枸杞。他的一生屡经磨难，却都能保持乐观情绪，除了他的"超然自达"，亦不乏"寓意于物"。他种植枸杞并使它得到充分利用，"根茎与花实，收拾无弃物"，自享与饷客，既扶衰疾，更充实了生活。

神药不自秘，罗生满山泽。
日有牛羊忧，岁有野火厄。
越俗不好事，过眼等茨棘。
青荑春自长，绛珠烂莫摘。
短篱护新植，紫笋生卧节。

根茎与花实，收拾无弃物。

大将玄吾鬓，小则饷我客。

似闻朱明洞，中有千岁质。

灵庞或夜吠，可见不可索。

仙人倘许我，借杖扶衰疾。

——宋·苏轼《小圃五咏·枸杞》

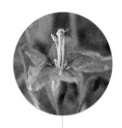

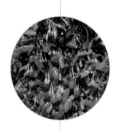

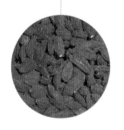

宁夏红宝枸杞子

枸杞子药用，在《神农本草经》中列为上品。所载枸杞，从"一名杞根，一名地骨"的别名上来看，系指现今入药的地骨皮，说明《神农本草经》是将枸杞根实（枸杞子果实与根皮地骨皮）同时论述的；但如后来《名医别录》所曰"秋采茎实"，即仅指现今药用之枸杞子。枸杞子又有却老子之别名。

枸杞子药材来源于茄科多年蔓生灌木植物宁夏枸杞 *Lycium barbarum* L.（狭叶枸杞），或直立的枸杞 *Lycirum chinense* Mill. 的果实。自2005年版《中国药典》只收录具有悠久栽培历史的宁夏枸杞作为枸杞子的药材来源，而宁夏枸杞与枸杞均可作为地骨皮的药材来源。

枸杞子为常用中药，现代对其药性的认识：味甘性平，入肝、肾经，功能滋补肝肾，养肝明目。用于虚劳精亏、腰膝酸痛、眩晕耳鸣、内热消渴、血虚萎黄、目昏不明等症。

"宁夏有五宝，红黄蓝白黑。红为枸杞子，黄为甘草药，蓝为贺兰石，白为滩羊皮，黑为太西煤。"

——李东东《宁夏赋》

红枸杞被列为宁夏五宝之首，它可是最常用的滋补中药之一。

宁夏的中宁、中卫等地，是宁夏枸杞的主产区。1995年中宁县被国务院命名为中国枸杞之乡。宁夏是枸杞之乡，这首先得益于自然条件独特。贺兰山东麓7500平方公里的范围被认为是枸杞生长的最佳地带。

在宁夏，民间俗称枸杞为"茨"，因此枸杞园即为"茨园"，种植枸杞的农民为"茨农"。相传，宁夏枸杞先是在中卫市黄河边上的常乐堡、永康堡、宣和堡等处自然繁殖，后来经过回汉民族多少代的人选育改良，成功培育为优良品种，并逐步被引种到全国各地。如今，我国二十多个省市自治区，远及欧洲、地中海沿岸、北美、俄罗斯等地栽培的品种或已经退化的野生枸杞，其祖先多为"宁夏枸杞"。

其植物基源为茄科枸杞属，为多年生落叶灌木，枝条上有短刺，柔软而下垂。由于其"棘如枸之刺，茎如杞之条，""枸"者枸橼，"杞"者柳杞，前者生刺，后者条柔，故从二者各取一字而得名为枸杞。通常每年开两次花，也就可以采两次果，夏季采收的称夏果，秋采者称秋果。

宁夏枸杞的株高1米左右，枝条细长，多呈弧形倒垂，有短刺或无刺，叶柔软呈卵圆形。夏天开淡紫色小花，结卵圆形小浆果。经长期人工种植的宁夏枸杞，植株较高大，一般约2~4米，成为灌木或小乔木，而不呈蔓生状。

唐代大文学家柳宗元在长安任职期间（803～805年），写过一篇《种树郭橐驼传》的文章，说的是种树能手郭橐驼种出的树，没有一棵是长不活、长不好的。柳宗元将郭橐驼种树的诀窍归纳为八个字，强调要尊重自然规律，顺应"天性"：

"顺木之天，以致其性"。

郭橐驼生活在中唐时期，距今已有1200多年了。这位陕西的农民有罗锅病，所以人们叫他橐驼，而他的真实名字并没有留下，其事迹以《种树郭橐驼传》而得以流传，让这位擅长种树的农民青史留名。郭橐驼就有利用枸杞枝条开展扦插繁殖枸杞的栽培方法。

由此我们说枸杞的栽培已有悠久的历史。唐朝时的陕西区划范围很大，包括现在的宁夏黄河以南、甘肃东部及山西南部地区。元朝时维吾尔族农学家鲁明善的《农桑衣食撮要》，成书于1330年，距今有670多年，对种植枸杞已经有了专门记载。明朝徐光启的《农政全书》中，对种植枸杞，又有了"截条长四五指许，掩于湿土中亦生"的新方法。

宁夏枸杞在历史上早已颇负盛名。明朝弘治年间，即被列为贡果。清朝乾隆年间编纂的《中卫县志》云："枸杞：宁安（注：今宁夏中宁县）一带家种杞园，各省入药甘枸杞皆宁产也。"种植枸杞的产出，价值远胜于肥沃土地种粮所得。故时任宁夏中卫知县的黄恩锡曾赋诗赞曰：

六月杞园树树红，宁安药果擅寰中。
千钱一斗矜时价，绝胜膄田岁早丰。

宁夏枸杞人工栽培的历史较早，公元1435年前后成书的明代第一部宁夏地方志《宣得宁夏志》中就已将其列入物产部分，至今已有600年。明朝《弘治宁夏新志》亦有记载。如清代宁夏的《中卫县志》中记述："枸杞宁安一带家种杞园，各省入药甘枸杞皆宁产也。"宁夏《朔方道志》载："枸杞宁安堡产者佳。"近代书籍和临床实践均说明宁夏所产之枸杞子为道地药材，并具有产量优势，1995年宁夏中宁县被国务院列为全国优质枸杞生产基地。国内引种情况，约在1910年（"庚子赔款"年间），天津市静海县胡继林试种宁夏枸杞成功，发展了枸杞子药材产区。

中药枸杞子的传统产地有三：一是宁夏平原南端的中宁、中卫等地，产品称"西枸杞"，果实略扁，以粒细长、色红、肉厚、味甜、质柔润五大特点而名甲天下，被誉为"红宝"列宁夏五宝之首。明弘治十四年（1501年）宁夏中宁枸杞被首次奉为贡品，故有"贡果"之美誉。二是天津、北京及河北地区，子牙河流域所产，产品称"杜杞子""津血杞"，粒小而圆，质量亦优。三是甘肃的张掖（古称甘

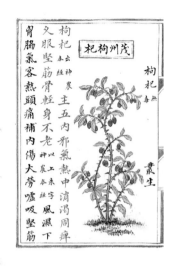

《本草品汇精要》记录的枸杞

州），产品称"甘枸杞""甘杞子"，粒大而圆，李时珍曾称"以甘州者为绝品"。枸杞子药材应贮藏于阴凉干燥处，防止受潮、受闷热、防虫蛀。

宁夏所产地道的枸杞子，具有色泽红润、肉厚籽少、含糖量高的特点。2005年版以来的《中国药典》只把宁夏枸杞列为枸杞子药材的来源，这充分体现了强调中药材的地道性与集约种植，以保证中药材质量的优质与稳定。

枸杞遍布很常见

在不经意的时候，一转眼便会有一棵苍老的枸杞树的影子飘过。这使我困惑。最先是去追忆：什么地方我曾看见这样一棵苍老的枸杞树呢？是在某处的山里么？是在另一个地方的一个花园里么？但是，都不像。最后，我想到才到北平时住的那个公寓；于是我想到这棵苍老的枸杞树。

……最惹我注意的，却是靠墙长着的一棵枸杞树，已经长得高过了屋檐，枝干苍老钩曲像千年的古松，树皮皱着，色是黝黑的，有几处已经开了裂。幼年在故乡里的时候，常听人说，枸杞花是长得非常慢的，很难成为一棵树，现在居然有这样一棵虬干的老枸杞站在我面前，真像梦；梦又掣开了轻渺的网，我这是站在公寓里么？于是，我问公寓的主人，这枸杞有多大年龄了，他也渺茫：他初次来这里开公寓时，这树就是现在这样，三十年来，没有多少变动。这更使我惊奇，我用惊奇的太息的眼光注视着这苍老的枝干在沉默着，又注视着接连着树顶的蓝蓝的长天。

——季美林《枸杞树》写于一九三三年十二月八日

写下《枸杞树》时的季羡林，还是清华园中的大三学生。在先生记忆深处的枸杞，其实却是遍布而易见的。

　　宁夏枸杞原产于我国北方，野生地域较为宽广，如河北、内蒙古、山西、陕西、甘肃、宁夏、新疆、青海等地。其中心的分布区域是在甘肃河西走廊、青海柴达木盆地以及青海至山西的黄河沿岸地带。

　　因为药用的栽培，宁夏枸杞还被引种到我国中部和南部不少省市，除以上已经提到的省市，他如山东、河南、安徽、湖北、四川、江苏、浙江等均引种成功。

　　宁夏枸杞在国外的种植，约在17世纪中叶被引种到法国，后来在欧洲、地中海沿岸国家、朝鲜、韩国、日本，以及北美洲国家都有栽培。

　　除了宁夏枸杞，还有另一种极相近的植物枸杞，过去一并视为中药枸杞子的来源，现今植物枸杞的果实在江南地区一般以"土枸杞"称之。最新版的《中国药典》则规定，这两种植物均可作为中药地骨皮的药材来源。

　　宁夏枸杞与枸杞这两种植物很常见，特别是野生者几遍布全国。对比而看，宁夏枸杞的叶较狭长，果实较甜，种子较小；而枸杞的叶略阔而呈卵形，果实甜中微苦，种子稍长。

　　老百姓对此不做区分，统称为枸杞，即可以指称植物的名字，有时又是说它的果实。但对枸杞，普通人却可能有着不一般的感情。

　　枝条上翡翠般的绿叶，簇拥着一串串玛瑙似的红果，这就是美丽的枸杞。枸杞的俗名很多。在我的家乡山东半岛之地，就称枸杞果为"狗奶子"，据说山东人都这么称，是对其很形象的称呼，但未免显得粗陋而直白。不如河南人俗称的"红耳坠"显得高雅。而像山西人称的地骨子，河北人称的千层皮，四川人称的狗地芽，似乎已经不是说它的果实了吧。那耳坠般粒粒殷红的枸杞子，像点点红雨在轻落。最可爱的，是甘肃人称的"红滴滴"，你看，它会引发出离乡游子多少的思乡情怀：

几乎有百利而无一害的枸杞子，在我们的生活里无处不在。枸杞子在我西北的家乡，又叫红滴滴（谐音），它长在黄土坡地的边角，或者崖边悬空的高处，多是和酸枣一样的灌木挤在一起风里来雨里去地生长。……我喜欢红滴滴这个名字胜于它的本名枸杞子，因为这个俗称的译名，形神兼备地描述了一种果实在自然界里的存在，一粒成熟枸杞子的样子，像极了一滴奔流在动物血管里鲜红的液体因激情过度而遗失在植物王国里的一个精灵。枸杞本身，确实也兼具血性，它可以给精气淫弱的躯体以生气，给视力弱微者以清明。

——深圳一石《美人如诗、草木如织——诗经里的植物》

看啊，文学的理解竟然比我们从药物学方面的理解更深刻而透彻！

道地品种的形成

从植物学上来考查，枸杞所在的茄科枸杞属的植物，全球共有80多种，在我国仅分布有7种，3个变种。再从药用上来考查，则其中有传统药用价值的三种如下：

宁夏枸杞 *Lycium barbartum* L.

枸杞 *Lycium chinese* Mill.

新疆枸杞 *Lycium dasystemmum* Pojark.

早在《神农本草经》中枸杞就已经列入药用。医药的需求使得人们从采集野生来源逐渐过渡到栽培种植专供药用。从文献记载来看，明朝李时珍《本草纲目》与清朝吴其濬《植物名实图考》中所述枸杞子的植物来源是一致的，都是枸杞 *Lycium chinese* Mill.。所以国内早期出版的

《中国药用植物图鉴》也指定中药枸杞子的来源为植物枸杞。

后来，在对枸杞子药材进行研究考查的基础上，专家确认，宁夏枸杞早已成为枸杞的地道药材，所以从《中国药典》1963年版开始，就确立了宁夏枸杞为枸杞药材的正品地位。

历史上的地道药材，主要有三个产区形成的三个品种，即西枸杞、津枸杞和甘枸杞。其一，西枸杞，产于宁夏，历史上曾为陕西所辖。即宁夏枸杞，此点医药专家的认识较为一致。其二，津枸杞，产于天津地区。原本以为是与宁夏枸杞不同的植物种，后来经过调查研究，确认津枸杞的原植物实际亦为宁夏枸杞。其三，甘枸杞，产于甘州即甘肃张掖者。这与北疆所产的古城子枸杞其植物基源一致，为新疆枸杞。由于宁夏枸杞正品药材地位的确立，使得来源于植物枸杞所产的果实，慢慢成为只有在江南一带应用的地方草药"土枸杞"了。

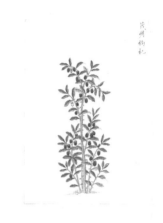

《金石昆虫草木状》中枸杞绘图

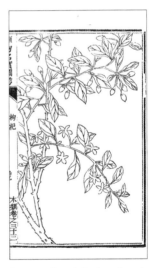

《植物名实图考》卷三十三中
枸杞图

枸杞故事极传神

枸杞延年有传说，在传说中，往往也多涉及从枸杞果到地骨皮的综合利用。而神话传说更夸张地宣传了古人是多么看重其滋补功效。

唐代有一位兵部尚书叫刘松石的，著有《保寿堂经验方》，汇集了一些具有益寿延年作用的成方，其中就有一则枸杞滋补方，方名为地仙丹：

"春采枸杞叶，名天精草。夏采花，名长生草。秋采子，名枸杞子。冬采根，名地骨皮。并阴干，用无灰酒浸一宿，晒露四十九昼夜，取日精月华之气，待干为末，炼蜜丸，如弹子大，每早晚各用一丸，细嚼，以隔夜百沸汤下，久服可轻身不老，令人长寿"。

只说功效还不够，并举例有受益的人物，作为典型：

"昔有异人赤脚张，传此方于猗氏县一老人，服之寿百岁，行走如飞，发白反黑，齿落重生，阳事强健。"

而在宋朝的官修方书《太平圣惠方》中，更记载有这样"打老儿"的传说：

"神仙服枸杞法，出《淮南枕中记》。有一人，往河西为使，路逢一女子，年可十五六，打一老人，年可八九十。其使者深怪之，问其女子曰：'此老者是何人？'女子曰：'我曾孙。''打之何故？''此有良药不肯服食，致使年老不能步行，所以处罚。'使者遂问女子：'今年几许？'女曰：'年三百七十二岁。'使者又问：'药复有几种，可得闻乎？'

女云：'药唯一道，然有五名。'使者曰：'五名何也？'女子曰：'春名天精，夏名枸杞，秋名地骨，冬名仙人杖，亦名西王母杖。以四时采服之，令与天地齐寿。'……但依此采治服之，二百日内，身体光泽，皮肤如酥，三百日徐行及马，老者复少，久服延年……"

两则神话故事，传神地宣传了枸杞子的滋补功效。有人认为并非史实，未免显得荒诞不经，其实这正是古人的医药科普与宣教。早在我国最早的药物学专著《神农本草经》中，就将枸杞子列为滋补延年的上品药，称其"久服坚筋骨，轻身不老，耐寒暑"。

当然，枸杞子也曾是古代服食求仙之药，所以才有如此众多的神话传说。翻开《本草纲目》，李时珍就还录有《续仙传》中的故事：

"朱孺子见溪侧有二花犬，逐入枸杞丛下。掘之得根，形如二犬。烹而食之，忽觉身轻。"

你看，这儿服食的已经不是枸杞的果实，而是枸杞根了。

借着神话故事的余韵，著录几则枸杞食疗方供现代保健选用。枸杞食疗方众多，这几则均为枸杞膏滋，是养生文献以及医书中记述的。

采枸杞子红熟者，去蒂，水洗净，沥干，砂盆内研烂，以细布袋盛，漉去渣，澄清一宿，去清水，若天气稍暖，更不待经宿，入银石器中，慢火煎熬成膏，不住手搅之，勿粘底，候稀稠得所，泻向新瓷瓶中盛之，蜡纸封，勿令透气，每日早朝温酒下二大匙，夜卧再服，百日身轻气壮，耳目聪明，须发乌黑。

——宋·周守忠《养生杂纂》

多采鲜枸杞，去蒂，入净布袋内，榨取自然汁，砂锅慢熬，将成膏，加滴烧酒一小杯收贮，经年不坏。或加炼蜜收亦可，须当日制就，如隔宿则酸。

——清·朱尊彝《食宪鸿秘》

近代名医张锡纯，用枸杞子制成了膏方金髓煎，取其滋补强壮。

"金髓煎：枸杞子，逐日摘红熟者，以无灰酒浸之，蜡纸封固，勿令泄气，两月足，取入砂盆中，研烂滤取汁，同原浸之酒入银锅内，慢火熬之，不住箸搅，恐黏住不匀，候成饧，净瓶密贮，名金髓煎。每早温酒服二大匙，夜卧再服，百日身轻气壮，积年不辍，可以延年益寿。"

——张锡纯《医学衷中参西录》

可见，从宋朝迄今，都有把枸杞子熬成膏滋来进补的。现在，中药膏方进补有流行之势。这些正是极简便又实用的枸杞膏方，不是吗？

滋补功能平补肝肾

从"久服坚筋骨，轻身耐老"的记述上，《神农本草经》明确了枸杞（包括枸杞子和地骨皮）的滋补功效。后世临床对枸杞子平补肝肾有广泛的应用而沿用至今。

枸杞子平补肝肾，用于肾虚精亏，腰脊酸痛、头昏耳鸣、性欲减退等症，可与地黄同用，方如枸杞丸（枸杞子、天门冬、干地黄）。对肾虚遗精，枸杞子常配巴戟天、肉苁蓉、覆盆子、山茱萸等补阳药。陶弘景云："去家千里，勿食枸杞"，即指枸杞子有助阳动性之力。名方如《医学入门》五子延宗丸，药用枸杞子、菟丝子、五味子、覆盆子、车前子五种种子类药材，对于治疗阳痿早泄、小便后余沥不清、久不生育，及气血两虚、须发早白者有良效。

枸杞子甘平质润，有滋补强壮作用，可滋补益精、强壮筋骨，久服可以延缓衰老，延年益寿，儿童服用对长牙、换牙和骨骼发育均有促进作用。历史上枸杞子作为滋补品曾经十分盛行，如唐代时，名医孙思邈及孟诜常饮枸杞酒而长寿，唐朝宰相房玄龄和杜如晦协助唐太宗李世民治理朝政，用心过度，出现了虚劳羸瘦、头晕目眩等症，后来便食用"枸杞银耳羹"，用后不久，颇有效力，精力充沛。宋代时，用枸杞子煮粥吃的方法也十分盛行，认为枸杞子能"补精血，益肾气"，对老年人尤为适宜。北宋苏东坡爱种枸杞，他写有《小圃枸杞》诗一首，其中有："根茎与花实，收拾无弃物。大将玄吾鬓，小则饷我客。"明代养生专著《摄生秘剖》中用枸杞子配制成杞圆膏，取枸杞子、龙眼肉（桂圆）各五斤，上二味以砂锅桑柴慢慢熬之，渐渐加水到杞、圆无味，方去渣，再慢火熬膏，瓷瓶收贮，每服两匙，日三次，功能安神养血，滋阴壮阳，益智，强筋骨，泽肌肤，驻颜色，为滋补强壮之佳品。

《神农本草经》枸杞"久服坚筋骨，轻身不老"之说，也应当是历史上枸杞子与枸杞根曾被服食应用的一种体现，日本森立之在《本草经考注》中即有"枸杞根实为服食家用，其说甚美"的论述。

枸杞子明目之用

枸杞子因有明目之功而被民间称之为"明眼草子""明目子"，这实为其养肝明目功效。这却是《神农本草经》中尚未记载的枸杞功效。晋代葛洪《肘后备急方》中单用枸杞子捣汁点眼，日点三五次，治疗目赤生翳，是较早将本品用于治疗眼科疾患的记录。

对于枸杞子的明目作用，《神农本草经》尚未明确记述。唐代《药性论》枸杞子"明目，安神"的记述，方明确指出本品有明目的作用。而孙思邈多以枸杞子配合其他药物制成丸剂或酒剂等，主要用之滋养明目。如《备急千金要方》补肝丸，以枸杞子为主药配干地黄、兔肝等共十四味，用于眼暗盰盰不明，寒则泪出。若肝经虚寒或高风流泪等，可取枸杞子捣碎，先纳绢中，枸杞子500克用黄酒2500毫升，浸三周后即可，每次一酒杯，日三次服用。

金元时期的眼科专著《银海精微》中，创制有许多含枸杞子的成方，以治多种目疾。如其补肾丸、驻景补肾丸、通明补肾丸，三方中均用枸杞子以加强滋养明目之功。

明代《本草汇言》说："俗云枸杞善能治目，非治目也，能壮精益神，神满精足，故治目有效。"所以，凡由于肝肾亏虚所致的视物昏花、目暗目涩，用枸杞子治疗确有效验。治疗肝肾不足，头晕目昏、迎风流泪者，枸杞子常与菊花、熟地黄、山药等同用，方如杞菊地黄丸。清代创制的明目方仍有不少，如《杂病源流犀烛》治久病目虚的明目四神丸，《证治准绳》治肝肾虚、眼昏生翳的驻景丸等。

宋朝张耒咏枸杞的诗句，说枸杞有"坚筋及奔马，莹目察秋毫"的功效。枸杞子的明目作用是肯定的。

中医学认为，枸杞子补养肝肾而能明目。对于枸杞子的明目作用，中医药文献中的解释与其滋补肝肾的功用有关。如明代医药学家倪朱谟在《本草汇言》中论述：

"俗云枸杞善能治目，非治目也，能壮精益神，神满精足，故治目有效。"

明代名医缪希雍在《神农本草经疏》中说：

"（枸杞子）除阴虚内热明目者，盖热退则阴生，阴生则精血自长，肝开窍于目，黑水神光属肾，二脏之阴气增益，则目自明矣。"

枸杞子入肝、肾二经，因此对肝肾不足造成的眼睛视力不好很有疗效。所以，凡由于肝肾亏虚所致的视物昏花，目暗目涩，用枸杞子治疗确有效验。尤其是老年人，常有眼睛发干的症状，往往见风就流泪，且多伴头晕目昏。治疗此类病症，可将枸杞子与菊花、熟地黄、山药等同用，常用的成方成药如大家所熟知的杞菊地黄丸。耳目昏花的老年人服用杞菊地黄丸就很对症，很有好处。现代制剂也有制备成杞菊地黄口服液的，服用更加方便。

这儿不细述杞菊地黄丸，而是述说《太平惠民和剂局方》中的菊睛丸，药仅四味，组成为：枸杞子三两（90克），巴戟天去心一两（30克），甘菊拣四两（120克），肉苁蓉酒浸去皮、切、焙二两（60克）。上药均研细末，炼蜜为丸，如梧桐子大，每服三五十丸，温酒或盐汤下，空心食前服。功用补益肝肾，主治肝肾不足所致眼目昏暗，视瞻不明，茫茫漠漠，常见黑花，多有冷泪。

作为药食两用珍品的枸杞子，我们还是忘不了它的食疗应用。就其明目之用，介绍数则食疗方如下。

枸杞猪肝汤：原料有猪肝100克，枸杞子（干品）50克。将猪肝切片，与枸杞子同入锅中，加水适量，先用大火烧沸，再用小火煨30分钟即可。可略加盐调味。吃猪肝喝汤，每日一剂，分两次服完，可连续应用一周。

此款药膳具有补肝肾、养血明目的功效，适用于小儿晚间视物不清，身体虚弱。中老年人也很适用。

枸杞菊花茶，或简称杞菊茶：原料有枸杞子、菊花各10克。以开水冲泡15分钟后代茶饮用。此款药茶具有养肝明目、疏风清热的功效。适用于视力衰退，目眩，夜盲症。

枸杞桑菊茶：原料有霜桑叶6克，干菊花6克，枸杞子9克，决明子6克。将决明子炒香，或直接选用炒决明子；桑叶晒干后搓碎。将诸药放入杯中，开水冲泡15分钟，即可频频饮用。此款药茶具有清肝明目的功效。适用于高血压、高脂血症、眩晕病、红眼病、肝火目赤、头昏脑涨，以及肝火便秘等情况下饮用。

防治老年黄斑症

2004年《中国中医药报》、新加坡《联合晚报》都曾报道，香港理工大学进行的一项研究发现，每日服食小量枸杞子，有助减低出现老年退化性黄斑症的机会。

退化性黄斑症是65岁或以上长者丧失视力的最主要原因。黄斑主要是由玉米黄素（plasma zeaxanthin）组成，这种物质有助抗氧化，并能吸收容易损害眼睛脆弱细胞和组织的蓝光。因此，香港理工大学彭雅诗教授等进行了临床研究，以了解含丰富玉米黄素的中药材枸杞子，是否有助减低患上退化性黄斑症的机会。

参与临床研究的27例男女入选者，年龄介于22岁至48岁之间，其中14例连续28天，每日皆以枸杞子15克（约一汤匙）弄碎用水服用；其余人则饮用清水。研究人员在第29日为两组人士作"空腹抽血"，发现连续28天服用枸杞子的组别，血液内的玉米黄素，较28日前的血液样本增加2.5倍；反之，饮用清水的组别则没有增加。

彭雅诗教授说，以前有关枸杞子明目的研究，都没有人类临床数据，他们从这次研究所获得的资料显示，枸杞子或有助增强视网膜黄斑组织，减低年长者随身体细胞组织退化，而患上退化性黄斑症的危险。

不过，由于研究并未证明人们服用枸杞子后，其所含的玉米黄素会否直接补充视网膜黄斑，以及服用多少枸杞子才有助减低退化性黄斑症，彭雅诗说，他们稍后会在这些重要的研究范围作深入探讨。

由之，我们联想到，枸杞子在中医临床用于抗衰老、明目已有悠久的历史，我们不难相信，此项研究所得出的以上阶段性成果，已足以从一定的层面上印证枸杞子具有肯定的抗衰老作用。

"古之人不余欺也"。但现在的怀疑论者太多了，好多情况下，我们不得不用实验对古老的中医药认识进行旁证。

确实，对中医药学，是有不少的怀疑论者的。同样都是怀疑论者，目的却也有着千差万别。有的人希望消灭中医，有的人是为弘扬中医。有的人乐此不疲地进行老鼠点头实验，有的人就反对一切都得让老鼠点头。让老鼠点头并非完全没有好处。"去粗取精，去伪存真，由此及彼，由表及里"。

中医药学要继承发展，可我们能把精力都耗费在争鸣与怀疑之中吗？

借此之际，介绍此前（1989年）国内用枸杞子提取物延缓衰老的另一项临床观察研究，以对验证枸杞子的滋补抗衰作用再管窥一次。

宁夏枸杞提取物，每日100毫克，分早晚两次，各口服50毫克。有36例68岁的老年人参与了观察，无心肝肺肾等疾病，但存在一些衰老症状，其中有头昏14例，易疲劳7例，胸闷7例，睡眠不良9例，食欲不振3例。结果：这组参与观察的老年人，用药后临床症状的变化，除了易疲劳还有2例存在外，其余症状全部消失。

我们还是再看看这些人的一些检查指标的变化吧。

白细胞计数与分类：白细胞计数：由6.700±1.734（×10^9/升）增加到8.224±1.582（×10^9/升）；中性粒细胞绝对数值从3784±1438增加到5034±1503。

肝功能：谷丙转氨酶、乙肝表面抗原均属正常或阴性。

从以上指标的变化说明，口服枸杞提取物，起到了增强机体特异性与非特异性免疫功能的效果。

枸杞单方求实效

有效才是硬道理。但同样有效的不同方法，还要讲求简单是金。

以下选介几则既简单又有效的枸杞子单方。

治疗男性不育症：以精液异常者为病例选择标准。单用枸杞子15克，每晚嚼碎咽下，连服两个月为一个疗程。经过化验检查，一般在精液常规转为正常后，继续服用一个疗程。用药期间，适当减少房事次数。有董德卫等医师，用此法治疗观察42例男性不育症患者，其病情程度，无精子者6例，精子每毫升1000万至4000万者15例，4000万至6000万者21例，活动力弱11例，活动力一般25例。经过服药一个疗程治疗，精液恢复正常有23例；经过两个疗程的治疗，又有10例恢复正常；其余9例中，6例为无精子者，服药治疗无效，另3例疗效不佳。两年后随访，精液转正常的33例均已生育后代。这是1988年《新中医》杂志报道的。临床观察表明，此单方对无精子者无效，应另外查找其无精子的原因。

查找古代文献作为依据，可以看到，在较早的药学专著《本草经集注》中，是记载枸杞子"补益精气，强盛阴道"的。明朝王肯堂《证治准绳》中创制的治疗肾虚不育、阳痿早泄的名方——五子衍宗丸，就是以枸杞子为主药的。明朝张景岳（字介宾）在《本草正》体会说：

"枸杞子能补阴，阴中有阳，故能补气，所以滋阴而不致阳衰，助阳而能使阳旺。……此物微助阳而动性，故用之以助熟地最妙。其功则明耳目，壮神魂，添精固髓，尤止消渴……"

张景岳不愧为被人们称为"张熟地"，他论述枸杞子的作用也离不开谈枸杞子与熟地黄的配伍如何。

治疗单独性肥胖症：单用枸杞子30克，每日用开水冲服，当茶饮，早晚各一次。有景虎修医师，治疗观察了5例，男性2例，女性3例，平均年龄39岁，其脂肪储量均超过20%。治疗1个月后，最低减重2.6千克，最多3.0千克。在连续应用4个月后，体重均恢复到了正常。报道于1988年《新中医》杂志。

治疗慢性萎缩性胃炎：取宁夏枸杞子洗净，烘干打碎分装。每日20克，分两次于空腹时嚼服，连续应用两个月为一个疗程。服药期间一般停用其他中西药物。有治疗萎缩性胃炎患者20例的观察报道，均系胃镜与病理检查确诊者，临床症状主要表现为胃脘痛，嗳气，嘈杂，便秘或便溏。经过二至四个疗程的治疗观察，以临床症状消失为显效15例，以临床主要症状减轻为有效5例。胃镜及活检疗效，显效7例，有效6例，无效3例。此上海的陈绍蓉医师等报道于1987年的《中医杂志》。

治疗老年人夜间口干症：单用枸杞子30克，每晚嚼服，徐徐咽下，连续应用10天。治疗30例经常性夜间口干的老年人，治愈24例，好转6例。体会此症与老年人肾精亏损，元阴元阳不足有关，枸杞子甘平质润，可滋阴液，故有此治。此论文系湖北的段龙光医师报道于1989年《新中医》杂志。

张锡纯不独用枸杞子创制了补益膏方金髓煎，五十岁后他出现夜间口干，也通过嚼食枸杞子而得到缓解。

愚自五旬后，脏腑间阳分偏盛，每夜眠时，无论冬夏床头置凉水一壶，每醒一次，觉心中发热，即饮凉水数口，至明则壶中水已所余无几。惟临睡时，嚼服枸杞子一两，凉水即可少饮一半，且晨起后觉心中格外镇静，精神格外充足。即此以论枸杞，则枸杞为滋补良药……

——张锡纯《医学衷中参西录》

重剂枸杞子可止血，这是国医大师朱良春（1917～2015年）的宝贵经验。朱良春认为：

"枸杞子性味甘平，功专润肺养肝，滋肾益气，对于肝肾阴亏、虚劳不足最为适合，一般用量为9～15克。但用量增至每日60克，则有止血之作用。凡齿宣、鼻衄及皮下出血（如血小板减少性紫癜等）之久治不愈，症情顽缠者，服之均验。每日用本品60克，水煎分服，连服三五日可以获效。如果用量小于45克，效即不显。这也反映了用量与作用的关系。"

——朱良春《国医大师朱良春全集·临证治验卷》

值得注意的是，临床上有报道过服用枸杞子引起过敏反应的个例，应引起重视。

这说明，即使是药食两用的枸杞子，也不是完全有益无害的。但我相信，思维正常的人们是不会被中药是"毒物入口"的幼稚或无知说法吓倒的，因为未见因噎废食者。

中药治病，是用药性之偏，纠病性之偏，最终达到人体平衡协调的状态——"阴平阳秘"。

益寿煮食枸杞粥

已经解说了枸杞子的明目功效，说了它防治老年黄褐斑，其实都与枸杞子的滋补功用有关——莫忘枸杞子的功效即滋补肝肾。正因为如此，古代中医眼科著作《眼科秘诀》中的一则药粥方，药王孙思邈也就不单纯用它来明目了。

杞实粥方：芡实七钱，枸杞子三钱，粳米（晚熟者）大半茶盅。用砂锅一口，先将水烧滚，下芡实煮四五沸，次下枸杞子煮三四沸，又下粳米，共煮至浓烂香甜。空腹食之，以养胃气。四十日皮肤润泽，一百日步履壮健，一年筋骨牢固，久服聪耳明目，延年益寿。

——唐·孙思邈《眼科秘诀》卷二

芡实也是一味具有补益作用的药食两用中药，偏重于健脾补肾。把枸杞子与芡实同煮在粥中，到"浓烂香甜"的程度，经常食用，确可起到肝脾肾同补之效。无怪乎药王孙思邈把这"杞实粥方"的疗效赞得像花儿一样了——皮肤润泽，步履壮健，筋骨牢固，聪耳明目，延年益寿。

这么简单的食疗方法，不妨推荐给广大老年人养生保健时试用。

对！进入21世纪之后，中国已逐步跨入到老龄化社会。药粥养生，简单实用，很值得向老年人推荐。

粥食特别适合老年人。南宋诗人陆游（1125～1210年）享年85岁，堪称高寿，他的养生经验即颇重食粥，他在《食粥》诗中说：

世人个个学长年，不悟长年在眼前。

我得宛丘平易法，只将食粥致神仙。

虽老亦可有所为，"居然尝药学神农"。如果把中药加入粥中，发挥其养生益寿的功用，这不是很好的食疗方法吗？

最后，我想说，这被称为宁夏之宝的枸杞子，实堪称"老年人之宝"！合适应用，让它成为老年人健康保健之宝——

枸杞最是长寿果，红宝奉于老人享。

地骨皮与枸杞叶

《神农本草经》中是以枸杞为名，实际上是将枸杞根与枸杞实同时论述的。《神农本草经》中谓枸杞一名杞根、地骨者，即为当今药用之地骨皮，后世分化为枸杞子与地骨皮各为一味单独的药物使用。现代对地骨皮（枸杞根）药性的认识：味甘、淡，性寒，药性清降，归肺、肝、肾经，具有凉血退蒸、清泻肺火功效，主要用于退虚热、低热，及肺热咳嗽或咳血。

《神农本草经》中枸杞"主五内邪气，热中消渴"，在很大程度上是地骨皮功效的体现，与现今临床地骨皮的治疗功用颇为相符，这是无须多言的。而在古代医籍中，如《备急千金要方》中治虚劳客热，用枸杞根末调服；《食疗本草》载枸杞根生用去骨热消渴；这些地骨皮的具体运用，体现了其功效与《神农本草经》枸杞功能认识的一致性。

据成分研究，地骨皮中含有甜菜碱、桂皮酸、蜂花酸、亚油酸、β- 谷甾醇等成分。药理研究，地骨皮有降血压作用，并能降血糖、降血脂，有解热作用，还可抗菌、抗病毒。汤剂内服一般用量可至10~15克。

从《神农本草经》中的记载中，尚不能看出枸杞叶业已入药用。但《名医别录》中的"春夏采叶"可视为枸杞叶入药的最早记载，在《本草经集注》中则有"其叶可做羹，味小苦"的记述，是述其食用。

当今枸杞叶只用为民间草药，或嫩叶作菜蔬食用。宋代《本草图经》中有"春生苗叶，如石榴叶而软薄，堪食，俗呼甜菜。"其嫩叶民间多自采自用，在四川川北一带春天常采食嫩芽做菜，或炒食或凉拌，具有清香味，鲜美可口，助人眼目清凉。取叶阴干，代茶饮服，能清肝明目，解暑止渴。日本人喜用枸杞叶做饭，名为枸杞饭，受到许多人的喜爱。

枸杞叶味甘苦性凉，药用可有补虚益精、清热、止渴、祛风明目的功能；药理研究认为可作免疫增强剂，肿瘤化疗辅助剂等；近年用枸杞叶开发出枸杞茶、枸杞保健茶。

枸杞

枸杞 味苦，寒。主五内邪气热，中消渴，周痹①。久服坚筋骨②，轻身不老③（《御览》作『耐老』）④。一名杞根，一名地骨，一名枸忌，一名地辅。生平泽⑤。

吴普曰：枸杞，一名枸己，一名羊乳（《御览》）。

《名医》曰：一名羊乳，一名却暑，一名仙人杖，一名西王母杖。生常山，及诸邱陵阪岸，冬采根，春夏采叶，秋采茎实，阴干。

案《说文》云：继，枸杞也。杞，枸杞也。《广雅》云：地筋，枸杞也。《尔雅》云：杞，枸檵。郭璞云：今枸杞也。《毛诗》云：集于苞杞。传云：杞，枸檵也。陆玑云：苦杞秋熟，正赤，服之轻身益气。《列仙传》云：陆通食橐卢木实。《抱朴子·仙药》篇云：象柴，一名托卢，是也。或名仙人杖，或云西王母杖，或名天门精，或名却老，或名地骨，或名枸杞也。

——清·孙星衍、孙冯翼辑本《神农本草经》

① 五内：五脏；脏腑。《后汉书·八十四·董祀妻传》："见此崩五内，恍惚生狂痴"。

② 主五内邪气热：《神农本草经》所载槐角（槐实）与枸杞子（枸杞）同有"主五内邪气热"功效。槐实之后为"止涎唾"，故当此断。有将此处断作"主五内邪气，热中消渴"者，似不可取。

③ 中消渴：动宾词组。消渴，病名，又作消瘅、痟渴。《诸病源候论·消渴候》："夫消渴病，渴不止，小便多是也"。后世对消渴有上、中、下三消的分法。中，伤。此处"中消渴"似不可作"中消"解。

④ 周痹：痹证之一种。《灵枢》中有"周痹"篇。因风寒湿邪侵入血脉、肌肉所致。主要表现有发冷、发热，全身上下走窜疼痛、沉重麻木等症状。《一切经音义》十八："痹，手足不仁也。"《说文》："痹，湿病也。"

⑤ 轻身：指身体轻盈。另有他意，一意道教谓使身体轻健而能轻举；一意指飞升，登仙。

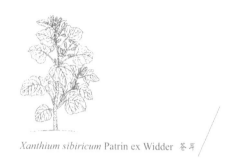

Xanthium sibiricum Patrin ex Widder 苍耳

苍 耳
（枲耳实）
卷 耳 可 采

门前苍耳与人齐，屋后青蛙作鬼啼。

风雨潇潇天正黑，披衣不寐听鸣鸡。

——宋·黎廷瑞《客舍》

杂草粘衣苍耳子

要助识花花草草，把它编成故事来讲说，会让你的印象更加深刻，过目不忘。这儿就有一则：

小苍耳，骑白马，没腿也能走天下。告别妈妈和故乡，快到远处去安家……

这是妈妈在给娃娃讲故事：苍耳无腿走天下。妈妈说，苍耳子长了满身的刺，活像一只迷你型的小小

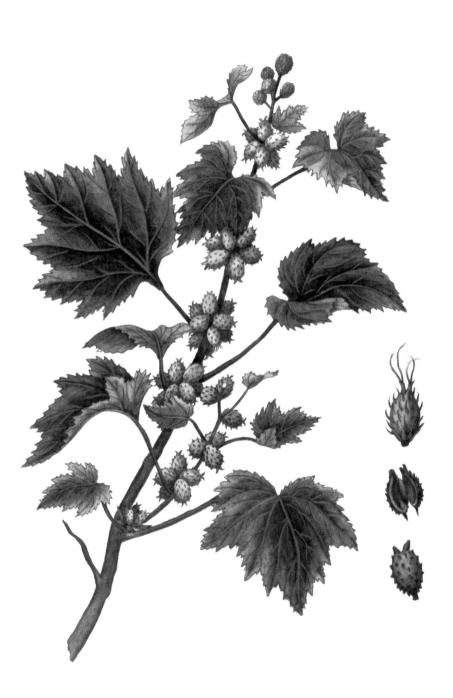

刺猬。小刺猬是长了腿的动物，可以到处跑。可苍耳子是植物的种子，不长腿，要想到处跑，怎么办呢？

苍耳子有办法。它静静地等着它的"白马王子"。你看，一只野兔跑过来，钻进苍耳草的空隙中，草枝上的苍耳子就牢牢地粘在了兔子的毛上。苍耳子浑身的刺让它骑上了野兔这匹"白马"。让"白马"带它到远方落户，来年就会发芽生根，开花结果。

借助动物的活动，好多时候还有人的功劳，帮助不长腿的苍耳子不断远行，扩大自己的势力范围。苍耳有一个叫"羊带来"的别名，那来源很久远，说的是苍耳在西部借羊群的播散。《博物志》有云："洛中有人驱羊入蜀，胡枲（即苍耳）子多刺，粘缀羊毛，遂至中国。"这就是苍耳又名"羊带来"的由来。

苍耳遍布，结出的果儿又长刺儿，粘在动物身上，动物有嘴说不出，但粘在人的身上，却是一种小烦恼，不受人们待见。南宋名将文天祥被元军押解，沿运河途经今张渡、胡李一带北去大都（今北京），曾宿于江苏省宿迁的"崔镇"驿站，从苍耳粘衣的苍凉中，涌上心头的是壮志未酬的迷茫，因而留下了这首《崔镇驿》的诗句：

> "万里中原役，北风天正凉；
> 黄河漫道路，苍耳满衣裳。
> 野阔人声小，日斜驹影长，
> 解鞍身似梦，游子意茫茫。"

诗仙李白性格豪迈，更有豪放诗风。为寻一位居于乡野的范姓朋友，他迷失了道路，在野外落入苍耳丛中，也是狼狈的。却因此成就了诗作——《寻鲁城北范居士失道落苍耳中见范置酒摘苍耳作》。"不惜翠云袭，遂为苍耳欺。入门且一笑，把臂君为谁。"苍耳子考验的却是性情之人的那份友情，"风流自簸荡，谑浪偏相宜"。得以与老朋友相见，即使华丽的衣裳被粘上了苍耳刺又有什么要紧呢？不妨边喝酒，边摘落它就是啦。

说苍耳子完全没有乐趣，那可不成。儿童采来苍耳子，最容易助发恶作剧，特别是顽皮的男孩们，往往寻来苍耳子互相投掷，甚至用来欺负女生，把它们扔到女孩子的头发上衣服上。也难怪，苍耳恶名古来有，如《离骚》中"薋菉葹以盈室兮"，"葹"为苍耳，"薋"为蒺藜，二者的种子都有刺，如果它们充盈了庭院，并不是一种好现象。故苍耳、蒺藜均被视为恶草，用以比喻小人；与蕙、兰等用以喻君子的香草相反。

记住了苍耳子满身长刺，它的形象就深深地印在了脑海中。其实，苍耳这种植物实在太普遍，它就野生于杂草丛中，是一种再普通不过的植物了。苍耳这种一岁一枯荣的一年生草本，或许有人真正忽视了它的存在，因为杂草就是它的归类。苍耳是极耐干旱瘠薄的，它的根系很发达，入土深深，秋后虽枯而不倒，刺果儿就挂在枯枝上，直到风雪将它吹落。

古人就特别重视浑身长刺的苍耳子，可供药用。中医学特别强调取类比象，这会不会成为苍耳子中医将其治头风的"意象"呢？如果用作一种启蒙，未必不可，但对于苍耳子包括苍耳叶的药用，从药食同源上来寻根，或许更为符合中医药发展历史长河的实际。

苍耳 *Xanthium sibiricum* Patrin ex Widder 是菊科植物。它不用种植，药材来自野生，最为本色。但它是一种有毒植物，全株皆有毒性，尤以果实特别是种子的毒性较大，主要有毒成分是毒蛋白或毒苷。其种子炒食如过量可引起中毒，严重的能造成死亡。现今很少有人会尝试去吃苍耳子了，但家畜喂食其植株后往往引起中毒，尤以猪和牛为多。

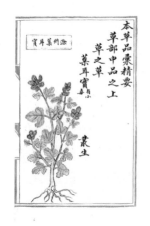

《本草品汇精要》记录的枲耳实

苍耳子药用，始载于《神农本草经》，列为中品，其名为"枲耳实"，并有"胡枲"和"地葵"的别名，认为其药性"味甘，温。主风头寒痛，风湿周痹，四肢拘挛痛，恶肉死肌"。中医将苍耳子用作解表药、止痛药、宣肺药，可主治风寒头痛、鼻渊、齿痛、风寒湿痹、四肢挛痛以及疥癣、瘙痒等。

如《本草汇言》有方治诸风眩晕，或头脑攻痛，其组方折合药量为：苍耳仁150克，天麻、白菊花各15克。从现今临床而言，方中苍耳子用量偏于超量。但在古代文献《食医心镜》中，治风湿痹四肢拘挛，即单方重用苍耳子150克，"捣末，以水一升半，煎取七合，去滓呷。"所以，对苍耳子重剂的应用有必要关注。取利避害，必须特别注意预防其毒性。

中药中的鼻病专药，如果说辛夷当之无愧可列为鼻病第一，那么，苍耳子恐怕是可以紧随其后列为第二的。

中医治鼻炎以及鼻塞不通、流涕不止等经常使用苍耳子，有人据某版《新编国家中成药》统计，治疗鼻炎、鼻渊、鼻塞不通、鼻窦炎等使用的中成药38种，含苍耳子者有26种占72%，诸如鼻通丸、鼻舒适片、鼻咽清毒颗粒、鼻炎灵片、鼻窦炎口服液、鼻炎片、鼻渊舒口服液等。在各地中医医院的协定处方或医院制剂中，治疗鼻炎时选用苍耳子者也相当多。

除了药用，苍耳子油是一种高级香料的原料，并可作油漆、油墨及肥皂硬化油等，可代替桐油。

采采卷耳由食而药

> 采呀采呀采卷耳，半天不满一小筐。
> 我啊想念心上人，菜筐弃在大路旁。

——这是《诗经·周南·卷耳》中"采采卷耳，不盈顷筐。嗟我怀人，寘彼周行"的释文。古诗《卷耳》开篇（四句一章，全诗四章。此第一章）所描绘的场景乃女主人公在野外采卷耳，心神不定，另有所思。女子的独白呼唤着远行的男子，"不盈顷筐"的卷耳被弃在"周行"——通向远方的大路的一旁。

这首古诗的意蕴是抒写怀人情感的，往往被解释为"蕴含有端正而重大的意义"。西汉初年，毛公为《诗经》诸篇作小序，其中释《卷耳》为：

> "后妃之志也，又当辅佐君子，求贤审官，知臣下之勤劳，内有进贤之志，而无险诐私谒之心，朝夕思念，至于忧勤也。"

南宋理学家兼诗人的朱熹认为："后妃以君子不在而思念之，故赋此诗。托言方采卷耳，未满顷筐，而心适念其君子，故不能复采，而置之大道之旁也"(《诗集传》)。

《卷耳》诗的前面（第一章）实写女主人采卷耳，后面（二至四章）则全似想象，诸如男主人越山涉岗、登高、饮酒、马病、仆痛等等虚会的场景。由于前后句式结构与内容反差极大，令很多人觉得难以释解。所以日本的青木正儿和中国的《诗经》专家孙作云提出，《卷耳》是由两首残简的诗合为一诗的看法。我们且不细究其是诗中前后主人公角色的变换，还是因前简后简的拼凑致误，而着重分析主人公的她采卷耳之用的实际：先秦时的"卷耳"究竟是什么呢？

《诗经》中不仅有"采采卷耳"，还有如"采采苤苜"，"参差荇菜，左右采之"，"上山采蘼芜"等等。自可对它们进行对比分析。即使古人有闲，毕竟生存不易，当采来以为实用，以此为出发点，我们考查分析，认为卷耳就是极为普遍的，既可食用又可药用的菊科植物苍耳。

常见未必熟识。很少有人仔细观察过它的内部：扒开苍耳子的刺衣，会看到里面黑黑的种皮包裹着的是白白的种子——黑皮包着个白瘦子。

首先述其食用。文献可寻的有本草，有名人记述。不仅其叶可食，其子亦供食用，但其食用毕竟显得粗劣了些（"伧人皆食之"）。

先秦时期的卷耳，生于野，人可识。《广雅》中记其别名曰"枲耳"。陶弘景认为"此是常思菜，伧人皆食之。以叶覆麦作黄衣者，一名羊负来，昔中国无此，言从外国逐羊毛中来，方用亦甚稀。"伧人即指粗鄙之人，古时穷苦民众，或逢灾荒之年，便采撷为食。

苍耳之普遍，北宋苏东坡有说，苍耳是"不问南北夷夏、山泽斥卤、泥土砂石，但有地则产"。也因此，苍耳为大多数中国人熟悉。尤其是它的小刺果，能缠发粘衣，是儿童间顽皮的好道具，恐怕会留在很多人的童年记忆里。苍耳虽然粗劣，有时也不得已而食之。

泉城是济南的美称，苏辙在诗中首次提到了美丽的泉城，为什么呢？因为他的小儿子苏远（苏逊）前往济南时得到了雪白的麦面！苏辙的《逊往泉城获麦》诗写了一些吃的东西，有热餐（"汤饼羊羹火入腹"），有凉食（"冷淘槐叶冰上齿"）；有珍贵的麦面如雪（"人言小麦胜西川，雪花落磨煮成玉"），更有不堪而勉强食之的（"烂熳煞苍耳"）。对这勉强能够入口的苍耳，他说："归来烂熳煞苍耳，来岁未知还尔熟"。〔注：苏逊即苏远（1074～1126年，享年四十八岁），字叔宽，为苏辙幼子（"远，小名虎儿"）。熙宁十年（1077年），苏轼由密州改知河中府。年仅三岁的苏远随二兄苏迟、苏适迎苏轼于济南。〕

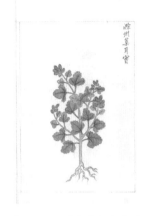

《金石昆虫草木状》中苍耳绘图

苏辙一家原是四川（眉州眉山）人，少年时多食稻米，很少食用麦粟之类。后来四处漂泊，饮食所及的品种渐多。他居于颍川（今河南许昌之地）时稻少麦多。但遇到久旱无雨，粮食歉收的荒年，也不得不采苍耳为食。吃着难以下咽的苍耳，又想到明年的光景会是怎样呢？

从上面的记述中，也能让人们知道，苍耳虽然可食，可不是一种能够多吃的美味。我们看《救荒本草》中记载："采嫩苗叶略熟，换水渍去苦味，淘净，油盐调食。其子炒微黄，捣去皮，磨为面作烧饼，蒸食亦

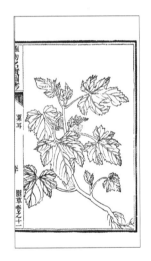

《植物名实图考》卷十一中苍耳图

可。"苍耳叶与果皆有小毒，它是多食能令人中毒而丧命的东西。这也令我们思考：《救荒本草》中的荒草野菜，可是能够大量食用而不顾及其后果的吗？

再简述其药用。《神农本草经》收载有"枲耳实"，列为中品，"一名胡枲，一名地葵。生川谷。"此即后世之苍耳子。枲（音 xǐ），李时珍解说，枲耳就是卷耳、苍耳："（苏）颂曰：诗人谓之卷耳，《尔雅》谓之苍耳，《广雅》谓之枲耳，皆以实得名也。"李时珍还说，苍耳也名野茄子，因为植株长得像茄子。这是对的。

苍耳叶入药始载于《名医别录》，陶弘景明言其"有小毒，……一名常思"。我们知道后世制作神曲，苍耳叶与黄花蒿是其原料，其他方面苍耳叶的药用不如苍耳子应用的更普遍。民间作酒曲用到苍耳叶与黄花蒿，这种情形倒颇似古风，如陶弘景所言："以叶覆麦作黄衣者，……方用甚稀。"

从药食同源的中医发生学来看，先秦以前的先民们，通过采食它，认识到它的药性，从而成为最早的本草学专著《神农本草经》中收录的药材之一。

杜甫有一首诗，叫《驱竖子摘苍耳》。诗题中写作苍耳，诗中写作了卷耳，显然将苍耳、卷耳不分，但诗中非常详细地写了秋天采食苍耳的具体情景。诗句中说"卷耳况疗风"，显然也与《神农本草经》中枲耳实"主风头，寒痛，风湿"的主要功效相一致。

《驱竖子摘苍耳》诗写作者叫童仆摘卷耳草的事。全诗分三段。开头八句为第一段，叙述摘苍耳的缘故；中间八句为第二段，叙摘苍耳及食苍耳之法；最后八句为第三段，由自身说到民众和整个社会，是作诗的本旨。

江上秋已分，林中瘴犹剧。

畦丁告劳苦，无以供日夕。

蓬莠犹不焦，野蔬暗泉石。

卷耳况疗风，童儿且时摘。

侵星驱之去，烂熳任远适。

放筐亭午际，洗剥相蒙幂。

登床半生熟，下筋还小益。

加点瓜蒌间，依稀橘奴迹。

乱世诛求急，黎民糠籺窄。

饱食复何心？荒哉膏粱客！

富豪厨肉臭，战地骸骨白。

寄语恶少年，黄金且休掷！

——唐·杜甫《驱竖子摘苍耳》

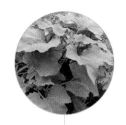

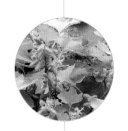

三国学者陆玑注释《诗经》时，说卷耳"叶青白，似胡荽，白花，细茎蔓生，可煮为茹"等。根据这段文字的描绘，这明明是另外的一种植物，显然不是治风的苍耳。现代植物学分类中，确有"卷耳"之名，它是石竹科卷耳属的一种多年生植物，茎基部匍匐（"蔓生"），高一般10～35厘米。现代植物学分类的卷耳只能算一种小草。你若认识它，就会知道它的种子有多小呀，那种子可吃得着？因此《救荒本草》中所述苍耳绝不是石竹科的小草卷耳。石竹科的卷耳与菊科的苍耳的亲缘关系极远，二者不可同日而语。

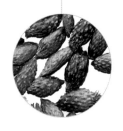

神曲用到苍耳草

说到有消食作用的中药材，好多人都熟悉，张口就来：山楂、神曲、麦芽。确实，它们是中医最常用的消导药。

这其中的神曲，多少有点儿与众不同。它不属于某一种植物的某一部分，而是由多种成分制备而成，算得上是中医应用非常悠久的成方制剂。

神曲又名六神曲，是因为它由最主要的六种原料制备而成，它们分别是三种果实：小麦（面粉和麸皮）、赤小豆、杏仁，和三种"野草"：青蒿、辣蓼、苍耳草。白面、赤小豆粉、杏仁粉，在和青蒿汁、辣蓼汁、苍耳草汁混合后，通过发酵最终成为一味药材。神曲具有健脾消食的功效，临床常用它的炒焦制品，比如组成最著名中药消导团队"焦三仙"，队员就是焦山楂、焦神曲和焦麦芽。

六种原料何以又称为六神呢，那是有意将六种原料分别对应青龙、白虎、朱雀、玄武、螣蛇、勾陈等六神，它们的对应关系是：青蒿者青龙、白面者白虎、赤小豆者朱雀、杏仁者玄武、野蓼者螣蛇、苍耳者勾陈。古人认为，制备神曲，最好选择六月初六"诸神汇聚之日"修合者为上，寓有六神汇聚之意，而且要求存放陈久、无蛀者为佳。其实，神曲实为面粉为主要原料经过发酵的曲类药材。

叶氏《水云录》云：五月五日，或六月六日，或三伏日，用白面百斤，青蒿自然汁三升，赤小豆末、杏仁泥各三升，苍耳自然汁、野蓼自然汁各三升，以配白虎、青龙、朱雀、玄武、勾陈、蛇六神，用汁和面、豆、杏仁做饼，麻叶或楮叶包，如造酱黄法，待生黄衣，晒收之。

——明·李时珍《本草纲目·谷部》

神曲的创制历史已有上千年，其演变过程当萌芽于制备酒曲。本草寻源则始载于唐代甄权所著的《药性论》。其实，在唐代之前，已经有其他配方制备的神曲。如早在北魏的《齐民要术》中，记载有一种河东六神曲，用白面、桑叶、苍耳、艾、茱萸或野蓼制成。明朝缪希雍的《炮炙大全》、清朝黄宫绣的《本草新编》中，其配方均减去了桑叶和艾两味，加入了赤小豆。

中医对苍耳草的应用似不如苍耳子更普遍。但在神曲中必用苍耳草。试想如果在神曲中没有了苍耳草，则何以成六神？所以，苍耳草是中药神曲中不可或缺的重要原料。

现在只称它为"神曲"了。为什么？陈修园《神农本草经读》认为，六神曲"药用六种，以六神聚会之日，罨发黄衣作曲，故名六神曲。今人除去六字，只名神曲，任意加至数十味，无非克破之药，大伤元气，且有百草曲。"

神曲的升级版是福建所产的"建曲"，又名建神曲，在六神曲的配制基础上，原料更为复杂。历史上建曲的品牌曾有泉州开元寺秋水轩神曲、范志神曲、向造百草神曲、蔡德协百草神曲、左字采芸居神曲等。如泉州范志神曲自明朝创制迄今已有二三百年的历史。

黄花蒿用于制作酒曲知道的人很多。但苍耳叶用于制作酒曲，传世至今已经很少见了。幸亏在辽宁省非物质文化遗产"桃山白酒传统酿造技艺"中，制作大曲时仍保留了利用苍耳叶覆盖酒曲的传统方法。这样的工艺在古代酿酒文献时偶有记载，比如在《埤雅》和《直隶农业讲习所农事调查报告书》中都涉及这种制作大曲的工艺。

用苍耳叶包小麦或大麦来制曲，若溯其源，则实在不能忘记陶弘景"以叶覆麦作黄衣者"的说法。苍耳叶制曲的方法还传到了朝鲜，得到了运用。

朝鲜中期的农书《增补山林经济》中介绍的酒曲制造方法如下：取小麦十斗、面粉二斗，充分浸泡后，同生麻混合，用力地揉搓和挤压；将要成型时，需用脚大力地均匀踏实，才能保证酒曲的质量。再用莲叶或苍耳叶来包裹，挂在通风处晾干。当年十月即可成为成品曲。

朝鲜成宗时代姜希孟所撰的《四时纂要》中介绍了用大麦和面粉混合制曲的方法。夏季伏天，取大麦十升、面粉二升，同绿豆汁和水蓼（辣蓼）一起搅拌后，用脚踩踏，做成饼状酒曲。再用莲叶、苍耳叶包裹，置于通风处晾干。搅拌和脚踏时同样必须用力，方能制出佳品。

便利应用有单方

苍耳草以全草入药时，在夏秋时节采割，晒干备用，有发汗通窍、散风祛湿、解毒镇痛等功效。虽说干品应用较少，但有报道用鲜苍耳草外敷治疗风寒湿痹，局部用药，疗效显著。以取用中伏生长的鲜苍耳茎叶为好，而且以三伏天为较佳的治疗时机。

在传统中医典籍中，多处苍耳草的治疗应用，却体现出食疗的特点。如在宋代官修方书《太平圣惠方》中，有"苍耳叶羹"，其用法为：

"治中风，头痛，湿痹，四肢拘挛痛：苍耳嫩苗叶一斤，酥一两。先煮苍耳三五沸，漉出，用豉一合，水二大盏半，煎豉取汁一盏半，入苍耳及五味，调和作羹，入酥食之。"

在明代张用谦《医方摘元》中，苍耳草治赤白下痢，有这样的记载："苍耳草不拘多少，洗净，以水煮烂，去滓，入蜜，用武火熬成膏。每服一二匙，白汤下。"

"采采卷耳，不盈顷筐。"谁不说呢，在农村采点苍耳草是最便捷的。于是乎，苍耳草单方曾多为民间所习用，有时候其实也许是不得已而为之。

比如上述所引文献古人用苍耳草熬膏治赤白下痢，同样用它熬膏，1957年《江苏中医》曾有人报道用以自治风湿性关节炎的，此为一25岁男性，"患腰膝关节酸痛一年余"，为廉价易得，将鲜苍耳草带籽一并采取，大量熬膏，每日饮服一二匙，连续服用3个月，取得效验："腰膝酸软全无，体力逐渐恢复"。

无独有偶，有人取苍耳子种仁单方食用，治好了严重的牙痛（齿髓炎）。患者是一位18岁的女性，得了牙痛病，每次发作起来难受的不能吃饭，不能睡觉。曾使用牙痛水和针灸治疗多次，均未见效。方法是取苍耳子两钱（6克），焙黄去壳，取出苍耳子仁研成细末，打入一枚鸡蛋，不放油盐，炒熟食之。每日一次，三次痊愈。连续观察一年半，未复发。

我们必须承认，像这样的个案是存在偶然性与不确定性的。然而，有助深思的是，那些治验的疾病却恰是与苍耳子（草）功效相符的，从最为普通的野草苍耳身上，民间敢于自采自用尝试治病，由此也反映了民间医学知识的口耳传承，也反映出中医药学最初始的发生必然来自于鲜活的生活实践。

麻风，这种尚未被人类征服的"恶疾"，往往让人听闻而色变。根据名医朱良春中药大剂量重用经验，苍耳草重剂可用于治疗麻风：

"苍耳草性味苦辛而温，能祛风化湿，一般多用于头风鼻渊、风湿痹痛及疮肿癣疥。常用量为9～15克，但增大其剂量，则能治疗麻风及结核性脓胸，其治麻风的剂量，曾有分为每日120克一次煎服、每日360

克二次分服、每日960克三次分服等三种，而其疗效亦随剂量之加大而提高。至于治疗结核性脓胸，亦需每日用210克左右，奏效始著，服后能使脓液减少、变稀，血沉率降低，连服3个月，疮口即逐步愈合。如果只用常用量，是不会收效的。"

用苍耳草治疗麻风与结核性脓胸，曾见于20世纪五六十年代的报道。如江西省麻风病院曾报道，以苍耳草治麻风患者11例，无1例无效或恶化。方法是用苍耳草制成流浸膏，制成丸剂，每服4两，每日服1次，逐渐加，最高日服16两，分2次服。一般病例5至7天即开始进步（《中医杂志》1958年11期）。用苍耳草治疗结核，在治疗过程发现对结核性脓胸有显明疗效（《江西中医药》1960年4期）。

苍耳草能治麻风，据麻风病的症状表现，若与苍耳子主"周痹，四肢拘挛痛，恶肉死肌"等《神农本草经》的功效记载相联系，则确有一定的关联性。

奇妙如苍耳子虫者

清代笔记《冷庐医话》中，载有苍耳子虫药用的一则故事。

"苍耳子草，夏秋之交，阴雨后梗中霉烂生虫，取就熏炉上烘干，藏小竹筒内，随身携带或藏锡瓶，勿令出气。患疔毒者，以虫研细末，置治疗膏药上贴之，一宿疗即拔出而愈（贴时须先以针微挑疗头出水）。余在台州，仆周锦种之盈畦，取虫救人，屡著神效。比在杭郡学舍旁，苍耳草虫甚多，以疗疗毒，无不获效。同邑友人郑拙言学博凤镳，携至开化，亦救治数人，彼地无苍耳草，书来索种以传。"

——清·陆以湉《冷庐医话》

中华人民共和国成立之前，上海滩有位外科名医叫顾筱岩，他用苍耳子虫和咬头膏相结合（苍耳子虫浸于银珠、蓖麻油中），取名"疔疮虫"，其提疔拔毒奇效，屡试屡验，用治面部疔疮，独步一时。后人沿用苍耳子虫油治疮疡、烧伤、冻伤破溃等。处方：苍耳子虫100条，冰片0.2克，珍珠粉0.3克，共浸入60克麻油或菜油内，瓶装密封2个月后用。虽年久效力不减，有谓效力远胜西药雷佛努云云。

兹录书载的顾筱岩验方如下。

药制苍耳子虫。组成：肥壮健满的苍耳子虫不拘多少，活时浸入生油中，摇晃，使沉入油中，七天后取虫，再浸入蓖麻油中，加朱砂至油色变红为度，入冰片少许。功效：提疔拔毒。

临床应用：主治一切疔疮未溃者。《本草纲目》有"苍耳蠹虫治疔肿恶毒，或以麻油浸死收贮。每用一二条捣敷，即时毒散"之说。顾氏改用蓖麻油浸加朱砂、冰片制，用蓖麻消散肿毒，提脓止痛；朱砂清火解毒、去腐，冰片有芳香穿透之功。遇疔疮疮头不举，四周漫肿，失护场，有走黄之虞者，取药虫一条，置疔头上，四周用玉露膏围定，有提疔拔毒之力。

查考顾筱岩（1892~1968年），名鸿贤，系上海浦东人。自幼从父云岩、兄筱云习医。父兄早故，年甫弱冠，先后悬壶于浦东和南市城里，仅数载便以活疔疮、愈乳痈、疡科誉满沪上。与当时伤科名医石筱山、妇科名医陈筱宝并称"上海三筱"。1948年移居香港，曾悬壶于九龙。

1956年自香港返回上海，任职于上海中医文献研究馆，潜心著作。

顾筱岩嫡孙顾乃强亦从业于中医外科，荣获上海市名中医称号，他将"祖传验方顾氏疗疮虫"之制备应用详细解说，刊载于《长江医话》，是其方便易查的出处。

考苍耳子虫实即欧洲玉米螟，移居于苍耳茎中者，为螟蛾科昆虫。一般将亚洲玉米螟称为钻秆虫，将欧洲玉米螟称为苍耳虫。寻其生活习性，文献资料称："一年发生一至六代，皆以幼虫在寄主内或枯枝落叶中越冬。江苏年发生三代，越冬虫4月中旬开始化蛹，5月下旬至6月上旬越冬代成虫盛发，各代虫盛发期为：一代6月中旬，二代7月下旬，三代8月中、下旬。主要食玉米、苍耳、高粱等茎。9月中旬开始越冬。"多于春季劈开有虫孔的秫秸，取出幼虫，鲜用或用沸水烫死晒干备用。味咸，性寒。功能清热解毒、消肿止痛。主治疗肿、疮毒、痔疮、乳腺炎等。

现代研究，有湖南中医药大学谭新华曾做"苍耳虫外敷治疗体表急性化脓感染性疾病的实验研究与临床观察"，结果为："苍耳虫的皮肤刺激性实验和过敏性实验证明苍耳虫对家兔正常皮肤无刺激作用及过敏反应；对致病菌体外抑菌试验表明该药对金黄色葡萄球菌有一定抑菌作用；对大鼠肉芽囊炎症模型的实验观察证明，该药能抑制囊内渗液的分泌，与金黄散组比较无显著性差异。苍耳虫对脓疡具有促溃作用，能使脓液中出现大量极活跃的中性粒细胞及少数淋巴细胞。苍耳虫能加速溃疡愈合，具有生肌作用，临床观察发现苍耳虫的疗效优于金黄散。"此成果荣获1992年度湖南省中医药科技进步三等奖。

传奇故事今人验证

苍耳子虫治病有奇验，网友"黄丝"在博客中讲述了自己在乡村中的亲闻。

苍耳子虫药用之奇 / 网名"黄丝"

苍耳子，别名野茄子、刺儿棵、疗疮草、粘粘葵，中药也。其果实可散风湿，通鼻窍。用于风寒头痛、鼻渊流涕、风疹瘙痒、湿痹拘挛；而全草亦供药用，治急、慢性胃肠炎，菌痢。

又《冷庐杂识》载，苍耳子草，在夏秋之交，阴雨连绵之际，其梗部常霉烂生虫，是为"苍耳子虫"。取其虫，于熏笼上烘干，藏小竹筒封固严密，随身携带备用，遇有患疗疮者，在奄奄一息之间，取苍耳虫研碎，置治疗膏药上，贴之患处，一夜之后，其疗疮之"疗"（就是疮根），就可以拔出，随即愈合不痛矣。

这就是民间所传之祖传单方之一，其实，《本草纲目》亦有记载，并非谬传无稽之谈也，惜人皆不知耳。

黄丝当年下放改造，被当地一所中学请去教高三语文。班上有一学生，衣着不类同窗，虽不光鲜如纨绔，亦大异贫寒之穷学生也。问之同事，知其父乃一乡村郎中，有祖传秘方，专治各种疑难疗疮，四周百里之内，患者踵接而至，一膏之贴，宿夕可愈，收费不高，累积成富，远近闻名，乃至军区医院竟以二十二级干部待遇聘之，不就，曰："二十二级养我一人耳，我此祖辈儿孙不易之金饭碗也！"

是生告我曰："此祖传秘方也，传子不传女，数代人靠此为生。"耶！此乃《冷庐医话》所说之苍耳子虫乎？读书偶得，记之以待方家。

寻找苍耳子虫，见识一下它的真实面目吧。这不，中国中医药出版社的前辈张年顺，就有这样的雅兴。他在自己的博客中连续记录自己对苍耳子虫的认识过程。为有助人们加深对这并不显眼的药用小虫的认识，兹节录部分张老的大作。

《本草纲目》药物品种考：苍耳蠹虫／张年顺

苍耳虫是治疗外科疮疡的一个很奇妙的药，李时珍《本草纲目》第四十一卷中说："苍耳蠹虫，生苍耳梗中，状如小蚕。取之但看梗有大蛀眼者，以刀截去两头不蛀梗，多收，线缚挂檐下，其虫在内经多年不死。用时取出，细者以三条当一用之。""疗肿恶毒，烧存性研末，油调涂之，即效。或以麻油浸死收贮，每用一二枚捣傅，即时毒散，大有神效。"但到底苍耳虫是何物件，却有争议。《中药大辞典》说："为寄居于菊科植物苍耳茎中的一种昆虫的幼虫。"但此昆虫叫什么，并没有说。从所附图片看，似为玉米螟。查有关昆虫的书，知道了玉米螟为螟蛾科昆虫。一般将亚洲玉米螟称为钻秆虫，将欧洲玉米螟称为苍耳虫。似乎有结论了。

近来查谢宗万主编的《本草纲目药物彩色图鉴》，由人民卫生出版社出版。谢老认为"苍耳蠹虫为天牛科的麻虫"。谢老是中医界最有名的药物学家，他说的话是颇权威的。这就使我不懂了。天牛科和螟蛾科昆虫差别太大了。到底信谁呢？我只信自己，一定要亲自去采，去看，再下结论。

今天早晨我到京承铁路草寺段路边散步，机会来了，路边有一大片一大片的苍耳草，我就一棵一棵找，有很多有虫眼的，打开都是空的，突然，一棵中发现了两条苍耳虫。一条紫花色的，这我太熟悉了，小时掰玉米时常常遇到，这就是玉米螟。还有一条浅黄色的，很可能是幼小的没长大的玉米螟。结论有了，苍耳虫就是居生在苍耳茎中的玉米螟。谢老的意见是错的，看来，一定不能迷信权威。

……自从上次找到苍耳虫后，我又去了一次，这次有了经验，拿把园林用的剪枝钳，见了苍耳草丛后，蹲下来，挨着一棵一棵地剪，20厘米一段，从断面看有苍耳虫咬过的就收起来，没有苍耳虫咬过的就扔掉，不大功夫，就弄了几十根，收获颇丰。回家来仔细找，最少有一半是有苍耳虫的。这就有了观察与研究的最基本材料。

野草生野虫。

由草而虫，由知而用。你会怕治病采尽野草，用尽野虫吗？有人是存在这样的忧患意识的。应当有忧患意识，难道人类从起始的那些认识自然、利用自然之举，都是一种原罪？

文人的杜怀超，以绝美的散文《苍耳：消失或重现》为题，思考苍耳与人的关系：

"野草，吃的人多了，就是野菜；野菜，吃的人少了，就是野草。人类在对苍耳的认识上是有误区的，误会的根源是人类的奢望与欲望太多太多，在饥饿时刻看苍耳是一种粮食，在生病时看苍耳是一种药，在幸福时看苍耳则是一种杂草。……苍耳，在治疗人类内心顽疾的阡陌上，一直孤独前行。"

在中医人的眼中，苍耳它何曾消失过？一时一刻也没有！如此，则又哪来的重现！正如有些人无奈地发出消灭中医中药的叫嚣一样，如果凭叫嚣就能灭亡一门亘古而来的人类文化财富，那人类世界也该不存在了吧。

枲耳实

枲耳实 味甘，温。主风头①，寒痛，风湿，周痹②，四肢拘挛痛，恶肉死肌③。久服益气④，耳目聪明⑤，强志⑥轻身⑦。一名胡枲，一名地葵。生川谷。

《名医》曰，一名葹，一名常思。生安陆及六安田野。实熟时采。

案《说文》云，葹，卷耳也。苓，卷耳也。《广雅》云，苓耳葹，常枲，胡枲，枲耳也。《尔雅》云，菤耳，苓耳。郭璞云，江东呼为常枲，形似鼠耳，丛生如盘。《毛诗》云，采采卷耳。传云，卷耳，苓耳也。陆玑云，叶青白色，似胡荽，白华，细茎蔓生，可煮为茹，滑而少味。四月中生子，正如妇人耳珰，今或谓之耳珰草。郑康成谓是白胡荽，幽州人谓之爵耳。《淮南子·览冥训》云，位贱尚枲。高诱云，莫者莫耳，菜名也。幽冀谓之檀菜，雒下谓之胡枲。

——清·孙星衍、孙冯翼辑本《神农本草经》

〔注释〕

① 风头：以头面症状为主的风症。一者，可指头痛经久不愈，时作时止者；二者，是头部感受风邪之症的总称，可包括头痛、眩晕、口眼歪斜、头痒多屑等多种症候。历代文献中的"首风"、"头面风"、"头风"亦属风头之症。

② 周痹：病症名。痹证之及于全身者。为风寒湿邪乘虚侵入血脉、肌肉所致。《医学正传》卷五："因气虚而风寒湿三气乘之，故周身挛痛麻木并作者，古方谓之周痹。"证见周身疼痛，上下游行，或沉重麻木，项背拘急，脉濡涩等。治宜益气和营，祛邪通痹，用蠲痹汤等方，亦可用针法及其他外治法综合治疗。《神农本草经》中枸杞条目下亦有主"周痹"功效，也有"久服……轻身"，可互资参考。

③ 恶肉：皮肤肌肉病变，包括疣赘及瘢痕疙瘩。《肘后备急方》："恶肉者，身中忽有肉，如赤小豆粒突出，便长如牛马乳，亦如鸡冠状。"

④ 死肌：肌肉麻木不用。古人认为这部分肌肉已失去生命，故曰"死肌"。死，人、物失其生命也。《释名·释制度》："人始气绝曰死。"《韩非子·解老》："生尽谓之死。"

《神农本草经》药物主死肌功效者尚于见乌梅、鞠华（菊花）、术（白术）、猪牙皂。《神农本草经释》注释白术有："死肌者，肌不仁也。"《神农本草经读》注释白术有："死肌者，湿浸肌肉也。"

⑤ 耳目聪明：即耳聪目明。《神农本草经》中薯蓣、泽泻、远志、白蒿、漏芦、地肤子、柏实、石龙刍、胡麻功效均为"久服耳目聪明"或"久服……耳目聪明"，可资互参。

⑥ 强志：记住，即"使记忆力加强"。志，同"识"。《神农本草经》所载主"强志"功效者尚见于淫羊藿、鹿茸条目下。

⑦ 轻身：指身体轻盈。另有他意，一意道教谓使身体轻健而能轻举；一意指飞升，登仙。

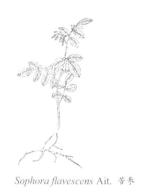

Sophora flavescens Ait. 苦参

苦 参

无补怎称参

不是甘草大黄，亦非苦参半夏。

莫教一滴沾唇，直得通身汗下。

——宋·释慧开（无门慧开禅师）《施汤》

从释名解说苦参

春夏时节，一个阳光佳日，燕赵唐山的乡村田野上。

一位当中医的先生，领着自己的童年儿郎，行走在田野之上。童年儿郎的眼中满是新鲜，老成的中医大夫的脑中还在思考着本草药名：

忆余童年，常随先父闲往田间，见遍地禾苗油然青翠。荒坡杂草间，有一植物，数簇类似灌木，高可

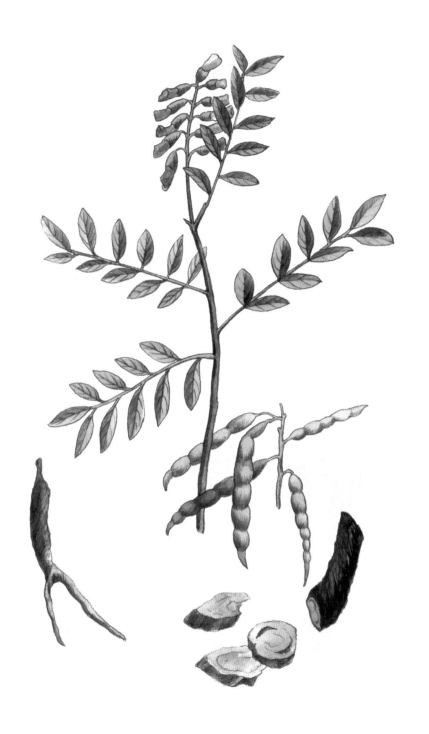

二三尺，开穗状黄白花，其叶如槐叶，观之十分可爱。问父为何？示为"野槐树"，根名苦参，其味苦，可疗疾……

白驹过隙，时光荏苒。童年儿郎长大了，他承庭训，读经识药，后来也成为一方名医，他就是河北名医的张子维，被列为全国第一批名老中医经验传承工作指导老师。当年，他在《北方医话》中介绍自己的用药经验"党参运用一得"，开篇便将他童年时识药的情景活灵活现地描绘给他的同仁与后学。

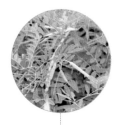

这就是中医学薪火传承中的一株小花束。

苦参，叶长得似槐，开蝶形花，结线形荚果，具有典型的豆科植物的特点。除了老百姓叫它野槐花，它还有好几个与槐有关的别名——水槐、地槐、菟槐。苦是指的它的味吧，为什么又叫它"参"呢？在《本草纲目》中李时珍解释苦参的药名说：

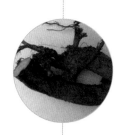

"苦以味名，参以功名，槐以叶形名也。"

若释名从苦参的别名水槐、地槐、菟槐入手则比较容易：《本草经集注》有"叶极似槐树，故有槐名。"强调的是只其植物形态，简单明了。

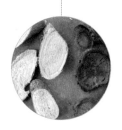

苦参的味苦是实实在在的，但所谓"参以功名"，自然应当有补益作用，其实苦参并无确切的

补阴补肾之功。清代汪昂谓："人参补脾，沙参补肺，紫参补肝，丹参补心，元参补肾。苦参不在五参之内，然名参者皆补也。"这种以"参"字解苦参有补益作用，其实并无实据。

早在《神农本草经》中苦参已被收载入药，列为中品。现今的药材标准规定其来源为豆科蝶形花亚科槐属多年生落叶亚灌木植物苦参 *Sophora flavescens* Ait. 的根。现代对苦参药性的认识：味苦，性寒，归心、肝、胃、大肠、膀胱经，功能清热燥湿、杀虫、利尿。临床主治热痢，便血，黄疸尿赤，赤白带下，阴肿阴痒，湿疹，湿疮，皮肤瘙痒，疥癣麻风；外治滴虫性阴道炎等。

有人总结苦参的作用部位主要在外在下。所谓在外，主要是指多用治皮肤病，如荨麻疹、湿疹、疥癣等；所谓在下，主要是指多用治湿热下注导致小便淋沥、小便不利、白带过多、痔疮等下部病症。苦参味极苦，大量服用易导致呕恶，所以内服方中的用量一般不宜太大。

功用以清热燥湿为主

《神农本草经》记载苦参药性之"苦，寒"，是一直被沿用并且至今得到普遍认同的。苦寒而可清热燥湿，这成为苦参的主要功效。苦参清热燥湿而用治湿热痢疾，黄疸尿赤，这忠实地体现了《神农本草经》苦参主"黄疸，溺有余沥，逐水"的功效。

苦参治湿热痢疾。《本草纲目》即有苦参"治肠风泻血，并热痢"之说。临床常用苦参与木香等同用，治疗湿热所致腹痛泄泻，及下痢脓血。如《医学心悟》有治痢散，取苦参、葛根、陈皮、陈松萝茶、赤芍、麦芽、山楂，为散，治赤痢或白痢初起。

苦参治黄疸尿赤。其主"黄疸"在《神农本草经》中有明确记述。故临床常与栀子、龙胆草等配伍，治湿热蕴蒸，黄疸尿赤。如《备急千金要方》苦参丸，用苦参90克，龙胆草30克，共为细末，酌加牛胆汁和适量清水为丸，如梧桐子大，每服五至八粒，日三次，温开水或枣汤送下。此方药简力宏，有清热化湿之功。原治劳疸、谷疸。现代对于黄疸型肝炎或非黄疸型肝炎，无论急性、慢性，凡辨证属于湿热者，可用本方取效。而《外台秘要》所引《删繁方》中的苦参丸，为苦参、龙胆草、栀子三味，增加了清热祛湿之功，故亦治劳疸、谷疸。到了宋代《三因极一病证方论》中有谷疸丸（苦参、龙胆草、栀子、人参），又在上方基础上加用了人参，所以对湿热引起的黄疸兼有虚象者适用。

苦参治疗湿热便血、痔疮出血、肠风下血。临床可用苦参与生地黄同用，或配伍地榆、槐角。如《外科大成》苦参地黄丸，以苦参、生地黄为末，制成蜜丸，有利湿解毒之功，治疗痔漏出血，肠风下血，酒毒下血等。

杀虫止痒不离清热燥湿

《神农本草经》载苦参主"痈肿"，可治脓疮；而后世临床用苦参杀虫而止痒，然其功亦不离清热燥湿之根本。

苦参杀虫止痒，而用治疥癣、湿疹、皮肤瘙痒等症。苦参可与黄柏、蛇床子等同用，内服外用均可。对于脂溢性皮炎、脓疱疮等，可用苦参、当归制成蜜丸久服。对疥癣，可用苦参配枯矾、硫黄制成软膏，外涂患处。医家常有"苦参味苦性寒，玄参为之使"的说法，苦参配玄参实为治疗风热疮疡的良药。

《儒门事亲》中载用大剂量苦参愈疗疮一案。据有一位贩卖药材名叫焦百善的人说：有个莞（ráo）夫（即卖柴人）来买苦参，要用它治疗疮，他自己并不知道药性缓急，但听人说这味药可以治。他把买来的苦参浓煎一大碗后服用，不一会儿大吐涎水一盆，二三天后疗疮竟然结痂而愈。

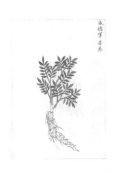

> 货生药焦百善云：有莞夫来买苦参，欲治疗。不识药性缓急，但闻人言可治，浓煎一碗服之。须臾，大吐涎一盆，三二日疗作痂矣。
>
> ——金·张从正《儒门事亲》

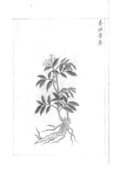

> 张子和曰：货生药焦百善云，有莞夫来买苦参，欲治疗，不识药性缓急，但闻人言可治，浓煎一碗服之。须臾，大吐痰涎一盆，二三日，疗作痂矣。
>
> ——清·魏之琇《续名医类案》卷三十五
> "外科·脓疗"

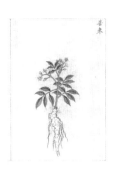

苦参治疗阴道滴虫、阴肿阴痒、湿热带下。可用苦参与白头翁、蛇床子同用，既能使湿热从小便排出，又能杀虫止痒。如仲景《金匮要略》苦参汤，即单以苦参60克，水煎熏洗，日三次，原书用治"蚀于下部咽干"者。现代以本方加

《金石昆虫草木状》中
苦参绘图

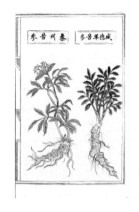

味外洗治疗各种原因引起的外阴瘙痒，外阴溃疡等；如以苦参粉配以枯矾、硼酸等以行局部熏洗治疗，可治滴虫性阴道炎。苦参汤内服可用于治疗泌尿系感染、荨麻疹、药疹、顽固性室性心动过速等病症。

金匮苦参汤，治狐惑蚀于下部者，以肝主筋，前阴者宗筋之聚，土湿木陷，郁而为热，化生虫蛋，蚀于前阴，苦参清热而去湿，疗疮而杀虫也。

——清·黄元御《长沙药解》苦参

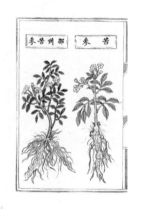

《本草品汇精要》记录的苦参

同名"苦参汤"者，在《备急千金要方》中有苦参、地榆、黄连、王不留行、独活、艾叶、淡竹叶等组成的苦参汤，洗浴外治小儿身上下百疮不瘥。在《疡科心得集》之有苦参、蛇床子、白芷、金银花、野菊花、黄柏、地肤子、大菖蒲等组成的苦参汤，治一切疥癞疯癣，水煎汤，临洗入4～5枚猪胆汁，洗二至三次可愈。

上面说了苦参汤单方与复方，下面介绍陈实功用治风疹湿疹的名方——消风散。助记消风散有方歌，歌曰：

消风散内有荆防，蝉蜕胡麻苦参苍，知

膏蒡通归地草，风疹湿疹服之康。

在众多的消风散同名方中，明代医学大家陈实功所著《外科正宗》中的消风散较为有名。

消风散是治疗风疹、湿疹的常用方剂。其方组成：当归、生地黄、防风、蝉蜕、知母、苦参、胡麻仁、荆芥、苍术、牛蒡子、石膏各一钱（6克），甘草、木通各五分（3克）。用水二盅，煎至八分，食远服。具有疏风养血、清热除湿功用。风疹、湿疹系因风毒之邪侵袭人体，与湿热相搏，内不能疏泄，外不能透达，郁于肌肤腠理之间而发。以皮肤瘙痒，疹出色红，或遍身云片斑点为证治要点。此方尤对于轻症者效果卓著。观察此方药味的用量会发现，在此方中苦参并不突出，若治重症皮肤疾患如顽固的湿疹和牛皮癣，效果往往并不理想。有人视其亦属中药用量不传之秘：对于顽疾重症，使用此方时若加大苦参用量，重剂使用，往往可取佳效。重剂应用时，苦参每剂可用至30～50克。

苦参利尿去其湿热

《神农本草经》载苦参主"溺有余沥，逐水"，即当今所认识的利尿作用。苦参可治湿热蕴结、小便不利、灼热涩痛之症，常配伍蒲公英、石韦。

如《金匮要略》当归贝母苦参丸，药仅此三味，共为细末，炼蜜为丸，每服3～6克，亦可作汤剂，水煎去滓，入蜂蜜少许冲服。原书即治"妊娠小便难，饮食如故"者。现代用于肾盂肾炎及妇女妊娠后小便淋沥不爽或溲时涩痛、尿色黄赤、心胸烦闷等。亦可用治孕妇大便干燥，以及痔疮便秘，属大肠燥热者。"当归贝母苦参丸，用之治妊娠小便难，以土湿木陷，郁而生热，不能泄水，热传膀胱，以致便难，苦参清湿热而通淋涩也。"黄元御在《长沙药解》中作如此解。

现今将苦参视为治乳糜尿之要药，如临床观察苦参消浊汤（系以苦参为主药合用萆薢分清饮加味）治疗膏淋、尿浊（即乳糜尿），获效确切。然而须注意其用量不宜过大，避免产生肾毒性。

"苦入心，寒除火"治心经之火

《神农本草经百种录》中解说《神农本草经》苦参药性——"主心腹积气、癥瘕积聚"，"安五脏，定志益精"——之时说："此以味治也，苦入心，寒除火，故苦参专治心经之火"。

现今临床，有将苦参制成糖浆，治疗精神病患者顽固性失眠的，经观察非常有效。具体制法：取苦参1千克，加水适量，第一次煎煮40分钟，第二、三次均煎煮30分钟。将三次药液合并，浓缩至1000毫升，过滤取汁，加白糖200克，加热溶化，备用即可。每晚服20～25毫升。据系统治疗观察，有较高的有效率。苦参味苦入心经，可清心经热，以宁心安神，故针对火邪扰心之失眠，证治对的。

现代应用苦参在治疗心血管系统疾病中的应用，临床报道以抗心律失常作用比较多见，且不论由何种原因引起心律失常均有疗效。其剂型以苦参为主的汤剂多见，尚有将苦参制备成片剂应用的报道。如黄连苦参汤加减分型辨治心动过速，黄芪四参汤（黄芪、党参、丹参、苦参、三七参等）治疗冠心病，三参汤（苦参、丹参、党参）治疗陈旧性心肌梗死合并室性早搏，苦参片剂（每片相当于含有生药2克）治疗快速性心律失常等。

对病毒性心肌炎（VMC）有治疗作用的中药亦以复方制剂为多见，含有苦参的如：复方四参饮、益气清热复脉汤等，能改善患者胸闷、心悸症状，心电图、心超恢复正常；而以单味苦参入药的报道虽较少，但见有上海第二医科大学附属仁济医院的研究。报道认为苦参治疗病毒性心肌炎与其抗病毒作用有关：将苦参酸水浸泡后氯仿萃取，所得的苦参总碱制成纯度为99.43%的抗柯注射液（简称RSF），用于治疗血中柯萨奇B病毒核酸（CBV－RNA）持续阳性的病毒性心肌炎患者，对心悸、胸闷气短改善的总有效率明显优于对照组；抗柯注射液能使射血分数、心脏每搏输出量、心排血量以及心脏指数等心功能指标明显上升，左室重量及重量指数较治疗前明显下降；抗柯注射液对心肌炎患者血中CBV－RNA的清除率与所用药物剂量及血药浓度有相关性。

苦参可"明目止泪"

在《圣济总录》卷一百二十中苦参丸，是苦参眼科之用，体现"明目止泪"之功。方以苦参、车前子、枳壳各60克，研细末，蜜丸如梧桐子大，每服二十丸，米饮送下，不拘时候，治疗肝实热，多食壅物，毒气伤眼昏暗。此方所用苦参与车前子治眼疾，皆本《神农本草经》所记述二药均有治眼疾功效。

关于《神农本草经》苦参"补中"功效，后世少有应用与体现。《本草汇言》收集有"沈拜可先生曰：苦参……协治癥瘕结气，黄疸便红，脚气痛肿，热毒皮风，烦躁厉毒，疥瘩疮癞等诸疾，由于风雨、饮食、湿热而成者。所以《农皇本草》云有安五脏、平胃气之功焉。"似不足为据。

苦参的常用量为3～9克，煎汤内服剂量不宜过重。因其苦寒伤胃、伤阴，脾胃虚寒，食少便溏及阴虚津伤者忌用或慎用。在中药十八反、十九畏中，苦参恶贝母、菟丝、漏芦，反藜芦。故苦参不宜与藜芦同用。

谨防苦参伤肾败胃

> 齐中大夫病龋齿，臣意灸其左手阳明脉，即为苦参汤，日漱三升，出入五六日，病已。
>
> ——西汉·司马迁《史记·扁鹊仓公列传》

历史上用苦参治龋齿是较为常用的。在此举典籍中最早记录的中医医案的其中一则。

早在公元前200年，汉代名医仓公（淳于意）治疗齐大夫所患之龋齿病，经过灸治左手阴阳脉，并以苦参汤频频含漱的办法，仅五六日其痛即愈。《本草纲目》对此的按语是："此即取其（指苦参）去风气湿热、杀虫之效。"

用苦参汤治疗龋齿的办法，直到北宋依然流行。然而，它是有毒副作用的。

> 余尝苦腰痛，久坐则旅拒十余步然后能行。有一将佐见余，曰："得无用苦参洁齿否？"余时以病齿用苦参数年矣。曰："此病由也。苦参入齿，其气伤肾，能使人腰重。"后有太常少卿舒昭亮用苦参揩齿，岁久亦病腰，自后悉不用苦参，腰疾皆愈。此皆方书旧不载者。
>
> ——宋·沈括《梦溪笔谈》卷十八

这是沈括（字存中，1031～1095年）记载在《梦溪笔谈》中苦参有伤肾之弊的一则笔记，他说"此皆方书旧不载者"，说明在此之前，对苦参的这一不良反应还没有引起医家重视。

苦参确有伤肾之弊。清代张璐《本经逢原》载："年高之人不可用也，久服苦参多致腰重。"曾任中国中西医结合学会肾病专业委员会副主任委员的刘云海总结了50种对肾脏有毒性的中药，其中就包括苦参。

北京著名中医宋祚民对"苦参多服败胃"有体会，他将当年用苦参驱蛔虫时的发现，进行过认真的反思。

苦参味苦性寒，为清化湿热之品。用其治疗急性肾炎、肠炎、痢疾都有一定效果。妇科用以治滴虫，但一般多用于外洗剂，内服剂量宜小，亦不可长期服用，恐其过苦伤胃，亦防其阴燥。在《本草汇言》中，姚裴成云："苦参，祛风泻火，燥湿祛虫之药也。盖此药味苦气腥，阴燥之物，秽恶难服，惟肾气实而湿热胜者宜之。"此论甚中肯。

山区人患蛔虫病者甚多，且不易驱除，一般中西药应用效果均不好。当地苦参甚多，而用于治病者较少，经与乡村医生研究，用苦参一味驱蛔。遂将苦参轧成细粉，过筛后加红糖少许。成人每次服3克，小儿减半，每日空腹服用一次，五日为一疗程。服用后，约半数人有效，亦未见何副作用。乡村医生见能驱下蛔虫，甚为喜悦。欲急于取效，即给未下虫的一部分人加量三倍服用，继服五天。服药两天后，大多出现恶心、头晕，不欲食，二便不畅，腹痛尤为剧烈。停服后，体壮者一二天后症状消失，但大多数人在头晕、恶心、腹痛消失后，一二周内仍不思饮食，其伤败胃气，竟近于轻度药物中毒。此即用药中病即止，虽参芪亦有所偏，况苦参之苦寒伤胃，凡体虚胃弱者不可服用，体壮者多服亦能败胃，用者当慎。（《燕山医话》）

苦参现代制剂有苦参总碱片、苦参浸膏片、妇炎栓、苦参素注射液等。如妇炎栓主要含苦参总碱（每粒5毫克），外用治疗滴虫病、妇女外阴瘙痒、宫颈炎。

你讨厌苦参的苦味？有人受不了这种苦，入口即吐。表面上这是苦参的"短处"，其实正可用为长处。

苦参用醋（"苦酒"）轻煎，有催吐作用，可治食物中毒。中医学很早就利用到它了。

据《金匮要略》"果实菜谷禁忌并治"篇中记载：

"饮食中毒，烦满，治之方：苦参三两，苦酒一升半。上二味，煮三沸，三上三下，服之，吐食出，即瘥。或以水煮亦得。"

这些记载，丰富了苦参的使用方法。

最后，以清代赵瑾叔《本草诗》中所写的《苦参》诗，总结概括其药性大要：

> 未必人参一例尊，尝来味苦锁眉根。
> 可知贝母成伪寇，莫与藜芦作友昆。
> 风热疮疡除遍体，肠红血痢住肛门。
> 纯阴损肾休多服，兼且寒精勿浪吞。

神农本草经

中品

苦参

苦参 味苦，寒。主心腹结气，癥瘕积聚，黄疸，溺有余沥，逐水，除痈肿，补中，明目，止泪。一名水槐，一名苦蘵。生山谷及田野。

《名医》曰：一名地槐，一名菟槐，一名骄槐，一名白茎，一名虎麻，一名岑茎，一名禄曰，一名陵郎。生汝南。三月八月十月采根，暴干。

—— 清·孙星衍、孙冯翼辑本《神农本草经》

［注释］

① 结气：气结之病，为气病之一种。相当于现今临床之"气郁"或"气结"。《诸病源候论》卷十三有"结气候"："结气病者，忧思所生也，心有所存，神有所止，气留而不行，故结于内。"

② 癥瘕：病症名。指腹腔内有包块肿物结聚的疾病。一般以坚硬不移，痛有定处的为癥；聚散无常，痛无定处的为瘕。二者关系密切，故每并称之。《金匮要略·疟病脉证并治第四》："病疟，以月一日发，当以十五日愈；设不差，当月尽解；如其不差，当云何？师曰：此结为癥瘕，名曰疟母"。《诸病源候论·卷十八·癥瘕病诸候》："其病不动者，直名为癥。若虽病有结癥而可推移者，名为瘕。瘕者，假也，谓虚假可动也。"《圣济总录·积聚门》："牢固推之不移者癥也。"又："浮流腹内，按抑有形，谓之瘕。"《圣济总录》还认为癥瘕与积聚属同类疾病："癥瘕结癖者，积聚之异名也。症状不一，原其根本，大略相类。"《医学入门》等书以积聚为男子病，癥瘕为女子病。

③ 积聚：病症名。积病与聚病的合称。《灵枢·五变》见之。《难经·五十五难》："病有积有聚，何以别之？然。积者，阴气也，聚者，阳气也，故阴沉而伏，阳浮而动。气之所积名曰积，气之所聚名曰聚，故积者五脏所生，聚者六府所成也。积者阴气也，其始发有常处，其痛不离其部，上下有所终始，左右有所穷处；聚者阳气也，其始发无根本，上下无所留止，其痛无常处，谓之聚。"积为脏病，聚为腑病，故有五积六聚之名。

④ 黄疸：病症名。目黄，皮肤黄、小便黄之证。亦称黄瘅。《素问·平人气象论》："溺黄赤安卧者，黄疸。""目黄者曰黄疸。"《灵枢·论疾诊尺》："身痛而色微黄，齿垢黄，爪甲上黄，黄疸也。"《神农本草经》中主"黄疸"功效者尚见于黄芩、黄柏（檗木）等条目下，可资互参。

⑤ 溺（niào，音脲）：同"尿"。《素问·诊要经终论》："厥阴终者，中热嗌干，善溺，心烦，甚则舌卷，卵上缩而终矣。"

⑥ 逐水：驱逐或攻逐水液。

⑦ 痈肿：病症名。即痈。《素问·生气通天论》："营气不从，逆于肉理，乃生痈肿。"《灵枢·痈疽》："寒邪客于经络之中则血泣，血泣则不通，不通则卫气归之不得反复，故痈肿。"

⑧ 补中：滋补五脏。杨上善注《太素·人迎脉口诊》"寸口主中"云："中谓五脏"。

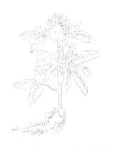

白 芷
（白 茝）

都 梁 香 草

Angelica dahurica (Fisch. ex Hoffm.)
Benth. et Hook.f. 白芷
Angelica dahurica (Fisch. ex Hoffm.)
Benth. et Hook. f. var. formosana
(Boiss.) Shan et Yuan 杭白芷

"白芷花开绕屋香，一时秋思入江乡，

云多水阔人难见，楚竹歌声动夕阳。"

——明·止庵法师（德祥）《闻芷》

香白芷入药功效广

白芷长得高高大大的，开出的花呈伞形，也很耐看。

白芷自古就被誉为香草，归于芳草类，这是因为其香。因为具有特殊的芳香气味，所以又称它为香白芷。佩带白芷是古人的一种雅兴，还很受诗人们的青睐。如宋朝文学家苏轼在诗里说："白芷来江南，佩芷袭芳荪。"

白芷入药，早在《神农本草经》中就已收录，

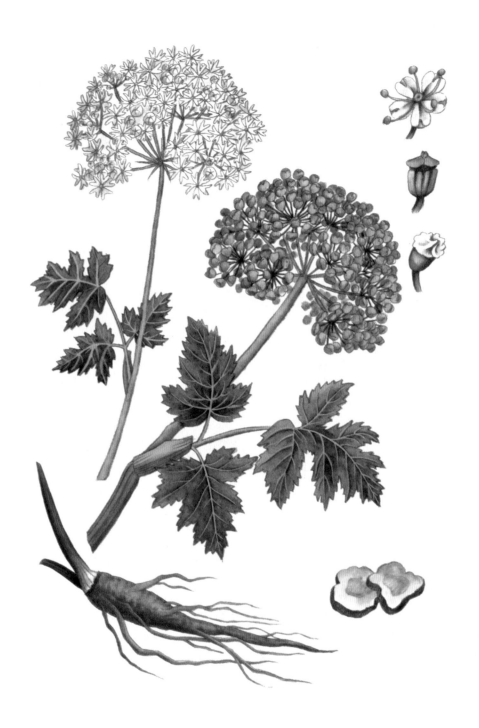

列为中品。《中国药典》规定，中药白芷是以伞形科多年生草本植物白芷 Angelica dahurica (Fisch. ex Hoffm.) Benth. et Hook.f. 或杭白芷 Angelica dahurica (Fisch. ex Hoffm.) Benth. et Hook. f. var. formosana (Boiss.) Shan et Yuan 的干燥根入药。杭白芷是白芷的植物变种。白芷茎高一米左右，密生茸毛，紫色，二回三出复叶，小叶卵圆形，夏日开五瓣小白花，伞形花序，结瘦果。药材主产于东北、四川等地。江、浙、台湾产者药材称杭白芷。

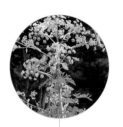

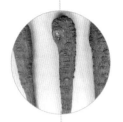

现代对白芷药性的认识是，味辛，性温，归胃、大肠、肺经。功能散风解表、通窍止痛、消肿排脓、燥湿止带，主治感冒头痛，眉棱骨痛，鼻塞，鼻渊，牙痛，白带，疮疡肿痛等。有人将其总结为七大功能，分别是散风、止痛、除湿、通窍、消肿、排脓、美容。

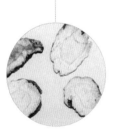

白芷单方都梁丸

　　宋代王缪《是斋百一选方》最早记载了由一味香白芷组成的单方——都梁丸：由"香白芷一味，洗晒为末，炼蜜为丸如弹子大。每嚼一丸，以茶清或荆芥汤化下"，该药治头痛眩晕甚效。

　　一味白芷治头痛为什么被命名为都梁丸？这

里有这样一个故事。

北宋时，王巩（字定国，自号清虚先生）因被风吹后得了头风病（头痛），病经多日，屡治不效。他从山阳乘舟赶到泗州盱眙去求名医杨介（字吉老）治之。杨介在诊脉后，给了他一颗药丸，让他服了下去，立即就有效。王定国疑惑怕过后再发作，杨介于是再给了两丸，一并服了下去，病立即就好了。王定国大喜，忍不住问到底是何药。杨介说，只要你猜出其中一味药，就把方子公布流传。王定国思索了良久，川芎、防风之类的药味举出了几种，都不对。最后，杨介告诉他，这只不过是一味香白芷，制成末后炼蜜为丸。每次嚼服一丸，用清茶或荆芥煎汤送服即可。药味如此简介，就更令王定国感到神奇了。此药尚未命名，王定国就说，可以命名它为都梁丸。——这其中因由可有两种，一是因香白芷也被称为都梁香，一是因盱眙地名古称都梁。都梁丸治头痛从此传播开了。

杨介治王定国这一医案，在《本草纲目》中也有收载，李时珍并有解说："此方治头风眩晕，女人胎前产后伤风头痛，血风头痛，皆效。"《神农本草经》言白芷主"头风"，而单方都梁丸正是其此功效的体现。

王缪《百一选方》云：王定国病风头痛，至都梁求名医。杨介治之，连进三丸，即时疾失。恳求其方，则用香白芷一味，洗晒为末，炼蜜丸弹子大，每嚼一丸，以茶清或荆芥汤化下，遂命名都梁丸。

——明·李时珍《本草纲目·草部》

考古代地名中的都梁，一为县名，汉侯国，后汉置县，隋废。故城在今湖南武冈市东北。一说都梁为江苏盱眙，为楚邑，名曰都梁。都梁寺，位于江苏盱眙甘泉山之巅，因山上盛产都梁香草（香白芷）而得名。故事中都梁丸显然与盱眙名医杨介最为相关，此方又名芷单丸。

这则单方以故事传其名，而其临床应用使其疗效得到验证，所以更有对此方的发展。不仅李时珍对此方称赞有加，同时代的《活人心统》一书中还有它的加味方。《活人心统》论头风的病机并非单一，认为："头风多属痰火、血少、虚气、风热。"所载有都梁丸的加减方名"参附都梁丸"，既用到参附，应当是针对"虚寒"病机之头风，方药如下：

"参附都梁丸：治久患头风，恶风怯寒，脉迟无力者。附子（炮）、人参各五钱，白芷二两。上为末，蜜丸如弹子大，嚼下一丸随愈。不效再进一服，阳虚衰者极效。有火者不宜，清茶咽之。"

——明·吴球《活人心统》卷四"头风门"

白芷主"风头"而散风

都梁丸与参附都梁丸的主治，其实都体现白芷主"风头"而能散风。

白芷治疗风寒感冒，头痛，鼻塞，常配荆芥、防风等。如《普济方》治偏正头风，痛不可忍者，用防风、白芷各四两（120克），为细末，炼蜜和丸，如弹子大。如牙风毒，只用茶清为丸，每服一丸，茶汤下。如偏正头风，空腹服。如身上麻风，食后服。未愈连进三服。这是在一味都梁丸的基础上加味防风，增加其散风作用，故主偏正头风。

白芷治疗因面部受风邪引起的面神经麻痹、面肌痉挛，可配川芎、钩藤、地龙、防风、僵蚕等；还可用于治疗风疹瘙痒，时起时落。

通鼻窍、通乳窍、通下窍

白芷的通窍作用体现在通鼻窍、通乳窍、通下窍多方面，可用于治疗鼻渊（急慢性鼻炎、鼻窦炎）、通乳、治淋证、化带浊等。

白芷能通上窍，治鼻渊，常配细辛、苍耳子、辛夷等。

白芷用于下乳，白芷重用煎汤代茶饮即有效，配当归、穿山甲、漏芦、王不留行等疗效更佳，《清太医院配方》中下乳涌泉散中即含有白芷。《蒲辅周医疗经验》中有"白芷祛风为主并能下乳"之语，且蒲老喜用白芷治疗气血不足所致缺乳。

白芷之通窍更能利下窍，故能治淋证、白浊以及妇科带浊。这在古方中也多有体现。如《圣济总录》卷九十八有白芷散，单用白芷为散，煎木通，酒调下，治小便凝停白浊，老人多有此症，令人头昏、猝死。《普济方》卷二百四十一有香白芷散，取白芷、郁金、滑石各一两（30克），为末，每服一钱（3克），可治五淋（泛指多种淋证，包括气淋、血淋、热淋、石淋、膏淋、劳淋等），砂石血淋用竹叶灰温酒调下。

白芷除湿。白芷治妇女带浊，除了从通下窍上来认识，更是现今常说的白芷除湿功效的体现。白芷芳香燥烈，有较强的祛湿作用，用于治疗湿浊所致的泄泻、带下及湿盛久泻，疗效满意。如治疗寒湿带下可与鹿角霜、炮姜、白术、山药等组成白带丸内服，治疗湿热带下可配伍车前子、黄柏等清热药。临床常将白芷与白术配伍组成药对应用，二药合用有健脾燥湿、升清降浊之效。

白芷通窍功效，还有一个是大家容易忽视的：由于白芷芳香价廉，有开窍之用，在某些情况下有人把它用作麝香的代用品，以作变通、权宜之计。此用临床用药不可不识。

河南名医李修五（1923～1998年）曾撰文介绍，在使用《医林改错》通窍活血汤时以"白芷、藁本代麝香治瘀血头痛"的宝贵经验，并举例说明。

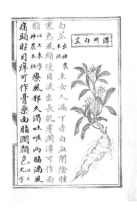

《本草品汇精要》中记录的白芷

（使用通窍活血汤，但麝香奇缺，且药价昂贵。）余临床常以白芷、藁本代麝香，治头面上部血瘀疼痛证，近年来临床观察，效果颇佳。白芷、藁本二药性味辛温，气芳香，性上行而善通窍，故可以代麝香行通窜之功。患者钱玉梅，女，22岁，患头痛3年余，痛呈持续性，严重时痛如锥刺，痛苦万状，甚至悲痛欲死。脑部检查无异常发现，西医诊断为神经性头痛，经中西医多方治疗无效。根据其疼痛固定不移，痛如锥刺，舌质紫暗，脉弦，经期错后量少，紫黑有块，经前头痛加剧，伴有痛经，经期过后，头痛减轻等情，治以活血化瘀，通窍止痛。处方用白芷10克，藁本10克，以芳香通窍；赤芍30克，川芎15克，红花15克，桃仁10克，当归15克，以活血化瘀；怀牛膝15克，以引血下行；葱白3根，通阳入络。将上药加水浸泡1小时后再煎，煎沸后文火30分钟即可，1剂两次煎取药汁约400毫升，日进一剂，两次分服。6剂后痛大减，呈间断性发作。12剂后，惟看书用脑时仍有轻度疼痛，经量增多，血块减少。守方又继服12剂，主诉病情已基本痊愈，看书用脑亦无反复。为巩固疗效，又照上方去桃仁，减红花为10克，加菊花20克，女贞子30克，以清头目、滋肝肾。继服6剂，完全告愈，未再发作。(《黄河医话》)

香药白芷可止痛

香药白芷长于止痛，善治各种头痛，尤以表证头痛使用最多，对头额痛、眉棱骨痛效果显著，单用时如上面所说的都梁丸，或配荆芥、防风、川芎等如川芎茶调散。治疗鼻渊头痛时可用白芷研末搐鼻，内服可配苍耳子、辛夷、薄荷等，如苍耳子散。

白芷用治胃脘痛，有温中散寒止痛之效。江苏省名中医李兰舫体会："白芷用于湿浊阻中或寒凝气滞的胃脘痛，颇合病机。……重剂用10克左右，能温中散寒，理气镇痛。"

白芷亦善治各种腹痛，如消化性溃疡、急慢性肠炎、阑尾炎及妇女月经不调、盆腔炎等所致的腹痛，发挥其祛风燥湿散寒而止痛之效。

白芷还可广泛用于全身其他各部位的疼痛病症，如牙痛、疮疡痛，以及软组织损伤、骨质增生、肌肉劳损、风湿性肌炎、骨折、肋软骨炎、肩周炎、肋间神经痛等病的疼痛。如风冷牙痛可配细辛，风火牙痛可配石膏、黄连；对软组织损伤（表皮未损伤者），可用白芷粉醋调成糊状，加冰片搅匀后外敷。

消肿排脓有其用

白芷消肿：消水肿，治疗肘、膝关节滑囊病变，可用白芷配炙马钱子、白及，研极细末，调膏外敷；消囊肿，可配入内服方中治疗卵巢囊肿。

白芷排脓：用于痈肿疮疡，未溃者能消，已溃者排脓。如配伍牡丹皮、败酱草、红藤、大黄等，可治疗肠痈（急性阑尾炎）；配伍赤芍、红花、蒲公英、紫花地丁、野菊花、金银花等，广泛用于治疗痈肿疮疡。

白芷消肿有效，有这样一则小医案：浙江周某，28岁，左手食指被针刺伤后两天，红肿疼痛明显。于是自取白芷研细末，用醋调敷患处，每日敷药3次，经敷药3天，肿消痛止。

白芷消肿排脓而是治疗乳病的专药，下有详述。

妇科之用说白芷

《神农本草经》记述白芷"主女人漏下赤白，血闭，阴肿"，强调了白芷的妇科之用，说明在古代白芷的主要功效与现今的认识和临床应用是有所不同的。

白芷用于治乳腺乳房病是其消肿排脓功效的体现，有人更以其为"乳病专药"视之。如《寿世保元》卷七立效散，用白芷、贝母各等份，为末，每服两钱（6克），好酒调服，治吹乳，此即乳痈之早期，与现今急性乳腺炎初期相当。若无乳行，加漏芦酒煎，调服。同样是同用白芷、贝母，在《种福堂公选良方》卷四中名为"内消乳痈方"，用于乳病，表现为乳晕部位出现疼痛性结块，为乳中结核之一种，也用于乳痈。

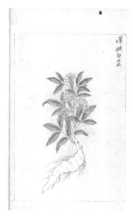

《金石昆虫草木状》中白芷绘图

方后注云：如有郁症，加白蒺藜；若有孕，忌用白芷。《杂病源流犀烛》称本方可治"一切乳症"。《外科真诠》卷上载白芷散，用白芷三钱（9克）、牡蛎粉五钱（15克）、冰片二分（0.6克），为细末，搽患处，治乳疳，乳头腐烂，延及周围。古称之乳疳，指乳房所生疮肿经年不愈，导致乳头溃烂，延及周围，或腐肉不生，破似莲蓬，疼痛难忍，包括乳腺结核、乳岩（乳腺癌）等乳病在内。

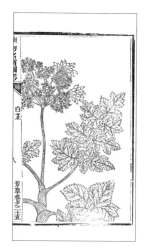

《植物名实图考》卷二十五中白芷图

润泽颜面用白芷

《神农本草经》载白芷能"长肌肤、润泽，可作面脂"，它能够美容并用治皮肤病的功效一直得到认同与应用。《名医别录》亦载白芷"可作膏药、面脂，润颜色"。《日华子本草》谓其"去面皯疵痕"（注：皯，指雀斑）。《本草纲目》谓白芷"长肌肤，润泽颜色，可作面脂。"

白芷治疗皮肤病更多地体现了其祛风湿止痒功效，可用于瘾疹瘙痒、紫白癜风、顽癣等皮肤病，内服外用均可。《是斋百一选方》卷十用白芷针扎烧存性，每服二钱

（6克），温酒调下，治瘾疹，此病俗名风疹块，相当于西医诊断之荨麻疹。该书在方后还有验案举例，以证其疗效不凡，云："吴内翰淑人病此三十年，服三服去根本矣。"《备急千金要方》卷二十二治风瘙痒瘾疹，以白芷根叶煮汁洗之。《医宗金鉴》卷七十四消风玉容散，治面上风癣，初如痞瘤，或渐成细疮，时作痛痒，发于春月，又名"吹花癣"，即俗所谓"桃花癣"，妇女多有之，可用绿豆面三两（90克），白菊花、白附子、白芷各一两（30克），熬白食盐五钱（15克），共研细末，加冰片5分（1.5克），再研匀收贮，每日洗面，以代肥皂；同时内服疏风清热饮（苦参、皂角刺、猪牙皂、防风、荆芥穗、金银花、蝉蜕）。《汇编验方类要》卷一治紫白癜风（俗称汗斑，相当于西医诊断之花斑癣），用白芷、硫黄各五钱（15克），同研为末，醋调涂之。《亟斋急应奇方》卷一有治多年顽癣方：白芷一钱（3克），斑蝥（去足翅）三分（1克），共为细末，每用少许，以醋调搽。现代应用，如名医蒲辅周用白芷配蝉蜕、防风等，治疗周身发风疹块，瘙痒剧烈；配刺蒺藜、地肤子、赤芍等，治疗红色痒疹即玫瑰糠疹（见《蒲辅周医案》）。

白芷外用为美容要药，古代美容方中多用之。临床观察，单味白芷外用即可美容。《同寿录》卷四有洗面如玉膏，用白芷两钱（6克），丁香、麝香各一钱（3克），为末，烧酒调入容器内，熬成膏，每日用少许洗面，令人颜色如玉。考历代宫廷所用搽面美容方，如《御院药方》有七白膏，《清太医院配方》有洗面玉容丸，以及清代御医李德昌、王永隆为慈禧所拟有加减玉容膏（见《慈禧光绪医方选议》）等，也多主配白芷组方，取其润肤泽面、去皱纹、褪面斑的功效。

现今有人用白芷配伍菟丝子（《神农本草经》谓其"汁去面䵟"）、白附子（《本草纲目》谓其治"面上百病……入面脂用"）制成膏剂外用，对祛除黄褐斑颇有效。由于面部黄褐斑多伴有脏腑内伤杂病，在内服方药治疗的同时外用膏剂，效果更佳。现代还常将白芷加入面膜中使用。据有人对170种古籍中千余首美容方剂进行统计，涉及中药300余种，白芷为出现频率最高者，列第一位。

"伏蛇为上"治蛇伤

　　白芷还是治蛇咬伤的有效药，蛇药中常用之。宋代洪迈《夷坚志》上有一则笔记，记载用香白芷一味，以麦门冬煎汤调服，可治蛇伤中毒。故事说：

　　临川（属江西抚州）有一弄蛇货药者，有一天不小心被蝮蛇咬伤，不一会就昏迷了，一臂肿大如股，遍身皮肤肿胀成黄黑色。此事碰巧被一道人遇到，就对围观的众人说，这人中毒垂死，我有解救的办法，请诸君为我证明，我出力为试。于是他从众人中求得二十文钱，飞奔前去买药。吃一顿饭的工夫，和尚奔跑回来，包裹中取出一种药末，急用清水调和，扶起伤者灌入口中，慢慢将药全部灌尽后，听得伤者腹中辘辘有声，黄水自口中涌出，腥秽逆人，四肢肿胀有些消退，良久才恢复到正常，后慢慢能起，清醒如故，向周围的众人拜谢，更加郑重地拜谢道人。人们都对这药方感兴趣，道人当众介绍了药方，说：此药非常容易辨识，救人之技不惜传于诸人，只不过是香白芷一物。这则药方被郭邵州传下来。后来有一兵卒守夜时被蛇咬伤腹部，次日已赤肿如裂，用此方饮之即愈。

　　此则笔记有初始病案，有验证，且疗效颇令人惊奇，值得深入研究。这则医案如此重要，虽然主治者并不是名医，还是被明代江瓘《名医类案》所收载。

白芷治蛇毒也受到李时珍的重视，他在《本草纲目》蜈蚣条下有下面的论述，为白芷治蛇毒提供了一定的依据，可资参考："惟赤足蜈蚣，最能伏蛇为上药，白芷次之。"

珍贵饮食调香料

白芷药力缓和，是一味应用广泛而作用安全的中药，常用量为3～19克，较大剂量可用至30克。本品温燥升散，易耗血散气，故凡血虚有热、阴虚火旺之证应慎用或禁用。

白芷既是药材，又是香料调料，用途广，作为"十三香"原料之一，是香料类家族中的重要成员。其味芳香、微苦，具有去异味，增香味，调节口味，增进食欲的作用。白芷多与其他香辛料配合食用，用于酱、卤、炖、烧、煮等菜品及制备复合香辛料。

山东菏泽地区熬制羊汤习惯使用香白芷，羊汤有浓烈的白芷味。最有名气的单县羊汤已有二百多年的历史。其在制作时必须要加入白芷祛腥膻味，但不会破坏羊肉特有的膻味，并保留住羊汤的本味，同时会给羊汤增添香气，还会起到融合诸味的作用。

如果是制作牛杂汤等牛肉菜肴，加入白芷祛腥膻味效果最佳，所以说做牛羊菜必用白芷。白芷有收敛的功效，烤鸡、鸭、鹅时，可防止水分的流失，烤出的鸡、鸭、鹅润泽鲜嫩，不焦不干不燥。

白芷旱蒸鸭，将传统的白斩鸭中加入白芷，其能很好地升华鸭肉的清香，采用蒸的烹调方法，保持了原料的鲜味和营养。

神农本草经

中品

白芷

白芷　味辛，温。主女人漏下赤白[1]，血闭[2]，阴肿[3]，寒热，风头[4]，侵目[5]，泪出，长肌肤，润泽，可作面脂[6]。一名芳香。生川谷。

吴普曰：白芷一名藁，一名苻离，一名泽芬，一名藺（《御览》）。

《名医》曰：一名白芷，一名藺，一名莞，一名苻离，一名泽芬。叶一名蒚麻，可做浴汤。生河东下泽，二月、八月，采根，暴干。

案《说文》曰：茝，楚谓之蓠，晋谓之藺，齐谓之茝。《广雅》云：白芷，其叶谓之药。《西山经》云：号山，其草多药藺。郭璞云：药白芷别名藺，香草也。《淮南子·修务训》云：身苦秋药被风。高诱云：药白芷，香草也。王逸注《楚辞》云：药白芷。按《名医》一名莞云，似即《尔雅》莞，苻离，其上蒚，而《说文》别有蒚，夫离也。舍人云：白蒲一名苻蒚，楚谓之莞，岂蒲与芷相似，而《名医》误合为一乎。或《说文》云：楚谓之蓠，即夫蓠也，未可得详，旧作芷，非。

——清·孙星衍、孙冯翼辑本《神农本草经》

〔注释〕

① 漏下：指妇科病崩漏。《诸病源候论·卷三十八·妇人杂病诸候二》：“漏下者，由劳伤血气，冲任之脉虚损故也。冲脉任脉为十二经脉之海，皆起于胞内。而手太阳小肠之经也，手少阴心之经也，此二经主上为乳汁，下为月水，妇人经脉调适，则月下以时；若劳伤者，以冲任之气虚损，不能制其脉经，故血非时而下，淋漓不断，谓之漏下也。”

② 赤白：此合称赤带、白带。《神农本草经》中亦见“赤白沃”（丹雄鸡条目下所主），义同。《神农本草经》中主“漏下赤白”功效者尚见于黄柏（蘗木）、景天、龟甲等条目下，可互资参考。

③ 血闭：指妇女闭经。

④ 阴肿：指女子外阴肿胀。《诸病源候论·卷四十·阴肿候》：“阴肿者，是虚损受风邪所为，胞络虚而风邪客之，风气乘于阴，现血气相搏，令气血否涩，腠理壅闭，不得泄越，故令阴肿也。”

⑤ 风头：他本亦有作“头风”者。以头面症状为主的风症。历代文献中的“首风”、“头面风”、“头风”即属风头之症。风头其义有二，一者，可指头痛经久不愈，时作时止者；二者，是头部感受风邪之症的总称，可包括头痛、眩晕、口眼歪斜、头痒多屑等多种症候。

⑥ 面脂：古代美容供面部涂抹使用的润泽剂。多用中药制备而成。

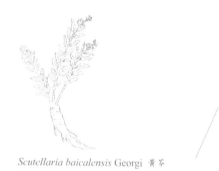

黄 芩
救 命 时 珍

Scutellaria baicalensis Georgi 黄芩

黄芩本是柔弱草，何曾枝头立噪鸟。

时珍赞其桴鼓效，从此厥功垂本草。

——宁季子《为黄芩而作》

黄芩功用古今同

黄芩的分布很普遍，多地都可见。

老百姓对它也是熟悉的，又称它山茶根、土金茶根、香水草等，采它的嫩叶可以泡茶。即使入药，黄芩也算得上是极其普通且价格低廉的药材，一般很少有为黄芩作假的，所以有句俗语叫作"黄芩无假，阿魏无真"。

许多人从它身边路过多次都不加注意，那是因为没到花期。黄芩其实是非常漂亮的，当它开花时，杂

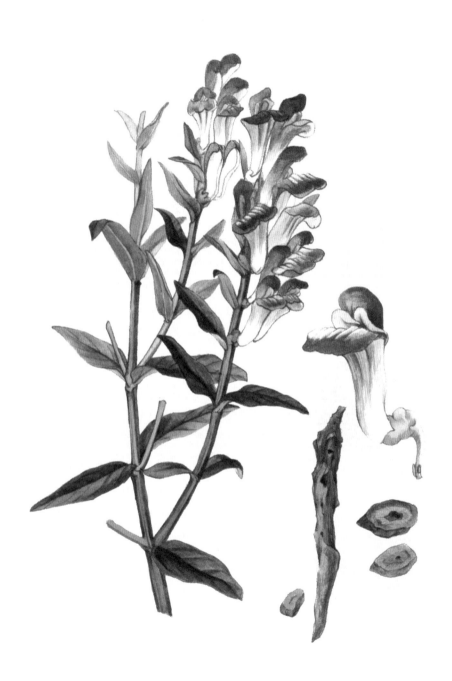

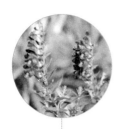

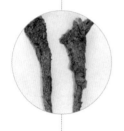

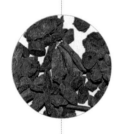

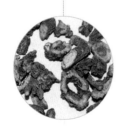

草与灌木丛就再也隐藏不住它了，它以美丽的容貌展现在人们的眼前：

黄芩的叶片呈深绿色，为披针形，有规律的交互对生。黄芩的花朵也很奇特，总状花序生于枝顶或茎顶，又再于茎顶聚成圆锥花序。花朵两两相依，又常生于一侧，让人忍不住多看几眼。未开放时，看它的小花骨朵，像灯泡一样，开放后呈鲜艳的蓝紫色或紫红色，引人眼目。

黄芩药用早在《神农本草经》中已经收载，列为中品，根据其生长年限而有子芩与宿芩的不同。陶弘景曰："圆者名子芩，破者名宿芩，其腹中皆烂，故名腐肠。"它的主根长大，略呈圆锥形，外皮褐色，断面发黄。现今的药材标准规定，黄芩药材来源于唇形科多年生草本植物黄芩 *Scutellaria baicalensis* Georgi 的干燥根。

唇形科植物有一个共同的特点，就是开的是唇形花，非常好看。黄芩茎高30厘米，甚至可达1米以上，单一或由基部分歧，四棱形。叶对生，小叶片细长，呈卵状披针形。7~9月间开紫色的唇形花，排列成穗状花序、偏向一方。黄芩在8月前后的盛花期时，紫色的花与绿色的小叶，颜色对比十分鲜明，煞是好看。秋季结小坚果，近圆形，黑色；分布于长江以北大部分地区以及西北、西南等地。

现今对黄芩药性的认识：味苦，性寒，归肺、胆、脾、大肠、小肠经，功能清热燥湿，泻火解毒，止血，安胎。常用于治疗湿温、暑湿胸闷呕恶，湿热痞满，泻痢，黄疸，肺热咳嗽，高热烦渴，血热吐衄，痈肿疮毒，胎热不安等症。考查《神农本草经》记述与后世临床应用，黄芩药性的古今认识所见略同，说明黄芩较早就已被中医学所熟知。

过去认为，黄芩生长年久的宿根称枯芩，善清肺火；生长年少的子根称条芩（子芩），善清大肠之火，泻下焦湿热。现今的用药习惯则无枯芩、条芩之分。近代名医张锡纯就说："究之，皆为黄芩，其功用原无甚差池也。"

中医学认为，黄芩不同的炮制品种功用有异：清热多用生黄芩，其性下行可泄热；治上焦肺热及四肢肌表之湿热多用酒黄芩，因酒制入血分，并可借黄酒升腾之力，而酒之热性又可缓和黄芩之苦寒；安胎多用炒黄芩，止血多用黄芩炭。当今《中国药典》所载，则仅有黄芩片和酒黄芩两种炮制规格。

一味黄芩救时珍

李时珍是家传中医。

他的爷爷是游走乡间的"铃医"。他的父亲李言闻是当地名医，还曾在太医院任职。李时珍在三次科举失败后，痛下决心，跟随父亲学医有成。

他将兴趣转向药物学并撰著《本草纲目》，会有什么缘由呢？难道不会因为识药辨用比其他更重要？这样的理由应当是存在的。

在众多的药物中，有一味中药是李时珍记忆中最为深刻的，或许就

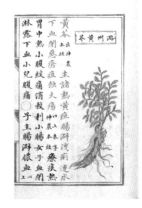

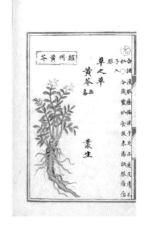

《本草品汇精要》中记录的黄芩

是它刺激了李时珍用毕生的精力致力于药物学的深入探究。因为这一味中药直接救了他的命。

1573年是明朝嘉靖十六年，那年李时珍二十岁。当时他已经经历了第一次的乡试失败，当年又有第二次科举的机会。已经结婚的他却患上了一场重病，初由感冒咳嗽引起，日久不愈，从春天拖延到夏天，渐渐发展到"骨蒸发热，肤如火燎"，伴有大量吐痰，烦躁口渴，寝食几废。遍服药而不能治，越来越严重，皆认为必死无疑。最终却因用一味黄芩重剂煎汤顿服，竟收到次日即"身热尽退，而痰嗽皆愈"的效果！那种神奇，令李时珍自己都赞叹不已："药中肯綮，如鼓应桴，医中之妙，有如此哉。"

予年二十时，因感冒咳嗽既久，且犯戒，遂病骨蒸发热，肤如火燎，每日吐痰碗许，暑月烦渴，寝食几废，六脉浮洪。遍服柴胡、麦门冬、荆、沥诸药，月余益剧，皆以为必死矣。先君偶思李东垣治肺热如火燎，烦躁引饮而昼盛者，气分热者，宜一味黄芩汤，以泻肺经气分之火。遂按方用片芩一两，水二盅，煎一盅，顿服。次日身热尽退，而痰嗽皆愈。药中肯綮，如鼓应桴，医中之妙，有如此哉。

——明·李时珍《本草纲目·草部》

那场大病，那味中药，就如此深刻地印在了李时珍的脑海中。他病后再次参加了武昌的科举，既没有准备好，身体尚在恢复之中，结果可想而知。三年后，他二十三岁时的科举同样名落孙山。何以李时珍的科举之路如何坎坷？也许他的心思已经不在医药之外。正是他无比坚定地钻研医药的信念，最终令他成为举世无双的伟大医药学家与博物学家。

一味黄芩治好了李时珍严重的肺部疾患，据其症状分析当属现代医学之肺部感染一类疾病，正是由于黄芩具有苦寒之性，能清泻实火，也就是发挥了黄芩抗菌消炎、退热的药理作用，故对壮热烦渴、肺热咳嗽有良好的疗效。

从一味黄芩汤这一黄芩单方，还可上溯至另一单方清金丸（又名与点丸），出自《丹溪心法》卷二，系用炒黄芩为末制丸，可泻肺火，降热痰，用治肺热咳嗽。

黄芩清肺热，而被当代医师彭参伦运用其单方"一味黄芩治热咳"，简直就是时珍案的再现。用汤剂自然与清金丸剂型不同，因"汤者荡也"，自然起效更迅速。

李东垣谓：治肺热如火燎，烦躁引饮而昼盛者，气分热也，宜一味黄芩汤以泻肺经气分之火。余（注：湖南彭参伦）于1958年曾治双丰煤矿朱某患肺热咳嗽，痰里夹血，胸膈板结，口渴引饮，气粗，苔黄乏津。遵东垣之法，主以黄芩60克，水煎顿服，次日身热尽退，而痰咳胸结之患愈。足见前贤之方可法可师也。（《长江医话》）

清热泻火为专长

《神农本草经》明言黄芩"主热"为其首功，故黄芩以清泄肺热见长。治疗肺热咳嗽，单味黄芩即有效，临床上常配伍桑白皮、地骨皮等。治疗外感热病、壮热烦渴、苔黄脉数者，用黄芩配黄连、栀子、石膏等。黄芩与天冬、麦冬等配伍，可治疗阴虚有热之症。在猩红热流行期间，用单味黄芩汤（9克）口服，有较好的预防作用。

文献中黄芩单方用治热病，如"治盛夏时有大热症，头大如斗，身热如火者。用黄芩一两，煎汁一茶盅，微温，一气吃尽。"方见《奇方类编》卷下。此症实即"大头瘟"，又名"大头天行"，是指以头面部红肿为特征的疫病。多因天行邪毒侵及三阳经络所致。黄芩"主天行热疾"（《日华子本草》），善"解瘟疫"（《本草正》），故能治之。

黄芩主"黄疸"，有方名三黄散是其体现。药用大黄、黄连和黄芩等份，共研细末，每服2克，每日3次，可治黄疸，身体面目皆黄。黄芩具有利胆及增加胆汁排泄量的药理作用，已经被动物实验所证实。

《神农本草经》黄芩亦主"肠澼泄利"，故黄芩亦可清利大小肠。清大肠湿热而治泄痢，对湿热泄痢，常配伍黄连、葛根等，如葛根芩连汤；治疗湿热黄疸，常配茵陈、黄柏、栀子等；清膀胱湿热而治热淋，对小便淋漓涩痛，常用黄芩配木通、滑石等同用。黄芩治淋症及小便不利，李时珍《本草纲目》载有两案：

"昔有人素多酒欲，病小腹绞痛不可忍，小便如淋，诸药不效。偶用黄芩、木通、甘草三味煎服，遂止。……有人因虚服附子药多，致小便秘，服（黄）芩、（黄）连药而愈。此皆热厥之痛也"。

以上两则验案系通过清热而使淋病痊愈。故李时珍说："若热厥腹痛，肺热而小便不利者，黄芩其可不用乎。"

《神农本草经》黄芩主"恶疮疽蚀，火疡"，可用治热毒疮疡是明确的。黄芩对热毒疮疡痈肿，咽喉肿痛，常配金银花、连翘、板蓝根等煎汤内服，如外用可煎汤洗脓、疮或研末撒患处。用2%～3%的黄芩苷眼药水滴眼，治沙眼有效。治疗睑腺炎，用黄芩、金银花各20克水煎口服，效果较好。

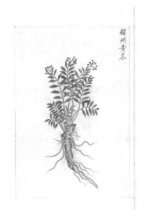

治血症兼能安胎

黄芩清热止血，用于血热妄行所致的吐血、咯血、衄血、便血、血崩等，常与生地黄、白茅根、三七等同用，以加强效果。其实单方取效亦佳，宋金时期有数个单方，均有代表性。一为宋代官修方书《太平圣惠方》黄芩散，以黄芩（去心中黑腐），捣细罗为散，每服2克，日2次，或水煎服，不计时候，治吐血衄血，或发或止，皆心脏积热所致。一为《伤寒总病论》黄芩汤，取黄芩10克，水煎服，治鼻衄，吐血，下血；以及妇人漏下血不止。一为《圣济总录》独圣汤，单以黄芩，

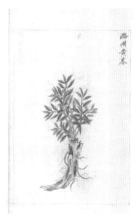

《金石昆虫草木状》中黄芩绘图

细锉如麻豆大，每服15克，水煎温服，治血热妄行，鼻衄或汗孔出血。一为宋代许叔微《普济本事方》，单用黄芩，为细末，每服3克，温黄酒送下，治崩中下血。以上数则单方应当说虽名异而实同，但服散、煮散、煎汤之间的差异还是有的，而不同病情不同用量也是需要注意的。

从文献中发现有黄芩单方外治肌衄的验案（注：顾金寿，字晓澜，其《吴门治验录》成书于清道光三年即1823年），录之如下。

> 顾晓澜《吴门治验录》云，余同事杨君，脑后发际忽出血不止，众皆骇然。余知其为肌衄也，令用一味黄芩，渍水涂之，立愈。后竟未发。又见有胸前、背心（出血）两证，亦以前法治之立效。此方余友范董书所传，治鼻梁出血者，移治他处（出血）亦效，而《准绳》未见及此，可见著书之难也。
>
> ——清·陆以湉《冷庐医话》

《神农本草经》黄芩主"下血闭"似与黄芩清热止血功用有所不同，从这点的理解上我们不妨举用黄芩治月经缺失来印证其"下血闭"功效。如名方黄芩牡丹汤，此方出自《备急千金要方》卷四，以黄芩、牡丹皮为主药，配合桃仁、瞿麦、川芎、芍药、枳实、射干、海藻、大黄、虻虫、蛴螬、水煎服，可治女人从小至大，月经未来，颜色萎黄，气力衰少，饮食无味。

黄芩有清热安胎之功用，用于妊娠胎热不安，伴心中烦热，恶心呕吐，一般与白术配成药对使用，被称为"安胎圣药"。如《妇人大全良方》白术散，取黄芩、白术各等份，新瓦上焙香，研为散，每服6克；或加生姜三片、大枣一枚，水煎温服，治妊妇伤寒，胎动不安，但觉头痛发热，可吃二三服即安。对此黄芩白术安胎药对，元代名医朱丹溪有所阐述：

"黄芩、白术为安胎圣药，俗以黄芩性寒而不敢用，盖不知胎孕宜清热凉血，血不妄行，乃能养胎。"

妊妇若发生胎漏或胎动不安，往往对药物的敏感性增强，用药要恰到好处，稍有不慎，祸不旋踵。由于黄芩味苦气寒，所以强调只对血热胎动者宜之。王孟英运用黄芩安胎，也多用于实热之证。

仲景妙用黄芩分析

在《伤寒杂病论》中，医圣张仲景用到黄芩的成方共有25首（附方除外），其中汤剂20首，丸剂2首，散剂3首。临床多用于治疗伤寒和内科杂病。分析黄芩在仲景方中的功效所主以及常用配伍，则有这样的规律：以黄芩主气分实热（黄芩配柴胡）、主血分热结（黄芩配芍药）、主湿热中阻（黄芩配黄连）三个方面。

清代邹澍《本经疏证》对此进行了很好的总结：

"仲景用黄芩有三耦也。气分热结者，与柴胡为耦（小柴胡汤、大柴胡汤、柴胡桂枝干姜汤、柴胡桂枝汤）；血分热结者，与芍药为耦（桂枝柴胡汤、黄芩汤、大柴胡汤、黄连阿胶汤、鳖甲煎丸、大黄䗪虫丸、奔豚汤、王不留行散、当归散）；湿热中阻者，与黄连为耦（半夏泻心汤、甘草泻心汤、生姜泻心汤、葛根黄芩黄连汤、干姜黄芩黄连人参汤）。以柴胡能开气分之结，不能泄气分之热；芍药能开血分之结，不能清迫血之热；黄连能治湿生之热，不能治热生之湿。故黄芩协柴胡，能清气分之热；协芍药，能泄迫血之热；协黄连，能解热生之湿也。"

《伤寒论》中以黄芩为主药的黄芩汤，被视为治下利的祖方。用黄芩9克，芍药6克，甘草6克，大枣5枚，水煎服。治伤寒，太阳与少阳合病，身热，口苦，腹痛下利。方中黄芩苦寒，清热止痢；芍药味酸，敛阴和营止痛；甘草、大枣和中缓急。诸药合用，共奏清热止利、和中止痛之效。全方的重点在清泄里热，里热清则不仅下利自止，在表之热也随之而解。所以汪昂《医方集解》对黄芩汤称赞有加：

"机要（《朱丹溪治法机要》）用之治热利腹痛，更名黄芩芍药汤；洁古加木香、槟榔、大黄、黄连、当归、官桂，更名芍药汤，治下利。仲景此方，遂为万世治痢之祖矣。"

据美国耶鲁大学郑永齐教授等进行的一项现代研究证明，经方黄芩汤可以有效治疗结肠癌，可减少如腹泻、呕吐等化疗的毒副作用，帮助结肠癌患者化疗后更快恢复健康。

经方黄芩汤治验，兹举例倪少恒治痢疾案：王某，男，30岁，1953年4月11日初诊。患者病初恶寒，后则壮热不退，目赤舌绛，烦躁不安，便下赤痢，微带紫暗，腹中急痛，欲便不得，脉象洪实。余拟泄热解毒，先投以黄芩汤：黄芩、白芍各12克，甘草3克，红枣3枚。服药2剂，热退神安痛减，于13日改用红痢枣花汤，连服3剂获安。

黄芩单方有效验

不仅李时珍的重病是使用单味黄芩治愈的，追溯古代医家临床上单味使用黄芩者也不乏其例。黄芩单方药专力宏，是其功效所主的集中体现，从单方更有助于理解其药性与效用。兹录几则经典文献中的单方如下。

唐代孙思邈《备急千金要方》载一味黄芩煎服方："治血淋热痛，黄芩一两，水煎分服。""亦主下血"。

宋朝《太平圣惠方》黄芩散，即用一味黄芩为末调服："治吐血衄血，或发或止，皆心脏积热所致。黄芩一两，捣细罗为散，每服三钱，以水一中盏，煎至六分，不计时候，和渣温服。"

宋朝许叔微《普济本事方》芩心丸用一味黄芩为细末："治崩中下血，黄芩为细末，每服一钱，霹雳酒下。"

金元间李杲（字明之，晚年自号东垣老人）《兰室秘藏》中的小清空膏，以黄芩为末茶调服，"治少阳头痛及太阳头痛，不拘偏正"。以片黄芩酒浸透，晒干为末，每服一钱，茶酒任下。

元朝朱震亨《丹溪心法》清金丸："泻肺火，降膈上热痰。黄芩炒为末，糊丸，或蒸饼如梧子大，每服五十丸。"

元朝萨迁《瑞竹堂经验放方》的芩心丸，独以黄芩新枝者二两为末泛丸，"治妇人四十九以后天癸却行，或多不止"。

明朝李时珍引李楼《怪证奇方》载治痔疮出血，手冷欲绝："以酒炒黄芩二钱，为末，酒服即止。"

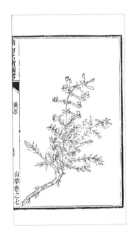

《植物名实图考》卷七中黄芩图

明末清初张璐《本经逢原》论述黄芩时兼及一味子芩丸："（黄芩）其条实者兼行冲脉，治血热妄行。古方有一味子芩丸，治女人血热，经水暴下不止者，最效。"

当今临床中，也有医家应用黄芩单味治疗高血压病、功能性子宫出血、急性泌尿感染等，亦取得十分满意的效果。

黄芩汤剂内服的一般用量为3～9克。由于苦寒伤胃，故脾胃虚寒、少食、便溏者忌用。黄芩制剂点眼时有胀痛感。

记忆中的黄芩茶

开篇我们提到的黄芩被叫作山茶根，那正是从黄芩茎叶可被用作山茶而得名的。山中采，山民饮，北方一些地方将黄芩茎叶制作的植物茶，就随便把它叫成山茶。

"一捧黄芩一桶金，清凉解暑赛寻荫。杀青揉捻轻轻甩，沸水冲开君自斟。"

这是一首"民歌"，出自北京房山宋家骧的《大房山樵歌》。说的是往昔京西山村农家有土俗，将黄芩茎叶炒茶，妙用于夏日清凉解暑，也说到了它的制法以及待客之道。

在乡土记忆中，乡村农民自制黄芩茶，是先用小火烧一口大锅，待锅底烧得稍烫，把切碎的鲜黄芩倒进锅中。一边倒，一边不停地将锅底搅匀。直到感觉到黄芩已经被炒透了，炒干了，就将它盛出。这大致上与南方产茶区炒青茶方式差不多。炒制好了的黄芩茶，搁箱入柜，存放几年都不会走味儿。

黄芩茶就是北人解渴的土饮品，最早不过是乡民想出来的方便生活、且能本土自足的办法。但它未必就一定俗不可耐，见识一下喝黄芩茶，也有一股雅致在其中。沏出的黄芩茶，颜色淡黄、清亮，极耐冲泡，有清苦药味，更兼缈缈草香。

黄芩茶最宜盛夏时节饮用。特别是夏日午睡醒来，又待劳作之时，宜先饮足了黄芩茶。夏日度酷暑的日子，多是午间无风，高温气浪，农舍寂静。这时最应景的，就是熬好、煮开或冲泡的那碗黄芩茶汤了。农民夏日照常要忙农活，也许要间苗洒药，也许要除草积肥，也许要起棚垫圈，都大耗体力、大汗频出。这时饮用黄芩茶，能起到祛暑清热的功效，恰好可与寻荫媲美。所以赶在忙活之前，先把黄芩茶饮足。而饮黄芩茶更不必讲究细斟，用大碗就好。

饮用黄芩茶，正好发挥了它清内热的草药功效。乡土中的黄芩茶，也显示出劳动人民的就地取材，适者为用，多知多能。

神农本草经

中品

黄芩

黄芩 味苦，平。主诸热黄疸①，肠澼泄利②，逐水③，下血闭④，恶创恒蚀⑤，火疡⑦⑧。一名腐肠⑨。生川谷。

吴普曰：黄芩，一名黄文，一名妒妇，一名虹胜，一名经芩，一名印头，一名内虚。神农、桐君、黄帝、雷公、扁鹊：苦，无毒；李氏：小温。二月生赤黄叶，两两四四相值，茎空中，或方员，高三四尺，四月花紫红赤，五月实黑根黄，二月至九月采（《御览》）。

《名医》曰：一名空肠，一名内虚，一名黄文，一名经芩，一名妒妇。生秭归及冤句，三月三日，采根阴干。

案《说文》云：葿，黄葿也。《广雅》云：菳蒢，黄文，内虚，黄芩也。《范子计然》云：黄芩出三辅，色黄者，善。

——清·孙星衍、孙冯翼辑本《神农本草经》

〔 注释 〕

① 黄疸：病症名。又称黄瘅。黄疸之名初作"瘅"，先秦于发黄之病概以瘅称。系胆汁外溢引起全身皮肤、巩膜黄染的现象，身黄、目黄、尿黄是其三大主症。《素问·平人气象论》："溺黄赤，安卧者，黄疸。……目黄者，曰黄疸。"《灵枢·论疾诊尺》："身痛而色微黄，齿垢黄，爪甲上黄，黄疸也。"《神农本草经》中主"黄疸"功效者尚见于黄柏（檗木）、苦参等，可资互参。

② 肠澼：病症名。《素问·通评虚实论》见之。"澼"指垢腻黏滑似涕似脓的液体。自肠排出，故称肠澼。《素问经注节解》："肠澼，痢疾也，今世下利见红白积者是也。"《景岳全书》卷二十四："痢疾一证，即《内经》之肠澼也。"《古今医鉴》卷八："夫肠澼者，大便下血也。"

③ 泄利：亦作泄痢。泄泻与痢疾并称之。

④ 逐水：中药功效与中医治则治法概念。使水饮之邪得到攻遂或去除（泻下）。

⑤ 血闭：指妇女经闭。下血闭，即指通调月经。

⑥ 恶创：包括疔、疽、癣、疥等可恶的皮肤病。创，同"疮"。《诸病源候论·疮病诸候·诸恶疮候》："若风挟湿毒之气者，则疮痒痛焮肿，而疮多汁，身体壮热，谓之恶疮也。"

⑦ 恒蚀：《神农本草经》其他辑本如清代顾观光辑本中有作"疽蚀"。蚀者，损伤、侵蚀之义。

⑧ 火疡：眼科病症名。一名火疳。表现为在眼结膜上生一白色的小颗粒，周围充血疼痛，流泪，怕光等。《证治准绳》见之。

⑨ 腐肠：黄芩别名。多年生的黄芩其根茎（腹中）多枯烂中空，亦可现破裂，故古人以形态而别称之。因生长年限长（年老）而又别称其为宿芩。

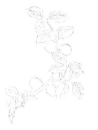

Prunus mume (Sieb.) Sieb. et Zucc. 梅

乌 梅
（梅 实）

止 渴 佳 果

迎春故早发，独自不疑寒。

畏落众花后，无人别意看。

——南朝·谢燮《早梅》

我国特有的名贵花果

"南国报春有梅花，东风催开第一枝。"

梅，蔷薇科，李属，为落叶的乔木或灌木。古人称梅、兰、竹、菊为花中四君子，而梅以迎风斗雪、破寒而开的梅品而傲占其首。

梅是我国特有的花果树木之一，原产我国长江以南各地。我国植梅大约起于商代，距今已有近4000年的栽培历史。梅在历史上颇负盛名，《周礼》《尔雅》

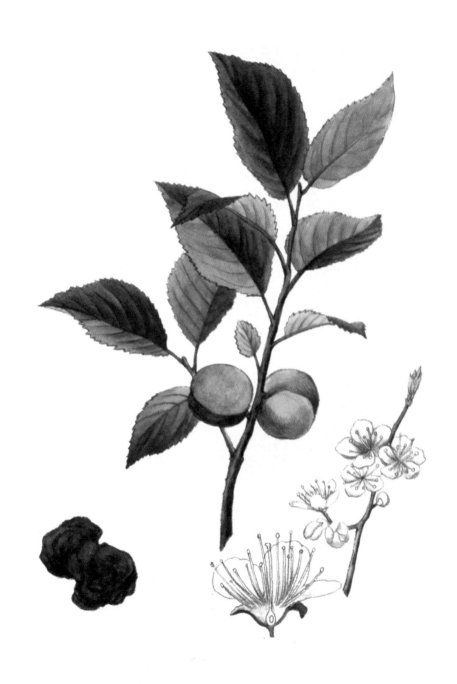

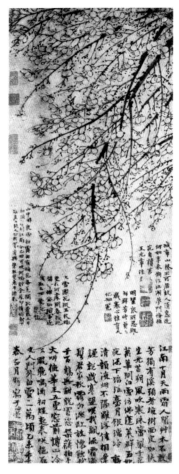

元 王冕《墨梅图》

《说文》中皆有梅的古称。春秋战国时期，爱梅之风甚盛，人们把梅花和梅子作为馈赠和祭祀的礼品。至汉朝，梅花已入宫苑。南北朝时期，扬州、南京都是植梅盛地。隋唐时期，植梅咏梅之风更盛。杭州西湖孤山的梅花，在唐代即已驰名。宋朝植梅是我国历史上最昌盛的时期，南宋诗人范成大所著《梅谱》一书是我国第一本梅花专著，也是世界上最早的梅花专著。我国的梅花约在公元1474年前传到朝鲜，后又东渡日本，到1878年输入欧洲，1908年由日本传至美国。1986年我国举行的一次较大规模的中国名花评选活动中，收到选票15万张，其结果梅花居首，牡丹次之，足见梅花在民众中的喜爱程度。

早春二三月，梅花正当红。梅先开花而后长叶，品种繁多，早春赏梅诚为雅趣。观赏梅花之胜地，自当数江南。著名之处有南京梅花山、无锡梅园、武汉东湖梅园等，其中以南京梅花山最著名，有"天下第一梅山"之誉，梅花被确定为南京市花，并举办有国际梅花节。

梅树于隆冬和初春时节开花，芳香隽永，久荣不枯。由于花先叶而开放，故宋代谢翱有诗赞曰：

"到无香气飘成雪，未有叶来花尽开。"

梅的品种很多，现有200多个品种，分为食用梅（包括药用梅）和观赏梅两大类，食用梅有青梅、白梅和花梅几种，其果实可供食用和药用。

梅的食用在我国历史悠久。1979年发掘的河南新郑裴李岗遗址，出土了梅核，当为7500年前左右的先人遗物。河南安阳出土的商代铜鼎中，曾发现盛满了炭化的梅核。古人最初植梅，是为了采集果实作调味品用，而不是为了观赏。南北朝以前，栽培梅树单独为了采摘果实，用法很多，在北魏贾思勰《齐民要术》中就提到梅实味酢（酸），"可生啖也。煮而曝干为酥，置羹臛菹中，又可含以香口。亦蜜藏而食。"可见青梅以其酸味主要用作调料使用。殷商时的文献《书经·说命》中有"若作和羹，尔唯盐梅"之句，说制作羹汤离不开盐和梅，为烹调之必备。古人大量使用梅子，取用青梅用盐汁渍后，经日晒遂成"白梅"，再研成末用作酸味调料。梅作为酸味调味品是古代先民的习惯，直到制醋业兴起后被醋慢慢取代。但用梅这一烹调习惯至今仍在云南下关等地的白族、纳西族人生活中延续着。

唐代诗人白居易有诗句说："紫蕨行看采，青梅旋摘尝。"采青梅未必就是单纯尝食它的滋味，后人从《诗经·如南》中可细读品味那借梅传情的爱情诗句：

"摽有梅，其实七分！求我庶士，迨其吉分。

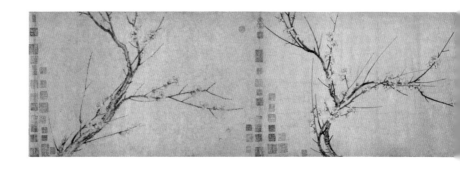

摽有梅兮，其实三兮！求我庶士，迨其今兮。

摽有梅兮，顷筐墍之！求我庶士，迨其谓之。"

　　天真无邪的姑娘，将梅实抛来掷去，大胆泼辣地向小伙子表白火热的爱情期盼。《诗经》中所咏的梅就是食用梅，而生活与爱情密不可分。由此青梅而与情爱有关，连诗仙李白都吟说："郎骑竹马来，绕床弄青梅。"

　　至于从食用发展到赏梅，则是汉代以后才在文人雅士中慢慢兴起的。

疲惫之师望梅止渴

　　曹操疲惫之师"望梅止渴"的故事是人人都知道的。沈括在《梦溪笔谈》卷二十三中说："吴人多谓梅子为曹公，以其尝望梅止渴也。"

　　魏武行役，失汲道，军皆渴。乃令曰："前有大梅林，饶子甘酸，可以解渴。"士卒闻之，口皆出水，乘此得及前源。

　　　　　　　　　　——南宋·刘义庆《世说新语·假谲》卷下

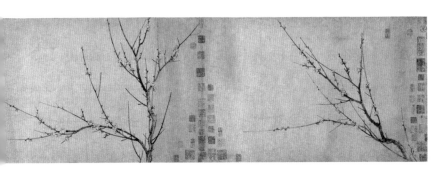

南宋 杨无咎《四梅图》

　　南宋刘义庆《世说新语》中收录有这个故事，其大意为：魏武帝曹操带兵行军途中，天气炎热却找不到水源，士兵都口渴难忍。曹操想了个妙法，就传令说："前面有一大片梅林，有很多梅子，又甜又酸，可以解渴。"士兵们听了，口中酸水都流出来了。乘此机会，大军终于赶到了有水源的地方。唐代诗人罗隐有诗赞此故事曰（诗中和羹一说系指梅作调味品食用）：

　　　　　　"天赐胭脂一抹腮，盘中磊落笛中哀。
　　　　　　虽然未得和羹便，曾与将军止渴来。"

　　梅之味酸甜，酸味对唾液腺有刺激作用，可以促进唾液分泌。在大脑中想到梅的酸味，可以形成条件反射，从而使人口中不断流出口水，也就是说，"望梅止渴"是完全有科学道理的。由此我们也不难理解中药乌梅所具有的生津止渴之功效。

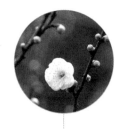

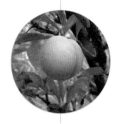

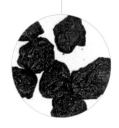

炮制加工始成乌梅

《神农本草经》所载之"梅实"，即现今药用之乌梅，为较常用中药。乌梅药材为蔷薇科落叶植物梅 *Prunus mume* (Sieb.) Sieb. et Zucc. 的未成熟果实青梅的加工熏制品。《本草纲目》说："梅实采半黄者，以烟熏之为乌梅。"一般于5月间采摘青梅，低温烘至果肉黄褐色，呈皱皮，再焖至黑色，即成。

乌梅入药去核生用或炒炭用。药材主产于四川、浙江、福建、重庆、湖南、湖北、贵州、广东等地。以四川产量最大；而以浙江产品质量较好，肉厚色黑。如浙江杭州市郊的超山是青梅的主产地之一，共有梅园6000多座，在隆冬与初春之际，千树万树梅花开，"十里梅花香雪海"，素有"十里梅海"之称。超山的极慈寺、大明堂等名胜古迹处，仍生长着唐梅、宋梅各一株。

现今对乌梅药性的认识：味酸、涩，性平，入肝、脾、肺、大肠经，功能敛肺、涩肠、生津、安蛔。用于肺虚久咳，久痢滑肠，虚热消渴，蛔厥呕吐腹痛以及胆道蛔虫症。外治疮疡久不收口，鸡眼等。

酸敛"主下气"，生津止口渴

《神农本草经》记载梅实味酸平，有"主下气，除热，烦满，安心"等主要功效，其酸敛之性古今认识一致。缪希雍认为"乌梅味酸能敛浮热，能吸气归元，故主下气，除热烦满，及安心也。"敛肺、生津是乌梅主要的临床功用。

乌梅能生津敛阴，对于暑热津伤口渴者，可单味煎服，或配伍天花粉、麦冬、人参等同用。如《丹溪心法》玉泉丸，用乌梅与黄芪、麦冬、天花粉、葛根等配伍，治疗有虚热之消渴病。现代有用乌梅配炒决明子、炒山楂制备成清暑颗粒剂，发挥其消暑止渴开胃功效，用于伤暑，身热心烦，口渴舌干，恶心呕吐，体倦纳呆等症。

乌梅味酸收敛，能敛肺止咳。如《世医得效方》一服散，用乌梅配杏仁、阿胶等，治疗肺虚久咳痰少或干咳无痰症。

乌梅有止孕妇呕吐的作用。孕妇往往想吃酸味的食物而厌油腻及甜食，故"孕妇多嗜之"（《随息居饮食谱》），这属于怀孕后的自然生理现象。此时食一个乌梅有一定的止吐作用。

涩肠止痢，利胆伏蛔

乌梅涩肠止泻，用于久泻久痢是最常用的，尤其是血痢。清代陈士铎《本草新编》中有："乌梅止痢断疟，每有速效。"对于泻痢日久，正气已虚者，可配肉豆蔻、诃子等。《医说》中曾记载北宋陈应之用乌梅治下痢便血的医案：曾鲁公患下痢便血拖延百余日，国医妙手都没治好，陈应之用盐水梅肉一枚研烂，加入醋服之，一次就转危为安。大丞梁庄肃公也曾患下痢便血，陈应之还是用到乌梅，他用乌梅、胡黄连、灶下土各等份为末，用茶水调服，亦取得疗效。"盖血得酸则敛，得寒则止，得苦则涩故也。"

《医说》载曾鲁公痢血百余日，国医不能疗，陈应之用盐水梅肉一枚，研烂合醋服之，一啜而安。大丞梁庄肃公亦痢血，应之用乌梅、胡黄连、灶心土等份为末，茶调服亦效。

——明·李时珍《本草纲目·果部》

"蛔得酸则伏"，乌梅亦为安蛔止吐良药，可用于肠道蛔虫引起的腹痛、蛔厥、呕吐等，常配伍黄连、黄柏、干姜、花椒等同用，如乌梅丸，这是出自《伤寒论》主治蛔厥腹痛的名方，现今临床用其方可治脾虚久痢者。对于胆道蛔虫病，可用乌梅、茵陈各30克，水煎后每隔2小时服用。这得益于乌梅有使胆囊收缩、促进胆汁分泌的作用，因此乌梅还可用于治疗胆石症、胆囊炎等，常配虎杖、茵陈等，有一定效果。

乌梅内服可止血，用于大便下血、尿血、崩漏不止等症。

乌梅外治蚀恶肉

梅实"主……死肌，去青黑志，恶疾"，《神农本草经》此功效记述在后世临床中体现在外用蚀恶肉、点痣等皮肤科之用，而现代更发展为治疗痔疮。

乌梅外用能够消痔核、蚀胬肉。古代文献中用梅和药末点痣，确有蚀恶肉的作用。现今用乌梅制成注射液局部注射治疗痔疮，以及配伍枯矾等外用治疗臁疮等溃疡，收到很好的效果。

乌梅烧炭可外治疮疡久不收口。《刘涓子鬼遗方》中治一切疮肉出，以乌梅烧为灰，杵末，敷上恶肉，立尽，极妙。《本草纲目》引有一则案例：

"杨起《简便方》云，（杨）起臂生一疽，脓溃百日方愈。中有恶肉，突起如蚕豆大，月余不消，医治不效。因阅本草得此方，试之一日夜去其大半，再上一日而平，乃知世有奇方如此。"

梅苏丸生津解暑

梅花正开时，说梅最应景。

借梅可说书，有书曰《金瓶梅》；书中说到药，药名叫梅苏丸。

《金瓶梅》第六十七回，西门庆与应伯爵等用果食佐酒，吃到了"衣梅"——一种用杨梅加入药料和炼蜜制成的小吃。应伯爵把衣梅拈将起来，闻着喷鼻香，吃到口犹如饴蜜，细甜美味，不知甚物："待要说是梅苏丸，里面又有核儿。"

梅苏丸是一种中成药。那成药药丸，无论是水泛成丸，还是炼蜜成丸，都是不会有核的。梅苏丸尝起来是甜而微酸的味道，且有生津之效。应伯爵肯定是吃过梅苏丸的，难怪他会觉得，小吃衣梅与梅苏丸很有相似之处。

你别说，小说情节来自生活。在过去，梅苏丸恰是一味类似小吃的预防性的中成药。中医重视治未病，未病先防，防病也要有措施不是。

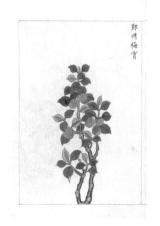

《金石昆虫草木状》中梅实绘图

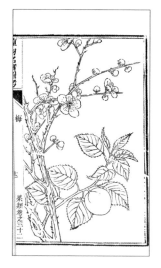

《植物名实图考》卷三十二中梅与梅花图

梅苏丸可防可治，它是针对中暑的，浅尝辄止，过去常被当作一种生津止渴的小吃。

追溯梅苏丸，它最早的处方来源于《圣济总录》卷五十八。书中记载：

"治消渴，膈热烦躁，生津液。梅苏丸方。白梅肉、紫苏叶、乌梅肉各半两，人参一分，麦门冬去心三分，百药煎三两，甘草炙锉一两半，诃梨勒炮去核一分。上八味，捣罗为末，炼黄蜡汁拌和为丸，如鸡头实大。每服一丸，含化咽津，不拘时候。"

《圣济总录》成书于北宋政和年间（1111～1117年）。此方后又载于南宋黎民寿《简易方》（成书于1260年）中。明代《奇效良方》（董宿撰著，后由方贤编定，刊于1470年）也予以收载。再后，刊于1594年的《鲁府禁方》中也有它，本书系名医龚廷贤在明宗室鲁王府任职时所录验方的汇编，并由鲁王府刊行。可见这味小吃梅苏丸，还是深受医家推崇的，而在民间应用颇有需求。有人视其为秘而不传的禁方，更有名医不惜解密以助其流传。

不只以明朝为背景的《金瓶梅》中描

绘梅苏丸被市民熟知，有清一代梅苏丸也成为庙会上的大众商品。

二百多年前，天津出了位多才多艺的文人，大名杨一崑，字二愚，系乾隆戊申年（1788年）举人。他"天才警敏，学自成家"，文章、诗歌、书法俱佳。当时天津人都觉得其为人古怪，他便因此自号"无怪"。杨无怪有流传至今的两首白话长诗《皇会论》和《天津论》，被收录在清代张焘的《津门杂记》中。

单说《皇会论》。皇会本名娘娘会。因天津这座城市滨海而建，民间虔敬地敬奉天后娘娘即妈祖。每逢三月二十三天后寿诞，阖城的善男信女都要筹备隆重庆典，从而形成了娘娘会。娘娘会时参加者甚众，或尽财力，或出人力，或为表演，或为执事，组成各种组织，名曰"会"，如专司事务的扫殿会、净街会、请驾会、护棚会，参加表演各种技艺的法鼓会、大乐会、鹤龄会，负责天后娘娘仪仗銮驾的门幡会、太狮会、宝鼎会等。艺人组成的"会"按顺序排成队列，沿着规定的路线敲锣打鼓，一路表演，名曰"出会"。各会齐聚天后宫前，上演最精彩的节目，盛况空前。全城男女老少，云集观看，更是民众到天后宫烧香还愿最集中的日子。据传娘娘会起源于康熙三年，后乾隆下江南时路过天津，目睹娘娘会的盛况，赞不绝口，遂将娘娘会更名为皇会。

自乾隆以迄清末，皇会成为天津阖城上下最为隆重的民间节日，场面恢宏壮阔，极尽奢华。杨无怪的《皇会论》，描写鼎盛时期皇会的盛况，具有极高的史料价值，也有很高的文学价值。

杨无怪用最为朴素地道的天津方言，将千头万绪、规模宏大的一切再现于笔端，娓娓道来，一丝不乱。我们就在他描绘的热闹皇会上，看到了卖梅苏丸的：

"盛事只办到三月三。跨鼓声喧，中幡耀眼，看会的来到街前。吃了早饭，换了衣衫，行走间先问门幡。买卖齐声喊，喧哗有万千，乱嚷嚷早听见冰糖梅苏丸。……"

是否本之于《皇会论》不得而知，反正冯骥才的《神鞭》中对梅苏丸也有描写：皇会上一群姑娘们口中嚼着冰糖梅苏丸，挤在人群中看会。

赶会要买梅苏丸，酸甜生津口含香。天热时节更有用，预防中暑不着慌。由之，我们说，这梅苏丸成为非处方药，是不是因为有着久远而广泛的群众应用基础呀？

梅苏丸好吃又有防病作用，喜爱它的人不少。由之还形成了变方——冰霜梅苏丸，组方是乌梅肉、紫苏叶、薄荷、葛根等，有生津解渴兼治寒热感冒、胸中满闷、头目眩晕等作用。

清宫中就专门制备这冰霜梅苏丸，供皇室贵人们使用。从清宫整理出的《清太医院秘录医方配本》中，可以看到如下的一则配方。

冰霜梅苏丸

药物组成：盐梅肉四两，麦冬一两（去心），薄荷叶一两（去梗），柿霜一两，细茶一两，紫苏叶五钱（去梗），人参一两。制法：共研为细面，白糖四两为丸，芡实大。用法：每服一两粒。随时食丸。功效：霜以清肺，酸能收火，甘以治燥。能除内热，消烦渴，生津液，解酒毒，清头目，润咽喉，定心慌，伸劳倦。及出外远行，暑热作渴，茶水不便，此药尤宜多备。

在《清太医院配方》一书中，有同名方，但较上方多了一味干葛，却少了麦冬、柿霜、细茶、人参。这说明清宫御医在使用冰霜梅苏丸时，可能针对不同的对象，是略有加减的。这体现了中医用药针对个体的灵活变通。

现今市场上所见的，是曾被收载于卫生部部颁标准的梅苏丸，其处方中含有乌梅肉、紫苏叶、薄荷叶、葛根、檀香、豆蔻、柿霜。制法为取蔗糖与药材细粉，水泛为小丸。具有清热解暑、生津止渴的功效。用于中暑风热，头昏目眩，口干舌燥，津液不足。同被卫生部部颁标准收录的冰霜梅苏丸的处方为：薄荷叶、乌梅肉、薄荷脑、蔗糖。有生津、止渴、祛暑的功效。用于受暑受热，头晕心烦，口渴思饮，口燥咽干。以上两种均为非处方药。

知梅学究刘鸿恩

刘鸿恩（1821～1887年），河南开封人，清代名医，字位卿，号春舫。他识梅用梅，详发乌梅功用，他自认为"予亦可为乌梅之知己也，即自号为知梅学究以自誉"。

他治久痢体虚者，创用独梅汤。用大乌梅五个煎汤，白糖五钱为引冲服，愈病无数。主张治泄痢日久，气血已伤，病邪未尽，胃气垂绝，凉热补泻之药俱难入口时，"宜诸药一概屏除，专服独梅汤以敛肝"，称"惟独梅汤能舒胃气于独绝"。

刘鸿恩详发乌梅之敛肝功用，成为其学术思想中富有特色的一个方面。他通过长期的临床实践，发现了乌梅有敛肝的奇特功效。他在《医门八法·虚实》中总结说："数十年来，凡遇阴虚血少，肝燥克脾之证，谓宜用归、地以滋阴，方合虚者实之之义，无奈其虚不受补，更加胀满。因思肝木正在恣肆，施之以补，真不啻助桀为虐，惟有敛肝之法可以戢其鸱张……可惜无此药品耳，思之既久，忽得乌梅，用以敛肝，应手辄效，推而广之，凡系肝经之病，用之皆效。""乌梅最能补肝，且能敛肝，功效甚大，凡肝经病证，用之皆效。"并说："乌梅毫无邪性，可以多用，可以独用，可以与一切补剂并用"。

他治消渴病，用乌梅四物汤，上消加天花粉，中消加甘草，下消加麦冬，说"惟此能续阴气于垂尽，以此滋之补之"。

他治咳喘久不得止，重用乌梅，"宜独参汤合独梅汤，当阴阳将脱之候，得阴阳交济之功"。

他治胃气痛，用乌梅甘草汤（大乌梅五个，甘草五钱），"往往一服即愈"。还有一服乌梅药膳歌：

"三个乌梅两个枣，七个杏仁一起捣，加上一杯黄酒饮，不害心痛直到老。"

这里的心痛指胃气痛。在其《医门八法》一书中，治杂病之方70%以上用到乌梅。

食用佳品酸梅解暑

乌梅属药食两用品种，用量很大，是一种很好的保健食品，尤其适合制作清凉饮料。如用乌梅和白糖制成的酸梅粉曾经是大众喜爱的清凉解暑饮料，方便携带，可随时冲饮，深受人们的欢迎。

消暑饮料酸梅汤最是国人喜爱的传统饮料。炎热的季节，许多人家会买乌梅来自行熬制，里边放点儿糖可压酸味，冰镇后饮用更添凉爽。比较正规的酸梅汤的配方，原料有乌梅、山楂、桂花、甘草和冰糖。酸梅汤可是药食兼备的，它能够消食和中，行气散瘀，生津止渴，收敛肺气，除烦安神，是炎热夏季不可多得的保健饮品。

乌梅含有机酸、萜类、甾醇类、多糖及挥发性成分、脂类等，在成熟期含氢氰酸。乌梅对大肠杆菌、痢疾杆菌、伤寒杆菌、绿脓杆菌、霍乱弧菌、结核杆菌、各种真菌等都有明显的抑制作用；还能使胆囊收缩，促进胆汁分泌，有抗蛋白过敏的作用，在体外对蛔虫的活动有抑制作用，并能增强机体免疫功能。

乌梅常用量为6~12克。由于酸敛之性颇强，凡表邪未解（如外感咳嗽）、泻痢未久以及有实邪者均忌用，以免产生敛邪作用。味酸者"多食损齿"，亦应注意。

说说梅花可药用

乌梅的药用比较常见，占尽了风头。所以只好把相对不常见的梅花药用放在最后来说。

梅花入药，是用梅的花蕾，性平，味微酸、涩。功能开郁和中，化痰解毒。多用于郁闷心烦、肝胃气痛、梅核气、瘰疬疮毒。红梅花较少供药用。药用以白梅花为主，又名绿梅花或绿萼梅，处方中用名以绿萼梅较为多见。

梅花入药，在晋代葛洪《肘后备急方》和宋代《太平圣惠方》中都有收录，李时珍《本草纲目》中也有记载。清代赵学敏更是奇特，他在《本草纲目拾遗》中将梅花列为众花药之首，用的大名即为绿萼梅。

《红楼梦》第42回，提到了"梅花点舌丹"，药名中就有"梅花"二字，这是一种由熊胆、雄黄、白梅花、冰片等15味药配制成的丹药，主治疗毒恶疮、咽喉肿痛等症。还提到了"紫金锭"，也用到了白梅花的花蕊，此方在明代陈实功《外科正宗》有记载。紫金锭既可内服又可外用，外用可治疗痈疽疔疮，内服对中暑、神昏闷乱、呕恶泄泻以及小儿痰壅惊闭等症有特效。

绿萼梅性平，古今医家多谓其"理气而不伤阴"。但阴虚重症如见有舌红无苔、少津、口干喜冷饮等，仍不宜长期饮用。因为中医学认为，久用理气之味，必将伤阴耗气。

餐食梅花有范儿

赏花之后，餐花是不是更有味儿？梅的花朵可做成各种美味的花卉食品，如梅花粥、梅花脯、梅花汤饼等。

梅花药食两用，可治病养身。所以用梅花煮粥服食，可以疏肝健脾，对肝胃气痛、郁闷不舒、饮食减少、食欲不振、消化不良等，有很好的食疗效果，古人颇重之。

《百草镜》说梅花"开胃散邪，煮粥食，助清阳之气上升，蒸露点茶，生津止渴、解暑涤烦"。《采珍集》说"梅花粥，绿萼花瓣，雪水煮粥，解热毒"。

《红楼梦》第41回中，宝玉品茶栊翠庵，妙玉烹茶所用的水，就是将梅花上的积雪，用青花瓮收藏埋在地下五年而成的，用其冲出的茶水清醇又养生。

梅花还可供提取芳香油。据清代赵学敏《本草纲目拾遗》记载："海澄人善蒸梅及蔷薇露，取之如烧酒法，每酒一壶滴露少许便芳香。"古人根据芳香油与水的沸点不同，利用分馏技术，将梅花的芳香油提取出来，用作食品的添加剂。

如果你愿意学着古人，自己动手制作并享用这天然的香精，那可足够奢侈，也应当足够有品位吧？

梅实

神农本草经

中品

梅实　味酸，平。主下气①，除热②，烦满，安心，肢体痛，偏枯不仁③，死肌④，去青黑志⑤，恶疾⑥。生川谷⑦。

吴普曰：梅实（《大观本草》作"核"），明目，益气（《御览》），不饥（《大观本草》引《吴氏本草》）。

《名医》曰：生汉中。五月采，火干。

案《说文》云：蘻，干梅之属，或作藃。某，酸果也，以梅为柟。《尔雅》云：梅，柟。郭璞云：似杏实酢，是以某注梅也，《周礼》迆人，馈食迆，其实干藃。郑云：干藃，干梅也，有桃诸梅诸，是其干者。《毛诗疏》云：梅暴为腊，羹臛虀中，人含之以香口（《大观本草》）。

—— 清·孙星衍、孙冯翼辑本《神农本草经》

【注释】

① 下气：即降气。中药功效与中医治则治法概念。可治疗气上逆，如降逆下气。

② 烦满：烦闷胀满。

③ 偏枯：病症名。一侧上下肢偏废不用之证。其证或兼疼痛，久则患肢肌肉枯瘦。又名偏风，亦称半身不遂。《灵枢·刺节真邪》："虚邪偏客于身半，其入深，内居营卫，荣卫稍衰，则真气去，邪气独留，发为偏枯。"《灵枢·热病》："偏枯，身偏不用而痛，言不变，志不乱，病在分腠之间。"《诸病源候论·风偏枯候》："其状半身不遂，肌肉偏枯小而痛，言不变，智不乱是也……男子发左，女子发右，若不瘖舌转者可治。"

④ 不仁：肌肤麻木，不知痛痒。

⑤ 死肌：肌肤麻木不用，系肌肉与皮肤感觉及运动功能的严重障碍。古人认为这部分肌肉已失去生命，故曰"死肌"。死，人、物失其生命也。《释名·释制度》："人始气绝曰死。"《韩非子·解老》："生尽谓之死。"《神农本草经》中主死肌功效者尚见菊花（鞠华）、白术（术）条目下。《神农本草经释》注释白术有："死肌者，肌不仁也。"《神农本草经读》注释白术有："死肌者，湿浸肌肉也。"

⑥ 青黑志：指皮肤上有隆起的黑色斑点。青黑，同义词连用，黑色；志，同"痣"。《诸病源候论·黑痣候》："面及体生黑点为黑痣，亦云黑子。"

⑦ 恶疾：此处在《神农本草经》其他辑本中有作"恶肉"（清代顾观光辑本）或"蚀恶肉"（清代姜国伊辑本）者。

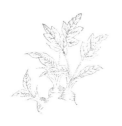

大 黄
药 中 将 军

Rheum palmatum L. 掌叶大黄
Rheum tanguticum Maxim. ex Balf. 唐古特大黄
Rheum palmatum Baill. 药用大黄

位列药中四维，功能推陈致新。

往古亚欧共求，黄良堪称将军。

——宁季子《中药大黄》

将军美名誉大黄

清代诗人袁枚（1716～1798年）曾患泻痢，求医后用了参芪补药治疗，结果导致病情大剧。其老友张止厚馈赠以"制大黄"，让他服用。医者惊恐，认为不可以用之。袁枚毅然服之，三剂而愈。于是赋诗致谢好友：

"药可通神信不诬，将军竟救白云夫。

医无成见心才活，病到垂危胆亦粗。

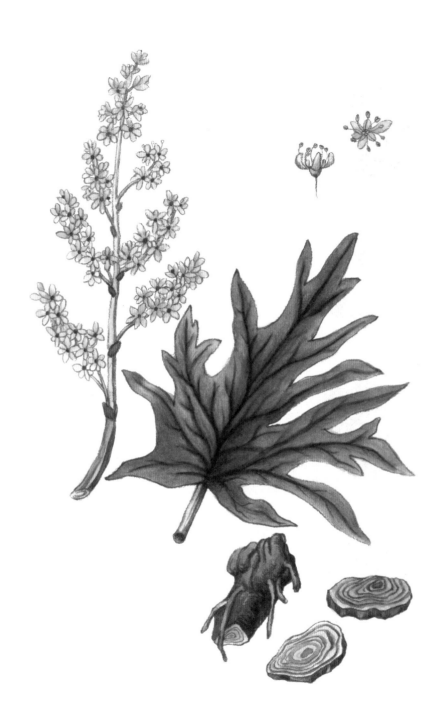

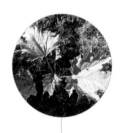

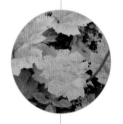

岂有鸩人羊叔子？欣逢圣手谢夷吾！

全家感谢回天力，料理花间酒百壶。”

大黄是中国的特产药物，它的药用已有两千多年的历史。大黄药材来源于蓼科多年生草本植物掌叶大黄 *Rheum palmatum* L.、唐古特大黄 *Rheum tanguticum* Maxim. ex Balf. 或药用大黄 *Rheum officinale* Baill. 的根及根茎。药材呈黄色，以颜色而得名"大黄"。大黄药材主产于四川、甘肃、青海、西藏以及云贵等地。

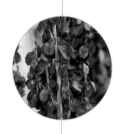

"将军"是大黄的别名，其得来于对药物药效的描述，陶弘景从人有名有号做出了拟人化的解释："将军之号，当取其骏快矣"。因其药用功能推陈出新，作用极为峻快，"夺土郁而通壅滞，定祸乱而致太平"（《药性赋》）。元代王好古《汤液本草》中说："大黄，阴中之阴药，泄满，去陈垢而安五脏，谓如定勘祸乱以致太平无异，所以有将军之名。"明代张景岳还把大黄、附子并称为药中之良将。所以大黄就因此而得了许多带"军"字的别名：强调地产的四川产大黄可称为"川军"，生大黄可称"生军"，而不同的炮制品种，酒大黄可称"酒军"，醋大黄可称"醋军"，熟大黄可称"熟军"。

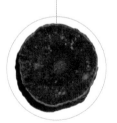

多方功用通古今

《神农本草经》收载大黄，列为下品，因其攻疾而有毒性，其功用是多方面的，迄今仍为临床应用广泛的重要中药。

"大黄味苦寒。主下瘀血，血闭，寒热，破癥瘕积聚，留饮，宿食，荡练肠胃，推陈致新，通利水谷，调中化食，安和五脏。"若粗略分析《神农本草经》大黄功效所主之经文，可清晰地将其归为几大方面：一，治疗血证，如"主下瘀血，血闭"、"破癥瘕积聚"；二，治疗热证、解毒，如主"寒热"；三，攻积泻下，如主"留饮，宿食，荡练肠胃，推陈致新，通利水谷，调中化食"。在后世长期的临床应用中，《神农本草经》对大黄的认识得到了忠实的体现和沿用。

现今对大黄药性的认识：味苦、性寒，归脾、胃、大肠、肝、心包经，具有泻热通便、凉血解毒、逐瘀通经等功能；临床常用于实热便秘，积滞腹痛，泻痢不爽，湿热黄疸，血热吐衄，目赤，咽肿，肠痈腹痛，痈肿疔疮，瘀血经闭，跌打损伤，外治水火烫伤；上消化道出血。

大黄在处方用药时有生大黄（生用）、酒大黄（酒炒或酒蒸）、大黄炭（炒炭）之不同。生大黄泻下力较强，欲攻下者宜生用；酒制大黄泻下力较弱，活血作用较好，宜用于瘀血证；大黄炭则多用于出血证。

通腑泻热解毒之用

大黄为清热通下之品，具有通腑泻浊、增进食欲、调理气血、畅达气机的作用。以大黄为主药的名方众多，与《神农本草经》略有不同的

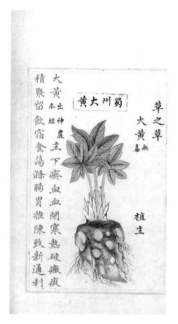

《本草品汇精要》记录的大黄

是，现今其功效则以通脏腑为主，下瘀血次之。

大黄通脏腑之功效，即泻下通便。临床应用如：治温热病热结便秘、高热不退，可用《伤寒论》大承气汤（大黄、厚朴、枳实、芒硝）；治脾阳不足之冷积便秘，可用《备急千金要方》温脾汤（当归、干姜、附子、人参、甘草、芒硝、大黄）。以上所用皆本《本经》大黄主"留饮，宿食，荡练肠胃，推陈致新，通利水谷，调中化食"之功效。

《神农本草经》所谓主"寒热"，乃大黄具有凉血清热之功用。以大黄与黄芩、黄连同用可加强其清热作用，而大承气汤、泻心汤所代表的亦即此。

大黄通腑清热，在眼科也有重要应用。河北庞氏中医眼科在全国影响广泛，已有五代百余年的传承历史。据其第三代传人的庞泗泉在《北方医话》中介绍，该流派擅长运用大黄治疗炎性眼病与出血性目病，既清热又止血。

"余之先祖擅长治眼疾。余幼承庭训，常用大黄治疗炎性目病，黄液上冲，凝脂翳，物伤其晴，血灌瞳神，眼底出血等眼病，其效如桴鼓。

……大黄用于眼科，不但可治炎性目病，而且也可治出出血性目病，尤其是可用大黄炒炭治疗眼底出血。经临床观察，凡眼底出血者，无论何种起因，常常瘀久化热，故常用大黄炭治之，且多多应手。"

下瘀血治诸血证

大黄"下瘀血"之用，即逐瘀通经，常用于治疗出血与瘀血。

当今临床常用之方如：治肠痈腹痛，用《金匮要略》大黄牡丹皮汤（大黄、牡丹皮、桃仁、冬瓜仁、芒硝）；妇女产后腹痛、恶露不尽，用《金匮要略》下瘀血汤（大黄、桃仁、土鳖虫）；治跌打损伤、瘀血肿痛之瘀血证，用《医学发明》复元活血汤（柴胡、天花粉、当归、红花、生甘草、炮山甲、大黄酒浸、桃仁）。治治血热妄行之吐血、衄血、咳血，可用《金匮要略》泻心汤（以大黄配黄连、黄芩组成，又称三黄泻心汤）。此所用则是《神农本草经》所谓"主下瘀血，血闭，寒热，破癥瘕积聚"之功效。

清代吴谦对血证用大黄成方编有歌诀，曰：

"跌打之症属寻常，复元活血汤最良，已破亡血八珍服，未破瘀血大成汤。"

河北名医查文安曾仅用大黄单方即治愈一例"怒则气上"引发呕血的患者，既重视发挥了大黄下瘀血的功用，同时又降气为治。

尝治一王姓患者，素有胃疾。某日因其子违教，匿事招祸，盛怒之下，饮酒数盅。旋即呕血不止，约盈一盏，面色顿现苍白，头晕目眩，脉见细数，时有昏厥之势。急予生大黄粉6克，以少许淡盐汤冲服。以后每次3克，日三服。嘱之以恬情畅性，静卧禁食。次日患者畅行黑便三次，又次日便色转黄。停服上药，再予归脾汤化裁，历二旬患者面色转润，胃痛亦告消失。盖肝火大作，怒则气上，酒性慓疾，血随气行，血之与气，并走上逆则伤肝动血，是以骤发呕血。大黄直折气火，导气下行，清血行瘀。(《北方医话》)

人体四肢或躯干等肌肉丰富的部位，如果遭受到重物如石块、土方等长时间的挤压，在挤压解除后出现身体一系列的病理生理改变，这称为挤压综合征。被挤压后，临床上主要表现为以肢体肿胀、肌红蛋白尿、高血钾为特点的急性肾功能衰竭。如不及时处理，后果常较为严重，甚至导致患者死亡。

据临床研究，含有大黄的大成汤（大黄、芒硝、陈皮、红花、当归、苏木、木通、枳壳、厚朴、甘草）用于治疗挤压综合征引起的急性肾功能衰竭取得了一定的疗效。

云南名医杨柏如在《长江医话》中载文，从"大黄治全身浮肿"验案体会到，用大黄解下焦之肾热，而有消水及解氮质血症之毒的作用。

余少时，一堂弟，约7岁，患全身浮肿几达半年之久，皮肤胱白娇嫩，几欲出水，不知其病起于何因。乡间无医药，惟赖单方验方冀其幸中。谁知药不对症，愈治愈沉疴。一日，家中请得一草医。他貌有难色，视之良久，乃曰："此病不治必死，治则或可生还，只是关隘险甚，不敢施治耳。"我叔祖道："病已至此，亦只好死马当活马医，死无怨言"。

那草医即取生大黄一大块，命煎汤顿服。服后患儿下泻如注，浮肿全消，经饮食调理而愈。今已五十余年，现作海员驰奔于各大洋中。

回顾此症，似为肾小球肾炎。其本为肾热，标为脾肾阳虚，脾肾阳虚尿闭而浮肿，氮质血症亦日增。用大黄解下焦之肾热，是为治本，且有消水及解氮质血症之毒的作用，水消后再调理脾胃则脾胃之阳得复，故愈。自余为医，凡遇尿毒症而体力能支者，恒用大黄解毒消肿，多能延长病家生命。

大黄在配伍后尚有补血虚之用，如大黄䗪虫丸或仲景白劳丸即用治血痹虚劳。清代何梦瑶在《医碥》中指出，祛瘀止血与虚证出血皆可用大黄，谓："凡血妄行瘀蓄必用桃仁大黄行血破瘀之剂，盖瘀败之血势无复返于经之理，不去则留蓄为患，故不问人之虚实强弱必去无疑。虚弱者加入补药可也。"

"安和五脏"可益寿

大黄还是一味延年益寿良药，现代研究证明，大黄不仅有抗菌、抗病毒、抗肿瘤的作用，还有降低血脂、增强免疫力、利胆、减肥等作用，使用得当，对延缓衰老大有裨益。中老年人经常适量服用大黄，可使体内轻微积滞的毒素得以及时清除，从而达到防治老年病、强身健体、抗衰延年的目的。此诚为"以通为补"之治法，取《神农本草经》所谓"调中化食，安和五脏"之效。

《备急千金要方》卷二十一，载有"巴郡太守方"即加减三黄丸，方中用到大黄。治男子五劳七伤，消渴不生肌肉，妇人带下，手足寒热，说"一月病愈，久服走及奔马"。据民间传说，某地曾有一走方郎中，以卖"大补糕"闻名。因有效而询方者众，但郎中密而不传。不料郎中在一次酒后失言，秘密泄露：原来其成分不过是大黄加上焦三仙（谷芽、麦芽和山楂），如此简单。此等所谓大黄的"补"，实为通补，以通为补。

东北名医李寿山对大黄的通补功效颇有体会，他在《北方医话》中作了介绍，并附验案说明之：

大黄健脾和胃有功劳。大黄研末为丸，名曰独圣丸。有助消化、增食欲、健脾和胃之效。对胃弱不纳，脾虚不运，消化吸收不良，食欲不振，脘腹痞满，大便时溏时结，肌肉消瘦或异常肥胖者用之屡验。

一位患慢性胃肠炎者，胃痛腹满，食欲不振，大便溏薄，日二三行，迁延日久，面黄肌瘦，神疲乏力，进健脾益气药罔效。与服独圣丸，旬日大便成形，食欲增进，痞满胃痛尽除，月余后体重增加1.5千克。

又一女患，形体肥胖，身高不足1.60米，体重却达91千克，血脂甚高。服独圣丸两个月，体重减轻10千克，血脂恢复正常。临床用之，每获降脂减肥之效。大黄补通两用可见一斑。

……大黄既能攻又善守，一味兼有双用，故临床不可偏废。用之得当，桴鼓之效自会应手而得。

大黄安和五脏而能治呕吐，仲景《金匮要略》中的小方大黄甘草汤亦是其功效的体现。河北唐山王乃一对此颇有体会，并举例验案说明之。

呕吐一证，皆为胃失和降而致。治以和胃降逆为其常法。临证时，辨其虚实、寒热等因，随证施治常能取效。但有食入即吐一证，以常法治之多不愈。余用大黄甘草汤，每投辄效。

《金匮要略·呕吐哕下利病脉证治篇》云："食入即吐者，大黄甘草汤主之。"原文只十二字，药仅大黄9克、甘草6克二味，无更多论述，但师其法用之，往往手到病除，所以每叹经方之奇效。

余曾治一杨姓少女。她患食入即吐证，已九月余，多方求治无效。经西医检查未见器质性病变，诊为"神经性呕吐"。其症状，除饮食即吐外，伴有大便干燥，体弱神疲，脉沉弦细，舌苔薄黄，其他无所苦。初用降逆止呕药无效，遂考虑用大黄甘草汤治之。但又虑其久病体弱，恐伤其正，因而有所踌躇。后思之，经云："有故无殒，亦无殒也"，遂径投此方，竟一剂而愈。

又治一老妪，患食入即吐二十余日，经治疗无效前来就医。因年事已高，恐有癌变，经有关检查无器质性病变。其症状，除食入即吐外，别无不适，二便正常，脉象沉弦，舌质正常无苔。经投大黄甘草汤治之，取药两剂，嘱其一剂瘥，停后服。五日后其家属来云，服一剂而吐止，未再复发。

用大黄甘草汤治疗食入即吐证，诸家皆以热论之。余临证多年，治愈此症甚多，其中伴有便秘、脉数、苔黄等热象者存之，体弱、便可、无苔、脉沉弦细无热象者亦有之。然皆投此方而愈。由是观之，本病不独因热。胃热能致吐，胃实亦可致吐。热者性急而上冲，不能容食，故食入即吐，胃实者腑气不通，拒纳水谷，饮食入后亦可即吐。故此，余认为食入即吐者，因于热，亦可因于实。

再以方论之，大黄气味苦寒，能推陈致新，通利水谷，调中化食，安和五脏，故以为君，荡其实或泄其热。臣以甘草缓其中，使清升浊降，胃气顺而不逆，使热者可清，实者可泄，不治吐而吐自止矣。（《北方医话》）

大黄为末调涂，可治痈疮肿毒（可单味醋调涂）、水火烫伤（常配地榆，香油调涂），有清火消肿解毒之功。

宋代洪迈《夷坚志》中记载："捣生大黄，调以美醋，傅疮上，非唯愈痛，亦且灭瘢。"用大黄"灭瘢"倒是很少见于记载。如果效果确实，可考虑将大黄开发为一美容中药，值得深入研究。

古代名医善用大黄

《神农本草经》中以下品收载大黄之后，古今有不少名医善用大黄。

医圣张仲景当为善用大黄之首者。在《伤寒杂病论》中他创制了大承气汤、小承气汤、调胃承气汤，以及大陷胸汤、大黄黄连泻心汤、桃仁承气汤、抵当汤等以大黄为主药的众多名方，含大黄复方多达36首。他用大黄治病的治疗面极为广泛。除了体现其主要功效攻逐、泻下，还用其治疗黄疸、利小便（如茵陈蒿汤、栀子大黄汤），或攻补兼施（鳖甲煎丸、大黄䗪虫丸），而大黄牡丹皮汤被推崇为治疗急性阑尾炎方剂的祖方。

华佗对大黄十分重视，从《中藏经》一书中可以看出，该书载方62首，其中用大黄者有15首，约占遗方的24%。药王孙思邈在继承仲景经验的基础上，进一步扩大了大黄的治病范围，他用大黄治疗不育症、月经紊乱、消渴（糖尿病）、乳痈、耳聋齿痛、痔疮等，还创立了许多大黄外用方如洗汤方；他还将大黄作为预防疾病的药物来应用，如用大黄、防风等配制的"屠苏酒"预防疫病（传染病）流行。

唐代孙思邈在继承张仲景方的基础上进一步扩大了大黄治病的范围。如他用大黄治疗不育症、月经紊乱、消渴（糖尿病）、乳痈、耳聋齿痛、痔疮等等，还创立了许多外用大黄方如洗汤方等。药王十分重视大黄的产地问题，认识到自然条件如日光、温度、湿度、降雨量、风势、土壤结构和质地的差异，会影响到大黄的药效。同时对大黄的炮制方法也有了发展，首次采用将大黄炙成大黄炭来治病，并将大黄作为预防疾病的药物来应用，如用大黄、防风等配制成屠苏药酒。

宋代王怀隐《太平圣惠方》中就有许多含有大黄的复方及单味大黄方，他还在中医药史上第一次提出，不论阴黄阳黄都可用单味大黄治疗。

宋代名医张之河也是应用大黄的能手。他主张"养生当论全补，治病当论药攻"，以通下才可以补虚的观点，并明确指出："阴虚则补之以大黄、硝石……"

元代朱丹溪，善用大黄治眩晕，创"一味大黄散"：仅以大黄一味，用酒炒三遍为末，用茶调服一二钱，颇有效验。此似针对瘀血所致的眩晕更为适宜。

金代有名医被人称为"穆大黄"，为金元四大家之一刘完素的传人。其姓穆，人以大黄称之，为善用寒凉者无疑，名字、里籍及著作俱无从考证。惟《三消论》锦溪野叟跋云："麻征君止取《三消论》即付友人穆子昭，

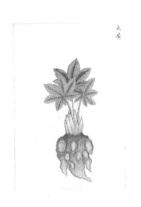

《金石昆虫草木状》中大黄绘图

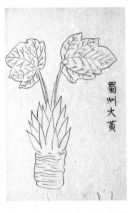

《绍兴本草图绘》中绘制的大黄

子昭乃河间门人穆大黄之后也。"

明代李时珍在《本草纲目》中特别强调，大黄是一味入血分的降火要药，是"泻血分伏火之药"，"凡病在五经血分者宜用之"。

明代末年，传染病学家吴又可充分认识到大黄治疗疫病的重要性，明确地指出张仲景所创立的承气汤"其功效皆在大黄，余皆治标之品"，大黄是一味可使"一窍通诸窍皆通，大关通而百关皆通的要药"。他在大量亲身治病的实践中总结出："瘟疫可下者三十余证，不必悉具，但见舌心黄，腹痞满，便于达原饮加大黄下之。"他治疫强调逐邪为第一要义，认为"客邪贵乎早逐、邪不去则病不愈。"其祛邪之法，重视攻下，尤其推重于大黄，主张"急证急攻"，"勿拘于下不厌迟之说"，明确指出大黄为逐邪之要药，并非专为解除结粪。告诫医者"注意逐邪，勿拘结粪"，"凡下不以计数，有是证则投是药，勿中道生疑，不敢再用，以致留邪生变。"

近现代善用大黄的名医

清代名医叶天士，在我国医学史上第一次提出了应用大黄的重要体征之一是"最紧要者莫过于验舌"，"或黄苔或如沉香色或灰黄色或中有断纹"者均可用大黄。他认为"湿热病者不论表邪罢与不罢，但兼是症，即可用大黄泻之。"

名医吴鞠通对大黄的应用在许多方面也超越了前人。他认为只要脉息沉数有力也可作为应用大黄的指征。他新创制了以大黄为主的七张新承气汤方剂，至今仍在应用。

清代黄退庵《友渔斋医话》记载了一位唐大黄，他用大黄著名，其实还是针对"热结不解"的实证：

"我邑唐介庵先生……中年后以用大黄著名。凡士大夫与穷巷僻乡，遇有热结不解者，必延唐大黄焉，于是乎先生之字，竟为大黄之名掩矣。"

民国初年名医张锡纯，对大黄也有较深入的研究，发展了大黄清热解毒的药性，认为大黄善解疮疡热毒，以治疗阳毒尤有特效："疗毒甚剧他药不效者，当重用大黄以通其大便自愈"，"大黄之力虽猛，然有病则病当之，恒有多用不妨者。"他举案例说明：

"愚在籍时，曾至邻县治病。其地有杨氏少妇，得奇疾，赤身卧帐中，其背肿热，若有一缕着身，即觉热不能忍，百药无效。……言系阳毒，愚用大黄十斤，煎汤十碗，放量饮之，数日饮尽，竟霍然痊愈。"

——张锡纯《医学衷中参西录》

重用大黄的名医中，就有近现代的安徽名医戴星甫：

戴星甫（1896～1948年），安徽天长县龙岗镇人。……星甫行三，世称戴三先生。……从兴化名医魏小泉习岐黄术。……一身行医无他业。……他认为学问、经验兼优始得称为良医。……最好改成"熟读王叔和，还要临证多"，这样既强调理论又注重实践。

先生谨小慎微而具真知灼见，论治果敢。如1942年夏秋间，新四军二师罗炳辉司令患温热病，高烧久不退，皮下隐见斑疹，偶或谵语，时因日寇封锁，西药奇缺，师卫生部长宫乃泉等虽精心治疗，病仍险笃。诸同志忧心忡忡，以先生医名素著，乃委王麟章处长邀戴往视。一诊即

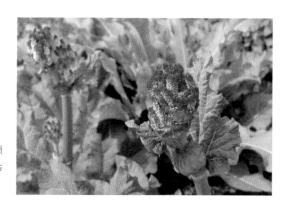

大黄开出美丽的花（抚顺
市农业科学研究院网站
图片）

断为"阳明腑实证"，径投大承气汤以通腑泄热，其中生大黄即用二两
（60克），汊涧中药店惧药量太重，暗改配熟大黄又减其量。罗司令服后
应效而未效，戴甚诧异，乃细检饮片，知为药误，命再取生大黄二两入
汤，并亲自监煎视服，果应时便通热退，转危为安。罗及左右，无不叹
服其术。然先生肩此重任，用此峻剂，而胜算在握，非胆识过人者不能
为也。

——龚士澄《杏林小品·戴星甫传》

　　读完戴星甫医案有体会。诊断无误，下药始准，此其一也。熟知药
性，方能果敢，此当为其二。其三者，在此想强调的是，用药后的监护。
中医汤剂常用，但不像中西成药，无法区分处方药与非处方药。"汤者
荡也"，汤剂起效往往比较迅速，对药性猛烈者须多加注意要给以特别
强调。似此大剂量用药，须考虑医生的监护与否。虽是同种程度的疾病
同样的用药，如住院与非住院病例，用药风险不同，此不言而喻，何者？
住院病例身后有强大的生命保障体系，能方便及时地处理意外变化情况。
如系对患者门诊处方，由病家自行煎药，医者不能亲临，就应当多考虑

到用药风险的可能性。诚似此案，若非戴医在病人身边亲自检视，而是由他人处置，则变生风险的可能性大大增加（既病重，而药重，若变则或因病变，或因药变）。此种情况下如戴医仍处二两生大黄，放心而去，恐只能称其为鲁莽，而断无果敢之誉。但即使亲自检视，下二两生大黄也是需要有胆识的，此上工作为，此点笔者则与作传者深怀同感。

宫廷御医善用大黄

北宋三孔（平仲与其兄文仲、武仲）皆有文名。孔平仲《续世说》中所记姚僧坦用与不用大黄的故事很有典型意义。

姚僧坦为南北朝时梁代名医，医术高超。梁武帝萧衍（502～549年）因病发热，服用了大黄。姚僧坦却说："至尊年高，大黄快药，不宜轻用"，认为大黄的泻下作用能损伤梁武帝的元气。梁武帝没有听从姚僧坦的劝告，继续服用大黄，结果使病情加重，以至"危笃"。继位后的梁元帝有一次患心腹部疼痛（胃痛），所有的医生都主张用平和的药物治疗。姚僧坦却说，从脉象（脉洪而实）上看，应当用大黄（因其病为腹中有宿食，胃肠积滞所致）。梁元帝听从了姚僧坦的话，服药后果下宿食，病获痊愈。姚僧坦如无对疾病的准确判断和对大黄药性的深入了解，怎能如此胸有成竹？

梁姚僧坦，武帝常因发热服大黄，僧坦曰："至尊年高，大黄快药，不宜轻用。"帝弗从，遂至危笃。梁元帝尝有心腹疾，诸医皆请用平药，僧坦曰："脉洪实，宜用大黄。"从之，因而疾愈，赐钱百万。

——宋·孔平仲《续世说》卷六

梁武帝因发热欲服大黄。姚僧坦曰：大黄乃是快药，至尊年高，不可轻用。帝弗从，几至委顿。梁元帝常有心腹疾，诸医咸谓宜用平药，可渐宣通。僧坦曰：脉洪而实，此有宿妨，非用大黄无瘳理。帝从之，遂愈。以此言之，今医用一毒药而攻众病，其偶中，便谓此方神奇，其差误则不言用药之失，可不戒哉。

——明·李时珍《本草纲目·草部》

不要觉得笔记中所载未必可信，同样的记述是见于《北史·姚僧坦传》的，可证此为信史。同一医案，不同处的记述，可为我们提供比较与鉴别，梳理其源流与传变，有不可忽视的作用。

梁武帝尝因发热服大黄，僧坦曰："大黄快药，至尊年高，不宜轻用。"帝弗从，遂至病笃。梁元帝尝有心腹病，诸医皆请用平药，僧坦曰："脉洪实，宜用大黄。"元帝从之，进汤讫，果下宿食，因而疾愈。时初铸钱一当十，乃赐钱十万贯，实百万也。

——《北史·第七十八卷·姚僧坦传》

姚僧坦给梁朝的皇帝用大黄治病，而清代御医们为皇后、嫔妃、宫女治疗闭经、月经衍期等，所开处方中也常用大黄。据统计，大黄在清代宫廷中经常使用，在用药统计中列第8～10位，仅次于蜂蜜、灯心草、麦冬、神曲、山楂、麦芽、薄荷等药，成为一味"出将入相"的良药。慈禧常服的"通经甘露丸"中有熟大黄成分。光绪三十三年即公元1907年，慈禧太后已经年逾古稀，御医们仍照用大黄不误。在清宫医案的脉案医方中，还记载清朝末代皇帝溥仪6岁时因患病用过大黄；道光皇帝的七公主，5岁时发高烧血热未清，处方中的大黄用量竟达一两；光绪帝因患眩晕，御医张仲元以宣郁化滞之法医治，并用元明粉一钱（后煎），酒炙大黄一钱五分为引。

正所谓"有是证，用是药"。虽年老而不畏大黄，也有一则现代验案，为四川名医李克光（名医李斯炽之子）年轻时所临证，体现出特殊体质的因素：

> 街邻周老。世居成都陕西街忠孝巷口，自谓从少壮直至八旬，很少患病。平时偶有小病，均自服黄连上清丸即愈。夏月常以六一散代茶，颇觉清爽。1952年春，周已年过八十，因游花会冒雨，返家后患时行感冒，自服上清丸半两，发热不退，时有谵语，其家属邀我急诊。脉象沉实搏指，舌苔老黄燥裂，显系阳明腑实之证。但虑其年事已高，未敢急下。遂仿黄龙汤之意，用调胃承气汤加人参。服一剂后，矢气频频，神志清楚，惟大便仍未下，且更加烦渴。周老告余云："吾是火体，君无多虑，无须再用人参，但重用大黄，吾病可愈。"余从其言，于原方中去人参，倍加大黄。尽一剂后，泻下燥矢数枚，随即身凉脉静，能进粥食。继用甘凉养胃之法，调治二日痊愈。后闻此老于1961年春逝世，时已年逾九旬。观其生前服药，大多偏于苦寒泄水，若非素体阳盛，岂能有如此亢盛之内热。凡此皆与体质之特异性有关，因志其大略，留待进一步探讨。（《长江医话》）

耶律楚材独取大黄

《素问·刺法论》说："五疫之至，皆相染易，无问大小，病状相似。"有关"疫"的记载也出于《伤寒论》，和张仲景差不多同时的曹植在其名篇《说疫气》里说："建安二十二年，疫气流行，家家有僵尸之痛，户户有号泣之哀，或沿门而殁，或覆族而丧"。联系到仲景原序中说的"余宗族素多，向余二百，建安纪年以来，未及十稔（不到十年），其死亡者三分有二，伤寒十居其七"，可知《伤寒论》的主要内容是疫病即急性热性传染病的证治。

历史上大黄曾用于治疫。用大黄治疫，始见于《元史·耶律楚材传》。其时元军南下，军旅中出现疫病，耶律楚材让大家服大黄得愈。其后若干年，在《丹溪心法》中，有"人间治疫有仙方，一两僵蚕二大黄"的记载。

丙戌冬，从下灵武，诸将争取子女金帛，楚材独收遗书及大黄药材。既而士卒病疫，得大黄辄愈。

——《元史·列传第三十三·耶律楚材》

大黄愈疾。丙戌冬十一月，耶律文正王从太祖下灵武，诸将争掠子女玉帛，王独取书籍数部，大黄两驼而已。既而军中病疫，惟得大黄可愈，所活几万人。吁！廉而不贪，此固清慎者能之。若其先见之明，则有非人之所可及者。

——元·陶宗仪《南村辍耕录》

这是历史上用大黄防治伤寒时疫即传染性疾病的确凿事例。

耶律楚材（1190～1244年），字晋卿，辽太祖阿保机长子东丹王突欲的八世孙。以上所记事发生在南宋理宗宝庆二年（1226年）的冬天。成吉思汗攻占灵武县，各兵将争着抢掠财物，惟有大臣耶律楚材取了许多中药大黄并书籍。不久，军中发生瘟疫，药物奇缺，耶律楚材取出大黄治疗，终于控制住疫情，救活了数万人的生命。当时，军中盛传耶律楚材能未卜先知，连成吉思汗也视他为神仙。耶律楚材趁机劝说成吉思汗不要滥杀无辜，还协助制订了各种法律、制度，使更多的百姓得以幸免战火之灾。

在清代褚人获的《坚瓠秘集》中，亦有转载《宋史》中大黄疗时疫的轶事：天灾流行，人多死于疫疠，南宋末年宰相陈宜中以大黄"遍以示人"，因服大黄得生者甚众。

初，陈宜中梦人告之曰："今年天灾流行，人死且半，服大黄者生。"继而疫疠大作，服者果得不死，及籍病，宜中令服之，终莫能救。

——《宋史·卷四百五·列传第一百六十四》

疗时疾者，服大黄良。陈宜中尝从梦中得此方，梦神人语曰："天灾流行，人多死于疫疠，惟服大黄者生。"事见《宋史》。(《说储》)

——清·赵吉士《寄园寄所寄·卷十·方抄》

大黄现代研究专家

我国著名药学专家楼之岑（1920～1995年），是蜚声中外的大黄专家，20世纪40年代在英国伦敦大学留学时，就把大黄列为研究对象，后获得"大黄博士"的美称。中国中医研究院中药学专家高晓山在20世纪80年代对大黄的研究进行了全面总结，其学术专著《大黄》从大黄的历史、生药学与本草学、药材商品、炮制、剂型与制剂、化学成分、药性与药理、现代临床应用进行了全方位的详细扫描，具有重要的参考价值。

上海著名中医焦东海善用大黄，从而得到了"焦大黄"的雅号。他在继承前人经验的基础上，对大黄所进行的现代研究成果颇丰，研制的单味大黄制剂"精黄片"获卫生部三类新药证书。临床应用大黄治疗急性胃十二指肠出血、急性胰腺炎、急性胆囊炎、急性黄疸型肝炎、妊娠期肝内胆汁淤积症、急性菌痢、急性肠炎、尿毒症、脑血管意外、高脂血症、肥胖症以及中西医结合治疗多脏器功能衰竭等，显示了神奇的功效。如总结用单味大黄治疗急性胃十二指肠出血上千例的疗效，总有效率达96%，平均2.5天止血；治疗急性胰腺炎（水肿型、出血坏死型）对水肿型有效率达100%，显效率达83%；治疗急性胆囊炎有效率达99%；治疗急性黄疸型肝炎有效率达98%。

还有江西吉安名医萧俊逸（1899～1990年）被人称为"萧大黄"，也为擅用大黄者。萧氏善用大黄治疗肠伤寒，主以攻下，应下即下，以大黄、黄芩、黄连为主，且一直服至热退为度，若热虽退而黄苔未化，亦须继续服用以防"再燃"。他在80岁时介绍自己的长寿的经验时说，他每天服大黄丸，连续达40年之久。常服大黄对他延年益寿确有益处。

汤鹏因大黄致死案

既然可以作为补药长期服用，说明大黄毒性较低，实验研究也确实证明了这一点。但过量服用也可致中毒，尤其是鲜大黄毒性较大。

大黄苦寒，易伤胃气，脾胃虚弱者慎用；其性沉降，且善活血化瘀，故妇女怀孕、月经期、哺乳期应忌用。大黄内服时每次用量3～12克，泻下攻积用量大，活血化瘀用量小。该药入汤剂时不宜久煎，多"后入"（处方中其他药物先煎煮一定时间后再加入大黄），或者用沸水浸泡后服用。

清代薛福成《庸盦笔记》记载过一则服用大黄致死的例子：某侍御与朋友在家中聚会，有人说"大黄最为猛药，不可轻尝，如某某等为庸医所误，皆服大黄死矣。"该侍御颇不以为然：哪里有什么害处？我从来没病，就因为经常服大黄，你们不信，马上试给你们看。于是派家仆速去购几两大黄来，朋友们劝也劝不住。大黄买来了，朋友们怎么也劝不住他，一下子就吞吃了六七钱（20克左右），一人要夺下，他抢夺中又吃了一块，且边吃边骂夺药之人，致使朋友反目，不欢而散。到了晚上，该侍御泄泻不止。到了第二天黎明，朋友们前去询问，才知道侍御已于半夜一命呜呼。"侍御以戏服猛药，杀其身，年仅四十有四。"

这则案例，在徐珂《清稗类钞》中也有记载，此侍御原来是汤鹏，字海秋（1800～1844年），湖南益阳人，是一位有才气的清末诗人。龚自珍跋其诗集时言其"诗与人为一，人外无诗，诗外无人"（《书汤海秋诗集后》）。曾国藩（字文正）对他因药毒而死表示了极大的惋惜。

大黄为多年生草，产于西北数省，茎高四五尺，叶大，掌状浅裂，有长柄。夏秋之交，开淡黄色小花，为多数穗状花序。根入药，以四川所产紫地锦文者为最良。其性曼泻峻快，有将军之称，俗称生大黄为生军。每岁输出欧洲各国颇多。

汤海秋，名鹏，益阳人，王少鹤、邵位西、梅伯言、魏默深皆与交，曾文正公尤契之。其遽卒也，年仅四十有四，文正（注：曾国藩）为文以祭，有曰："一呷之药，椓我天民。"实言其吞大黄殒命之事也。盖海秋笃信大黄，一日，寓斋小集，座客或言某某以服大黄而殉，海秋则言大黄为生平无疾常服之药，何足致死，并命苍头速购数两至，将面客吞服以实其言。座客争阻之，则已吞六七钱矣。座客又夺之于其手，犹攫得一块入口，且嚼且詈。俄而客散日暮，遂病泻，夜阑竟死。

——徐珂《清稗类钞·第四十三卷·植物上·大黄》

汤鹏妄服大黄。海秋官京师……一日暴暑，友数人集其寓，言次及大黄为猛烈药品，不可妄服，漫曰："是为吾常服品。"众愕不信，立命市数两至，趣煎服，甫及半，群止之，至攘臂，卒不听，遂暴下，旋卒。

——吴恭亨《对联话》卷六

用药就是为了要珍爱生命，所以要时刻注意取利避害。但中药专家高晓山在其专著《大黄》中指出，大黄的毒性与不良反应很小，临床应用比较安全，即使超量内服，除腹泻、呕吐外，很少有其他的毒性与不良反应表现。而上面的中毒致死案，是文献中少见的、惟一的大黄中毒致死病例（高晓山、陈馥馨《大黄》中国医药科技出版社1988年）。

对外贸易说大黄

中药大黄名扬国外历史悠久。公元753年，鉴真和尚东渡日本时，就将大黄及其种子带到日本，被应用于临床。据鉴定保存于日本正仓院的大黄品种是上等的掌叶大黄和唐古特大黄（又称鸡爪大黄）。日本将产于我国的大黄与产于朝鲜的大黄杂交育种，培育出了"日本信州大黄"。意大利使者马可·波罗（1254～1324年）也将我国的大黄带回欧洲。

清朝时，大黄的出口是受政府限制的贸易品种。当时英、俄是进口中国大黄的主要国家。18世纪，中英贸易占中外贸易的一半以上，其中中药大黄是主要商品之一。16世纪俄罗斯大公国将中国大黄列为官方专卖，清朝《檐曝杂记》中记载：

> "（俄罗斯）以中国之大黄为上药，病者非此不治。旧尝通贡使，许其市易，其入口处曰恰克图（注：在今蒙古国北部边境恰克图市，清时属中国管辖）。后有数事渝约，上令绝其互市，禁大黄，勿出口，俄罗斯遂惧而不敢生事。"

清朝时中国与俄罗斯以恰可图为口岸，两国曾有贡使相通，中国允许与其进行大黄贸易。《清史稿·邦交》亦记载有：

> "（乾隆）五十四年（公元1789年）又以纳叛人闭市，严禁大黄、茶叶出口，俄人复以为请。"

当时境外对大黄的需求甚大，所以大黄的输出事实上是屡禁而不得止。据文献记载，在禁止大黄出口时（主要指蒙古恰克图口岸），清军边卡在新疆边境屡次查获大量欲向俄罗斯走私的药材大黄（唐廷猷《中国药业史》中国医药科技出版社，2001年）。说明历史上中药大黄在对外贸易中具有十分重要的作用！

外国人眼中的大黄

当"一带一路"成为热点关键词，我们不能忘记的是，大黄在丝绸之路上曾经是外国人眼中颇为神奇的物品。请让我们看看那些文献中的宝贵记载吧。

"随着丝绸之路的开通，当时的一些中国物种经小亚细亚抵达欧洲，其中包括中国早期栽培植物中的桃和杏。……大黄和萱草也从相同的渠道从中国引入西方。几百年来，中国人种植大黄和萱草作为药用，因此它们作为重要的交易商品被带到了西方。干制的大黄根须具有温和的通便功能，直到16世纪英国药剂师尼古拉斯·卡尔贝波仍主张将大黄作为收敛剂，增强肠道功能。"

"庄重严肃的（耶稣）会士们自然更青睐具实用与药用价值的中国植物。到1770年，他们已经介绍了好几种这样的植物，有一些果木，一些经济树木，还有乌桕、漆树、樟树，各种竹子，还有一些药草，如人参和大黄。"

——〔英〕简·基尔帕特里克《异域盛放——倾靡欧洲的中国植物》
南方日报出版社，2011

大黄，汉语叫作"tay-hoang"，每斤售价2钱，有时更低一些。中国人说在广州附近不长大黄树，但我在城里的一个地方看到太阳下晒着很新鲜的大黄根，不可能是从很远的地方运来的。杜赫德告诉我们，最好的大黄生长在四川（Setchuen），它之所以好，是因为它很干，很老，并且具有东方特征。中国医生从来不单独使用大黄〔作者原注：耶稣会士马丁尼（Martini）就死于半盎司的大黄〕，而是把新鲜的大黄和其他的药混合在一起开方。他们把它切成薄片，放在一个滤器中，下面放着沸水壶，这样它能吸收散发出来的水分，然后将这些薄片放在太阳底下晒6个小时，这样重复9次。澳门的葡萄牙人把它放在水里煮，当作健胃剂饮用。（注：1750年9月2日的日记，时在广州）

——〔瑞典〕彼得·奥斯贝克《中国和东印度群岛旅行记》
广西师范大学出版社，2006

提示：以上由瑞典人所提到的大黄特殊处理方法，应当就是大黄的九蒸九晒炮制法，经过复杂的工艺从而将生大黄制备成为熟大黄。这说明，就连历史上的外国人，也注意到了中药的特殊制备工艺——中药炮制。

大黄知识再扩充：箱黄以泻

这儿有一则引自浙江省名中医牟重临的医案：

一富家子弟，患腹胀而厌食，肢困而乏力，大便五六天未行，自以为体虚脾弱，食诸补剂无效，诸症益甚。延当地一位名医诊之。医生诊后，知患者乃胃肠积滞，须用导泻药治疗。然而患者自认体弱，喜补而畏攻。于是医生设计了一个巧妙的用药方法：嘱家属购外壳无破损的桂圆一斤，完整入煎，短时即可。取汁服下，当夜便解下大便，次日能进食，精神转佳。患者以为是桂圆补脾养血之功，殊不知是涂在桂圆外壳的箱黄粉（即大黄粉）起的作用。原来，过去的商人在贩卖桂圆时，为了使之外表好看，并且防蛀，以利保存，就在桂圆的外壳上滚上一层大黄粉。医生处以外壳未破损的桂圆完整入煎，正是为了取用大黄粉之效，而非取龙眼肉之功也。病人自以为"进补"，医生却坚持"攻邪"，此迂回之术。识病确赖技高，技高人胆大，此用药之巧，实为圆机活法之范例。

——牟重临《中华传统本草今述》海天出版社，2003年

"箱黄"之名何来？原来箱黄与包黄乃历史上大黄在行销过程中所形成的商品名称。

历史上大黄是外国人颇为青睐的中药品种，清朝中俄两国间的大黄贸易影响深远，大黄出口数量巨大，欧洲人求之不得。远程运输少不了包装，而大黄的不同包装直接与它的品质有关，即分级包装。质优价高者，以木箱包装，因称箱黄；外销国外的大黄主要是箱黄。仅少量质量略次者，以麻包包装，因称包黄。包黄出口所占比例不大，主要行销国内。

大黄粉染桂圆以利保存，这种办法现在还偶有使用。由此增加一点日常生活常识是可以的。但现今已有人采用化工色素染色桂圆，美化后假充著名产地出产者以求利。这是值得引起人们注意的。

除了药用的主要用途，大黄作为一种食用保健品，已开发出诸如大黄酒、大黄晶、大黄饮料等品种，应用前景广阔。国外对大黄的应用也很有特色，如：意大利有一种著名的大黄酒，是用我国甘肃所产大黄为原料生产的；德国、瑞士用大黄制成助消化、抗疲劳、预防脂肪肝的多种保健食品，有糖果、饼干等；英国和意大利不仅大黄粉剂十分畅销，而且以大黄为主料生产的饮料特别走俏；澳大利亚用大黄加三七片治肥胖症；比利时用大黄颗粒剂加咖啡来减肥。此外，大黄还可用作染料、香料和酿酒工业的配料。

大黄

神农本草经

下品

大黄 味苦，寒。主下瘀血，血闭①，寒热，破癥瘕积聚②，留饮③，宿食④，荡涤肠胃⑤，推陈致新⑥，通利水谷⑦（《御览》此下有『道』字），调中化食⑧，安和五脏⑨。生山谷。

吴普曰：大黄一名黄良，一名火参，一名肤如。神农、雷公：苦，有毒；扁鹊：苦，无毒；李氏：小寒。为中将军，或生蜀郡北部或陇西。二月花生，生黄赤叶，四四相当，黄茎高三尺许，三月华黄，五月实黑。三月采根，根有黄汁，切，阴干（《御览》）。

《名医》曰：一名黄良，生河西及陇西，二月八月采根，火干。

案《广雅》云：黄良，大黄也。

——清·孙星衍、孙冯翼辑本《神农本草经》

〔注释〕

① 瘀血：中医学概念。指体内血的运行停滞，包括离经之血寄存体内，或血运不畅阻滞于经脉或脏腑之中。为不正常状态的血。瘀血既可以是疾病过程中的病变产物，又可成为某些疾病的致病因素。与西医学概念的"瘀血"涵义有所不同。

② 血闭：指妇女闭经。

③ 癥瘕积聚：省文可作"癥积"。癥瘕特指腹内痞块。一般以按之坚硬不移，痛有定处者为癥；聚散无常，推之游移不定，痛无定处者为瘕。二者均属气滞血瘀所致，关系十分密切，故前人每每以癥瘕并称。

④ 留饮：痰饮病的一种。《金匮要略·痰饮咳嗽病脉证并治》："留饮者，胁下痛引缺盆，咳嗽则辄已。"《诸病源候论·卷二十·留饮候》："留饮者，由饮酒后饮水多，水气停留于胸膈之间，而不宣散，乃令人胁下痛，短气而渴，皆其候也。"

⑤ 宿食：食物在胃腑内停留时间过长，经宿（过夜）不消。又称食积。《金匮要略》有宿食病，即宿食。

⑥ 荡涤肠胃：对肠胃起到清洗、洗涤的作用。荡涤，即清洗、洗涤。如《史记·卷二十四·乐书》："天子躬于明堂临观，而万民咸荡涤邪秽，斟酌饱满，以饰厥性。"

⑦ 推陈致新：排除陈旧的，生出新的来，指机体内的新陈代谢。此其本义。后被用于泛指排除旧的，创出新的。

⑧ 通利水谷：使胃肠道运化水谷的功能通畅而顺利。

⑨ 调中化食：调和脾胃，令饮食物在机体内得到正常的消化吸收。杨上善注《太素·人迎脉口诊》"寸口主中"云："中谓五脏"。

⑩ 河西：泛指中国西北部黄河以西的地区。

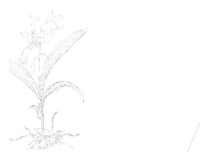

白 及

连及而生

Bletilla striata (Thunb.) Reichb. f. 白及

叶绿成翡翠，花紫有兰香。

根白相连及，块茎可疗伤。

——白水《白及》

美丽白及又入药

白及 *Bletilla striata* (Thunb.) Reichb. f. 属于兰科多年生草本植物，多野生于山野、山谷中较潮湿之处，分布于我国长江流域各省。白及的主要适生省份为云南、湖北、四川、湖南、江西、浙江省区，其潜在分布区主要位于秦岭、淮河以南大部分地区。

一说到兰科植物，人们往往会联想到最有代表性的兰花。众多的兰科植物，多具有极高的观赏价值，而其中也有重要的药用品种，如天麻、石斛、白及可

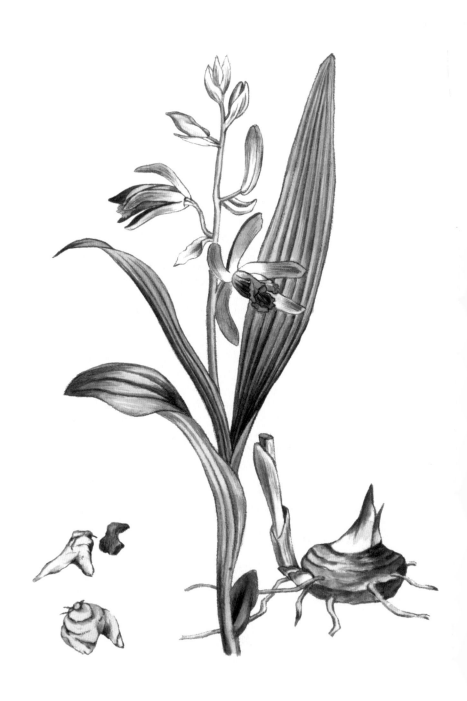

都是很著名的中药材。

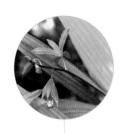

　　既然兰科植物多俊美，白及植株生长的也不例外。白及属于我国原产的植物，为陆生兰之一种，兼有观赏与药用价值。白及的植株高20～50厘米，叶的基部互相套叠成茎状，叶片翠绿，叶幅宽绰，茎叶丛生，葱郁洒脱；开紫色花，花茎挺立，花为串苞连放，娇媚绚丽，端庄优雅。它的主要花期在春季，但依各地气候之不同，晚冬至夏初都可能开花。

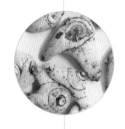

　　白及别名白芨、甘根、白根、苞舌兰、连及草，是球根植物（块根），以其块茎入药。白及药材主产于我国西南地区和长江流域，如贵州、四川、浙江、湖南等地。列为《神农本草经》下品的白及，李时珍释其名说："其根白色，连及而生，故名白及。"

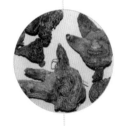

　　现今对白及药性的认识：味苦、甘、涩，性微寒，归肺、肝、胃经，功能收敛止血，消肿生肌。临床常用于咯血吐血，外伤出血，疮疡肿毒，皮肤皲裂，以及肺结核出血，溃疡病出血。

　　有首小诗专门言说白及的功效：

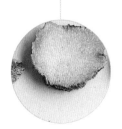

　　"敛肺生肌白及宜，化瘀止血功效奇，
　　　吐血咳血效最佳，金疮痛肿亦能医。"

内外止血功效卓著

从《神农本草经》"白及味苦平，主痈肿，恶疮，败疽，伤阴，死肌"等功效的记述上，可以看得出白及是一味外治良药，所主治的主要是外在的皮肤肌肉疮痈等疾病。而它后来最主要的功效就是止血，并且从外治止血发展至广泛应用于内外各种出血症。止血作用虽非《神农本草经》所明确记述，但外治之验并且从外治止血到内治止血的发展，与白及治疗疮肿等渗出、出血的用药观察，亦当有必然的联系才是。

白及的止血作用最为显著，而广泛应用于内外诸出血症。经过动物实验证明，家兔内服白及的煎液，可明显缩短出血时间，具有止血作用；白及还对兔的肝脏、犬的肝脏以及股动脉的出血有明显止血作用。白及的水浸出物敷在动物创伤表面时，可以使创面自行粘合，出血立即停止。白及的止血作用与其所含有的胶状成分有关。白及的块茎富含有黏液质，白及细粉或白及经煎煮均可得到胶状液体，局部应用有较好的止血作用。研究表明，白及止血作用的机制，在于可显著缩短凝血酶原在凝血过程中的转化，加速红细胞沉降率，对毛细血管缺损起到修补功能，白及胶浆还能促进创面生长和愈合。

治疗上消化道出血时，可单独应用白及，如治内出血的验方独圣散，即为单用白及研末，用糯米汤调服；也可与其他药物配合应用。试举几个简单的验方如下。

方一、白及粉0.3～0.6克，每日3～4次口服，对胃及十二指肠溃疡出血，约1周的时间即可有明显疗效，可使大便转黄，检查大便潜血转阴。

方二、将白及与赤石脂按等份配制，每次3克，每天服3次，用于治疗胃溃疡、上消化道出血，平均三四天即可止血。

方三、将白及与炒地榆按2：1的比例煎成药液，每次30毫升，每天服用3~4次，治疗胃、十二指肠溃疡出血，在四五天内可使呕血停止，检查大便潜血转阴。

方四、白及粉、三七粉等份，每次3克，每天3次口服，对上消化道出血止血效果显著，大约3天可使大便潜血检查转阴。

方五、白及10克，大黄粉2~3克，制成200毫升煎液，在压迫止血的基础上，每隔1~4小时经胃管注入，对肝硬化上消化道出血效果满意，尤以肝昏迷者明显，可见白及对危急重症的出血也有较好的救治作用。

除以上验方外，用于治疗上消化道出血，白及还常配伍蒲黄、乌贼骨等。

死囚传白及效方

北宋洪迈（1123~1202年）《夷坚志》记载了一则用白及治疗肺部出血的故事：台州狱史对一死囚颇怀怜悯之心，使该囚犯很受感动。囚犯告诉狱史说：我七次犯重罪，屡遭刑讯拷问，使肺部受伤以至于呕血。多亏有人曾传我一方，皆靠此方止血恢复。方法是，只用白及为末，米饮调服，其效如神。后来囚犯被凌迟处死，其胸部被剖开后，看见肺部有十余处被伤的窍穴，都已经被填补起来，药的颜色还没有变过来。狱史牢记此方，后转告其友洪贯之。洪在赴任洋州（今陕西洋县）途中，用此方救治一咳血不止、生命垂危的侍卒，果然有效，一日即止血，挽救了性命。

洪迈《夷坚志》云，台州狱史悯一大囚。囚感之，因言：吾七次犯死罪，遭讯拷，肺皆损伤，至于呕血。人传一方，只用白及为末，米饮日服，其效如神。后其囚凌迟，刽者剖其胸，见肺间窍穴数十处，皆白及填补，色犹不变也。洪贯之闻其说，赴任洋州，一卒忽苦咯血甚危，用此救之，一日即止也。

——明·李时珍《本草纲目·草部》

从这则故事我们明显看得出，故事所传达的中心思想是白及良好的止血效果。故《本草纲目》有"时珍曰：白及性涩而收，得秋金之令，故能入肺止血，生肌治疮也。"

有一则现代医案，也是用白及粉内服，用于内脏的愈合，可与上则古代医案相媲美。古代医案述白及粉填补了肺的伤口，现代医案载白及粉愈合了胃与食管的术后吻合口瘘。

马某，男，35岁，住院号67684。1989年9月15日确诊为中段食管癌，在我院进行食管癌切除术，做主动脉与上食道胃吻合术。术后7天出现吻合口瘘，经胸腔闭式引流，空肠造瘘灌注饮食，纠正水电解质失衡，输新鲜血液、清蛋白、补液等支持疗法，3个月后瘘口愈合出院。出院后饮食正常，能做家务劳动。出院3个月后，患者感冒持续发热4天，在原闭式引流口处流出脓性液体，伴有食物残渣，有臭味，日流出量约400毫升。患者再次入院，经食管钡餐摄片确诊为吻合口瘘，重新放入闭式引流管，用抗生素、盐水冲洗，静脉输液，观察2天，见漏出液量约在400毫升以上，仍见有食物，随后应用白及粉治疗。把白及粉用水调成黏稠糊状，让患者小口慢慢吞服，每次10克，每天3～4次，服药当日漏出量减少到200毫升左右，第二天减少到100毫升，冲洗引流管偶见食物残渣。口服白及粉5天后，漏出液停止。去掉引流管，局部换药，加强支持疗法。半月后伤口愈合出院。随访1年半健在，进普食，能参加体力劳动。

——《河北中医》1992年第2期

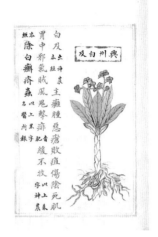

《本草品汇精要》记载的白及

诸多外用外治功效

除止血外，白及的外用是很普遍的，许多是《神农本草经》功效所主的体现。白及外用对皮肤皲裂、烫伤等有良好的治疗作用。唐代医家苏恭曾记载："此物山野人患手足皲拆者，嚼以涂之，有效，为其性黏也。"并说："今医治金疮不差及痈疽方中多用之。"

白及配虎杖制成药膜外用，治疗烫伤，能消炎止痛，生肌结痂。有人将白及胶浆试用于治疗水火烫伤，认为有一定抗感染的作用，并有利于烫伤创面的愈合。

白及粉可用于治疗化脓性皮肤感染，治疗时将白及粉直接敷于化脓处，根据分泌物的多少，每日或隔日一次，分泌物减少后每周敷药1～2次即可，一般15次左右可使化脓创口愈合，经一二十天的时间而治愈。以上可视为白及主"死肌"功效的应用。

乳母哺乳时乳头皲裂，可取白及粉用乳

汁或香油适量调和后外涂于局部，具有很好的减少疼痛、渗液的效果，令很快痊愈。

现今临床用白及制成白及膏，用于治疗肛裂，外涂于肛裂处，用药后可使大便无痛或痛减，创口愈合加快。肛瘘手术后，使用白及粉换药，可促进创面生长愈合。此似可理解为《神农本草经》所述白及主"伤阴"之功效。果如此，则《神农本草经》"伤阴"之"阴"就不仅仅指男女阴器了，所指范围就有所扩大了。

美容面药入白及

古代白及还常用于美容。《药性论》记载白及"治面上疮疱，令人肌滑"。现今将白及、白芷等份研极细粉，开水调成稀糊状，用于面部皮肤按摩和石膏倒模治疗痤疮，隔日一次，颇为有效。对于面部痤疮后瘢痕、面部色素斑和雀斑等，需行磨削整容术者，可用白及、地榆、庆大霉素制成药液，用于面部磨削术后。

据报道，有数则含有白及的古代宫廷护肤养颜方仍然可被现代人发掘和使用，下面就介绍它们：

七白膏——出自于《御药院方》。原料：白芷、白蔹、白术各30克，白茯苓（去皮）、白附子、细辛各9克，白及15克。用法：上药为细末，以蛋清调匀，做成丸如弹子大或如人小指头状。每晚净面后，温水于瓷器内磨汁，涂之极妙。功效：令人光润不皱，退一切䵟黵。

金国宫女八白散——金代宫廷中使用的美容方。原料：白丁香、白僵蚕、白牵牛、白蒺藜、白及各90克，白芷60克，白附子、白茯苓各15克，皂角3根，绿豆少许。用法：皂角去皮和其他共为细粉，调匀，洗面用。功效：润肤增白，祛斑拔刺。主治面黑及雀斑、粉刺。《必用全书》说此方有使皮肤洁净润泽之功，并可防治粉刺、雀斑、色素沉着及皮肤瘙痒等症。

莹肌如玉散——据传系明太祖的十皇子朱檀家藏秘方。原料：楮实150克，白及30克，升麻（白者）、白丁香（腊月收）、山柰各15克，连皮砂仁15克，甘松21克，糯米1600克（为末），绿豆1千克，粉碎罗细末，皂角1500克（浸湿烧干，再入水中，再烧干，去皮弦子为极细末）。用法：上药为细末。入糯米末，绿豆末、皂角末一起搅匀。如常用之，洗面洗手。功效：润肌肤、美颜色。主治皮肤粗糙、雀斑、粉刺。

钱王红白散——据传系五代十国时期吴越国君钱王常用美容方。原料：白及、石榴皮、白附子、冬瓜子、笃耨香各30克。用法：将上药为粉，用粮食酒500毫升浸泡3天，将药取出后晒干，再研成细末，装瓶备用，洗面后搽用。功效：增白退斑。主治面黑，雀斑。据记载："以此搽脸，七日面白如玉"。

白及补肺治肺痿

白及入肺经，兼有补肺的功用。《滇南本草》谓其"治痨伤肺气，补肺虚，止咳嗽，消肺痨咳血，收敛肺气"。如治肺痿，《医学启蒙》有白及散，用白及、阿胶、款冬花、紫菀等份，水煎服。

白及对肺结核有治疗作用。临床上治疗肺结核空洞或支气管扩张咳血患者时，配合应用白及粉，比单用抗痨药或其他西药效果好。据临床研究观察，对经抗痨药治疗无效或疗效缓慢的各型肺结核，经每日3次内服白及粉，治疗3个月以后，大部分病例临床治愈，病灶吸收完全或

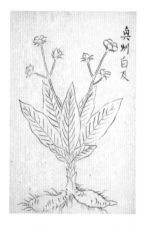

《绍兴本草图绘》绘制的白及

纤维化，空洞闭合，病菌转阴。用于治疗肺结核咳血，多在1～3天内收到止血效果。

以白及粉为主治疗肺结核，据《任继然临床经验录》所介绍的浸润型肺结核案例，后期调理使用白及膏，每日服用60克，最终治愈，至复查多次痰中均无结核杆菌。

白及膏处方：白及500克，蜂蜜250克。先以清水将白及煎熬，去渣澄清，后入蜂蜜收膏。适应证：凡新久肺病，咳嗽吐血，胸痛消瘦，均可使用。

治验案例：患者，男性，38岁，1958年8月5日入院。

病史：患者于1955年在本医院透视发现有肺结核。一个月前开始胸痛，咳嗽痰多，痰中带血，每天10次左右，食欲减退，失眠，无发热盗汗现象。7月30日经 X 线拍片检查，诊断为浸润性肺结核，右上肺厚壁空洞形成，直径约3厘米大，血沉较高，33毫米／小时，痰中有结核杆菌。

治疗：入院后开始经西医肺科治疗，症状有改善，但食欲始终不好，胸口饱胀，痰中带血。9月23日开始使用中药治疗，初进调理脾胃、化瘀补肺药物，咯血停止，食欲增加。10月24日后即开始服白及膏，每日60克，患者逐渐精神食欲大大好转，睡眠转入正常。于12月23日X线胸片复查：右上肺见条索状纤维影，已无空洞可见，病变趋向纤维硬结。血沉2毫米/小时，在正常范围内。痰中复查多次亦无结核杆菌可见。于1959年1月5日出院。

此处再录《中级医刊》1959年3期报道的一例记录翔实的典型病案：

张某，女，29岁，干部。发现肺结核已4年，咳嗽，呼吸困难，食欲不振，无力，曾注射链霉素1个疗程，次年经检查发现病灶已钙化，但至1957年因生产病情又恶化，于1957年4月29日入院。检查：一般情况尚好，体温36～37℃，胸部叩诊无异常发现，于两肺上野可听到呼吸音减低，血尿检查无明显改变，痰内可见结核菌，X线透视见两肺第1前肋间以上有密度增高、边缘模糊之片状阴影，两肺下部纹理增强，左肺前第3肋骨处有绿豆大小钙化点2个。诊断：浸润型肺结核进展期。入院当时仅给予一般处理，至5月8日开始用白及粉治疗，每天3次，每次3克加等量白糖内服，1周后症状开始好转，2周后症状大部分消失，至7月10日X线照片，两肺上野阴影边缘转清，20日显现硬化，22日出院。住院84天，共服白及粉450克。

将狼毒、白及共为粉末加凡士林调成软膏，可用于治疗皮肤结核，皮损处消毒后厚厚涂抹，用纱布包扎，隔日换药。

白及栓塞治疗肝癌

用白及栓塞动脉治疗肝癌，不仅无毒副作用，能促进凝血，是很好的栓塞剂，而且能抗炎、抗肿瘤，具有栓塞和化疗的双重作用。肝癌患

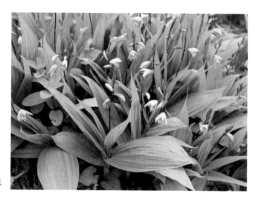

白及植株

者介入治疗时使用白及制成的动脉栓塞剂，除能大面积阻断肿瘤有效供血外，还能阻止肿瘤再血管化的形成。

药理研究表明，白及的止血作用是显著的，内服能够明显缩短出血时间，覆于创伤表面可使创面自行粘着，出血立即停止；其止血作用被认为与其所含胶类成分有关，为止血的有效成分。

白及内服常用量为6~15克，研粉吞服3~6克；外用适量。外感咳血、肺痈初起及肺胃有热者忌服，因其"反乌头"，故不宜与乌头类药材同用。

神农本草经

下品

白及

白及（《御览》作：芨。）味苦，平。主痈肿，恶创，败疽，伤阴，死肌，胃中邪气，贼风鬼击，痱缓不收。①②③④⑤⑥⑦⑧⑨

一名甘根，一名连及草。生川谷。

吴普曰：神农：苦，黄帝：辛，李氏：大寒，雷公：辛，无毒。茎叶似生姜、藜芦，十月华，直上，紫赤，根白连，二月八月九月采。

《名医》曰：生北山及冤句，及越山。

案隋羊公服黄精法云：黄精一名白及，亦为黄精别名。今《名医》别出黄精条。

—— 清·孙星衍、孙冯翼辑本《神农本草经》

〔注释〕

① 痈肿：即痈，亦即脓疮，表现有肿胀的特点。《说文》："痈，肿也。"王冰注《素问·五常政大论》："痈肿，脓疮也。"

② 恶创：病症名，包括疖、疽、癣、疥、癞等多种可恶的皮肤病。同"恶疮"。《诸病源候论·疮病诸候·诸恶疮候》："诸疮生身体，皆是体虚受风热，风热与血气相抟，故发疮。若风挟湿毒之气者，则疮痒痛烂肿，而疮多汁，身体壮热，谓之恶疮也。"

③ 败疽：即深部脓疡溃烂，甚者伤筋烂骨。败，《说文》："败，毁也"，引申为溃烂。疽，指深部脓疡。

④ 伤阴：阴，生殖器。此指外阴部位伤破之谓。与阴蚀、阴疮有别。有解"伤阴"为阴血受伤者，意不可取。

⑤ 死肌：肌肤麻木不用，系肌肉与皮肤感觉及运动功能的严重障碍。古人认为这部分肌肉已失去生命，故曰"死肌"。死，人、物失其生命也。《释名·释制度》："人始气绝曰死。"《韩非子·解老》："生尽谓之死。"

⑥ 贼风：谓外邪常于不知不觉中偷袭人体，故称之。可不独指风邪，而泛指六淫。《诸病源候论·贼风候》："贼风者……此风能伤害于人，故言贼风也。其伤人也，但痛不可按仰，不可得转动，痛处体卒无热。伤风冷则骨解深痛，按之乃应骨痛也，但觉身内索索冷，欲得热物熨痛处，即小宽，时有汗。久不去，重遇冷气相搏，乃结成瘰疬及偏枯；遇风热气相搏，乃变成附骨疽也。"

⑦ 鬼击：谓袭人之邪变化莫测，如鬼击人，猛烈突然不及躲避。与上文"贼风"紧密联系。《诸病源候论·鬼击候》："鬼击者，谓鬼厉之气击着于人也。得之无渐，卒著加人，以刀矛刺状，胸胁腹内绞急切痛，不可抑按，或吐血，或鼻中出血，或下血……一名鬼排，言鬼排触于人也，人有气血虚，精魂衰微，忽与鬼神遇相触突，致为其所排击……"

⑧ 痹：病症名，后有风痹之称。《灵枢·热病》："痹之为病也，身无痛者，四肢不收，智乱不甚。"《诸病源候论·风痹候》："风痹之状，身体无痛，四肢不收，神智不乱，一臂不随者，风痹也。"

⑨ 痹缓不收：风痹病所致肢体瘫痪，四肢不收。相当于今之中风后遗症及其表现。

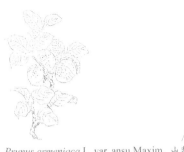

苦杏仁
（杏核仁）

誉 满 杏 林

Prunus armeniaca L. var. ansu Maxim. 山杏
Prunus sibirica L. 西伯利亚杏
Prunus mandshurica (Maxim.) Koehne 东北杏
Prunus armeniana L. 杏

数数杏仁，

数数那些苦涩的教你始终清醒，

把我数进去：

我曾寻你的眼，当你睁开它而无人注视着你，

……

教我变苦吧。

把我数进去融入杏仁。

——德语诗人保罗·策兰《数数杏仁》节选

杏林自古美名扬

中医界又被称为杏林，杏与中医有不解之缘。

"杏林"的渊出与三国名医董奉有关。

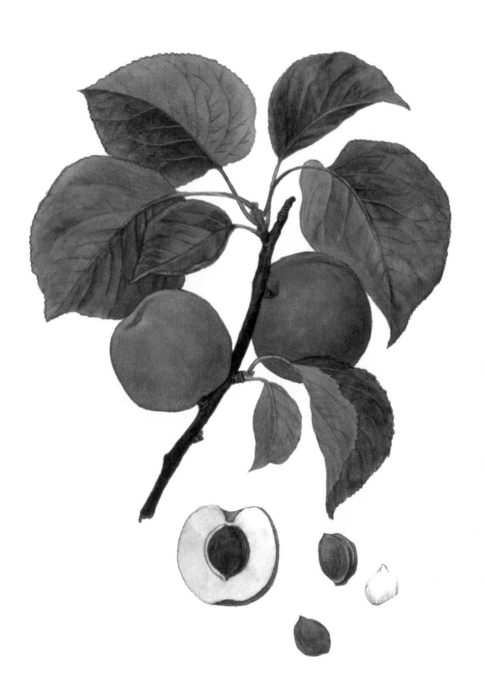

董仙昔日家何处？云在芙蓉峰下住。

当时种杏尽成林，岁岁开花千万树。

药炉九转成丹砂，乘云飞上太清家。

回看杏树宛如昨，东风处处蒸红霞。

春云压地花围屋，秋实连山虎秋谷。

却笑苏耽桔井泉，一酌寒流不堪掬。

——明·曾棨《杏林》

　　据东晋葛洪《神仙传》记载：三国时期有位名医叫董奉，字君异，隐居在匡山（即今江西庐山）。他医术高明，医德高尚，给人治病从不收医药费，只让治好的病人在他的住处周围种上几棵杏树。这位被誉为仙人圣手的董奉救人越多，周围种植的杏树就越多。经过数年，所种的杏树竟有十万余株。这一大片杏林郁郁葱葱，被称为"董仙杏林"。杏子成熟后，董奉就用杏子换来稻谷，救济贫苦百姓。本于董仙杏林的美誉，后来人们对医术高明、品德高尚的中医，常用"誉满杏林"或"杏林春暖"等词给以赞誉。

　　董奉者，字君异，侯官人（注：今福建神州）也。吴先主（注：三国东吴之孙权）时，……还豫章（注：泛指江西省），庐山下居。……奉居山不种田，日为人治病，亦不取钱。重病愈者，使栽杏五株，轻者一株，如此数年，得十万余株，郁然成林。……后杏子大熟，于林中作一草仓，示时人曰：欲买杏者，不须报奉，但将谷一器置仓中，即自往取一器杏去。……奉每年货杏得谷，旋以赈救贫乏，供给行旅不逮者，岁二万余斛。

——晋·葛洪《神仙传》卷六董奉传

另据传说：有一次一只老虎张着大口来到董奉住处，有求救状。董奉仔细观察，见虎喉中被一骨卡住，他冒着生命危险，从虎口中取出骨头。老虎为了报答救命之恩，从此不愿离去，而为董奉看守杏林。中药店堂常常挂有"虎守杏林"的条幅，喻医术高超，就来源于这一典故。

　　庐山曾有神仙住，欲寻杏林今何在。

　　伟大的名医董奉是值得人们怀念的。而董奉杏林今何在呢？有人考证，当在今之庐山北麓的归宗寺与醉石（传为晋陶渊明醉卧之处）之间。

　　1991年，一支考察队在庐山山南考察，于一墓穴中发现明代和尚、归宗寺主持果清禅师的《重兴归宗田地界址碑记》和有关图刻。碑记和图刻详细记载了董奉杏林、杏坛庵和庵产的情况，指出杏坛庵在陶渊明醉石以东的般若峰下，庵产方圆百里。

　　经过认真的考查和论证，现今已确认，董奉的杏林故址应当在距九江闹市约十公里的庐山莲花峰下的龙门沟。可惜的是，经过沧海桑田的变迁，这儿的杏林已不复存在，代之以茂密的竹林和其他树木。

　　董奉在庐山遗迹颇多，根据资料和史实可以确定：有他居住的杏林草堂，称为董奉馆，后在此处又曾建杏坛庵；有后人祭祀的太乙宫、真君庙、太乙观、太乙祥符观等；有伏虎庵，是董奉"虎口取骾"和"虎守杏林"遗址等。

　　当年受到救治、接济的纯朴民众，把董奉尊崇为消灾救命的"活神仙"。董奉在庐山隐居数年，每年经他治愈的患者，以他施医的居所为中心向周边延展种植杏树回报救治之恩。因此，庐山脚下皆是杏林范围，大概面积在3000亩以上。

　　董奉隐居庐山施医济世，开创了人与自然生态和谐共荣和药食同源的杏林园。自此以后，医家以位列"杏林中人"为荣，医著以"杏林医案"为藏，医技以"杏林圣手"为赞，医德以"杏林春暖"为誉，医道以"杏林养生"为崇。中医学在走向世界造福全人类的过程中，更永远不会忘记杏与杏林的佳话。

杏林薪传，何止一地？在全国各地其他多处有存的如杏园、杏山、杏花村、杏坛等，往往也都有许多美好的中医药传说以及渊源在其中。

杏花杏果联想多

春天可看杏花开。所以有唐代王涯《春游曲》咏杏花的著名诗句：

"万树江边杏，新开一夜风。

满园深浅色，照在碧波中。"

杏为蔷薇科落叶乔木，农历二月开花，花瓣五朵，呈粉红色或白色，其粉的像霞，白的像雪，颇具观赏性。杏花是春天的象征，在文人墨客的笔下，"红杏枝头春意闹"（北宋宋祁），"春色满园关不住，一枝红杏出墙来"（南宋叶绍翁），"杏花春雨江南"等，诗情画意跃然纸上。南宋诗人杨万里《杏花》诗更把杏花的颜色描绘为：

"道白非真白，言红不若红。

请君红白外，别眼看天工。"

春秋时代伟大的思想家、教育家、儒学创始人孔丘（字仲尼，公元前551~前479年）设教于杏坛，更使佳话传千古。

昨日看花花灼灼，今日看花花欲落。要述说杏仁药用，更多的是在

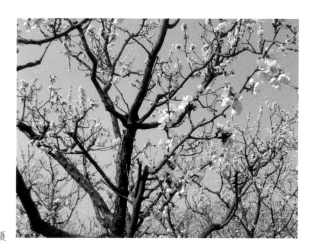

杏花开放时节

－丁兆平摄

说果的话题，那可是花落之后等结果的事了。

杏原产于我国，栽培历史十分悠久，远在2500年前的周代已有种植的记载。《山海经》（公元前400～250年）曰："灵山之下，其木多杏。"春秋时代的《管子》一书中有"五沃之土，其木宜杏"，说明当时杏树已受到人们的重视。杏的品种很多，全国的品种品系多达1500多个，著名的品种如山东青岛的将军杏，山东济南的金杏，陕西三原的曹杏，河北遵化的香白杏，甘肃东乡的大接杏（大桃杏），河南仰韶黄杏（又称响铃杏）等。杏为夏季佳果，鲜甜香糯，并可制成杏脯、杏干、罐头。著名的北京蜜饯中，杏脯是其中重要的组成部分。新疆库车的包仁杏，其制作是先将杏去核，晒干，再将杏仁包在果肉内，吃起来别有风味。

人们都说甜杏儿，甜杏儿，那杏儿是甘甜的。品酸者可选梅，品甜者当选杏。杏与梅是近亲，杏有一别名叫作甜梅。

杏乃医之果。杏更有"人间圣果"之称。杏可是中国人老祖宗的宝贝树。

公元前的典籍《管子》中就有"五沃之土，其木宜杏"。稍后的《山海经》也有"灵山之下，其木多杏"。人类种植杏树的历史是悠久的。

医用的苦杏仁来源于山杏、西伯利亚杏、东北杏、杏等味苦的种仁。

我国产杏最多的地方，要数新疆。新疆天山，龟兹（qiū cí）古国。库车有杏，甜在心窝。

库车是我国杏树的传统种植区。《大唐西域记》中就说屈支国多杏。屈支国即龟兹国，汉时西域三十六国之一，清朝时更名为库车。清末湖南人萧雄在新疆漫游，他称赞从焉耆到库车一带，"山南山北杏子多，更夸仙果好频婆。"频婆即苹果。萧雄还注说："江南多杏，不及西域，巴达克山所产，固为中外极品，而天山左右者亦佳。"

即使在现在的库车的乡村，也几乎家家农户都有杏。换个说法强调一下，就是"几乎找不到一家没有一棵杏树的农户"。

人间四月芳菲尽，山寺桃花始盛开。

桃花是这样的，杏花也如此吗？

是的。作家沈苇告诉我们说："一般说来，城里的杏树比郊外的先开花，平原的杏树比山区的开花早，这是气温差异造成的。"

这些是多数人都知道的，但也有许多人不知道的：杏的老树总是比新树先开花。这究竟是为什么？难道开花也是一种技艺，先行者总是比新人更为娴熟、更为出色吗？

杏树对人类的奉献是巨大的。新疆人有吃不完的杏。

一棵果树就是一座生长着的矿藏，人取自一株杏树的东西是源源不绝的。四五月间，将青杏子煮在玉米粥或汤面里，取其酸味，做出来的食物味道更好。夏至前后，杏子黄熟，人们基本上以杏子为"粮粮"了。吃不完的杏子晾制成杏干，宜于保存，一直可以享用到第二年，与下一季的鲜果衔接上。做抓饭时放一些杏干，通常是必不可少的。杏子还可以酿酒，熬制果酱。从前，库车的维吾尔人用杏子和桑葚制作一种混合果酱，味道绝佳，装在葫芦里经三四年而不坏。

——人取自一棵杏树的，其实是一棵杏树的慷慨和恩赐。

——沈苇《植物传奇》

杏所奉献的不只是它的甜美和温柔，更有它火烈的毒性。苦的杏仁毒性足以害人，多食可以致人死亡。"毒药入口"被一些无知之人作为反对中医药学的理由，但正是因为杏仁有毒性，它却可以用来治病。

开篇所节选的《数数杏仁》，是德语诗人保罗·策兰（Paul Celan，1920～1970年）写给母亲的一首诗中的部分诗句，用指他和母亲以及犹太人苦难的共存关系。诗句通过数数的方式，让读者也加入进来。数数的方式，是多见于幼童时代的一种行为，保罗·策兰用这种诗歌语言和方式把我们拉回到他或人类开始的地方。中国人的祖先运用苦杏仁治病的历史足够悠长，这办法堪称古老，从古到今中医正是通过让病人品尝杏仁的苦，祛除某些疾病，最终恢复品味健康人生之甘甜。所以，能想到数数苦杏仁，是一件不简单的事情。我们不仅敬佩数数苦杏仁的诗人，更敬佩运用苦杏仁的医人，还敬佩入口苦杏仁的病人！

杏仁入药，并不排斥它是东土还是西域所产。杏仁治病，更没有仅仅局限于服务某个民族。中医药学的胸怀是宽大的，堪称广阔无边。

杏林春暖，满园春色关不住；橘井泉香，春华秋实更芬芳。从杏到杏林，坚定了我对祖国优秀传统文化中医药学的孜孜追求。仔细品味和咀嚼，它竟给我带来如此深刻的思考——

大国崛起，离不开民族团结。大医腾飞，离不开文化融合。

医之果肺经良药

杏林医之谓，杏乃医之果。

既然杏乃医之果，就要重点讲述杏仁的药用。

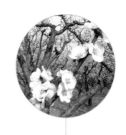

杏仁入药始载于《神农本草经》，原称之为"杏核仁"，列为下品。《神农本草经》给中药分类三品，"上药养命，中药养性，下药治病"，简单地解说即上品为无毒的补益药，中品为无毒或微毒，下品为有毒且性烈。由此则药用的杏仁有毒可知矣。

中医应用杏仁入药疗疾，强调使用苦杏仁，这可是长期实践验证的结果。请看古代医籍中苦杏仁名称的由来途径：《神农本草经》"杏核仁"→《本草经集注》《新修本草》"杏核仁"为正名，"杏子"为异名→《雷公炮制论》"杏仁"→叶桂《临证指南医案》始称之"苦杏仁"。

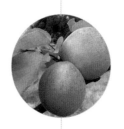

《中国药典》规定，苦杏仁的植物来源有山杏 *Prunus armeniaca* L. *var. ansu* Maxim.、西伯利亚杏 *Prunus sibirica* L.、东北杏 *Prunus mandshurica*（Maxim.）Koehne 或杏 *Prunus armeniana* L.，药用的是其干燥成熟种子。其药材的加工方法为，从杏核中取出杏仁晒干，沸水浸泡后搓去皮尖，用时捣碎，所以有时在入药时写作"杏仁泥"。

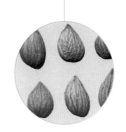

中医学认为，五色（青、赤、黄、白、黑）一

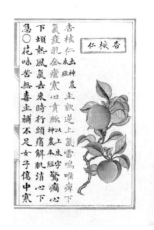

《本草品汇精要》记录的杏核仁

五味（酸、苦、甘、辛、咸）—五脏（肝、心、脾、肺、肾）都是有联系的。药入五脏，杏仁是专门的"肺经之药"。为什么？因为它色白。中医学有简单的说理工具——五行理论。

现今对苦杏仁药性的认识：味苦，性微温，有小毒。归肺、大肠经。功能降气平喘止咳，润肠通便。临床常用于治疗咳嗽气喘、胸满痰多、血虚津枯，肠燥便秘。

《神农本草经》中首言杏核仁"主咳逆上气"，确认了杏仁宣肺而止咳化痰的主要功效。杏仁为肺经之药，善于宣肺祛痰、润燥下气，被誉为中医最常用的止咳化痰药，常用于治疗咳喘诸症。

中药是中医手中的兵，"用药如用兵"。所以你可以视苦杏仁为肺经的"工兵"，这比较形象。"肺主气，司呼吸"，中医治咳喘，首先就要考虑解决肺脏的问题。下面的三则常用杏仁方也就成为杏仁这一"工兵"参加的不同的特种部队，自然，它们的主攻治疗方向有所不同。

其一，若治疗肺热喘促，杏仁常与麻黄、石膏、贝母、沙参同用。成方如医圣张仲景著名的经方"麻杏石甘汤"，这是治疗小儿外感咳嗽高热的一剂常用良方。

全方"定喘除热效力彰"（方歌），具有辛凉宣肺、清热平喘的功效，临床又常用于治疗急慢性支气管炎、支气管哮喘等的肺热实证。

其二，治疗风热咳嗽，杏仁常与桑叶、菊花、连翘、薄荷等同用。成方如"桑菊饮"，这可是出自《温病条辨》的一则名方，由清朝著名的温病学家吴瑭（字鞠通，1758～1836年）所首创。在清热解表类的方剂中，桑菊饮被后世医家称为辛凉解表的"轻剂"。

成方桑菊饮现在变身为常用的中成药"桑菊感冒片"，其药性平和，解表清热之力较银翘解毒、羚翘解毒、安宫牛黄等轻微，但宣肺止咳的功效却非常突出，适用于外感风热初起，发热怕冷等症状较轻，而咳嗽、鼻塞等肺气不宣证候明显者。即使是被中医学称为"痉咳"的百日咳，应用桑菊感冒片也可取得较好的临床疗效。显然，杏仁在其中宣肺的作用是不可忽视的，但方名中并没有体现出杏仁的存在。方剂强调的是团队作战，所以个体要融入集体之中。

药理研究还证实，桑菊感冒片的解热作用与复方阿司匹林的效果相似，口服后具有吸收快、起效快、代谢迅速的特点，加之药性平和，诚为安全、有效的大众常用中成药。

其三，治疗风寒感冒之咳嗽痰多，胸闷气逆，杏仁常配伍紫苏叶、半夏、茯苓等。成方如吴鞠通创制的另一名方"杏苏散"，全方的功效是发散风寒、宣肺化痰。发散风寒是其他药物的作用，而宣肺化痰主要就靠苦杏仁了。

至于《神农本草经》载苦杏仁主"咳逆……雷鸣，喉痹"功效，可从临床应用其治咳嗽、喘促来理解。医籍中之用举例如《本草拾遗》中所载：治喉痹，痰唾咳嗽，喉中热结生疮。杏仁去皮熬令赤，和桂末，研如泥，绵裹如指大，含之。

肺疾食治选杏仁

冬日最是干果季，收贮干果冬日尝。

杏仁是冬日常见又深受人们喜爱的干果炒货，那一定是甜杏仁，当然还有扁桃仁。有的人特别喜欢吃它。

冬季也是肺病咳喘的多发季节，治病调养，用到杏仁的情况比较多。

在宋朝著名方书《杨氏家藏方》中有杏仁煎，是用杏仁配核桃仁，用于治疗虚喘咳嗽。此方的应用主体是肺肾两虚的中老年人：

"杏仁（去皮尖，微炒）半两，胡桃肉（去皮）半两。上件入生蜜少许，同研令极细，每一两作一十丸。每服一丸，生姜汤嚼下，食后临卧。治久患肺喘，咳嗽不止。"

老年人易发咳嗽、喘憋、痰多等，与肺肾功能下降有关。老年人身体的抵抗力下降，不仅吞噬细胞的活动能力减弱，降低了呼吸道的防御功能，易发生呼吸道感染，更因呼吸道黏膜上皮细胞的纤毛运动等也减弱，使得一些病理产物不易排出，导致痰多、喘憋等慢性呼吸道症状较为顽固难愈。像杏仁煎这样的食疗方法，寓药治于食治，长期应用，慢慢调理老年人久喘久咳，是一种不错的选择。

于是，文献中的这则杏仁煎，就被现代人变通为食治药膳，起了"蜜饯双仁"的名字。其制作方法也很简单：

取炒甜杏仁、核桃仁各250克，蜂蜜500克。先将甜杏仁放入锅中，加水慢火煮1小时，可用勺在煮的过程中把杏仁碾碎，加入切碎的核桃仁，煮至汁稠，加入蜂蜜，用文火边加热边搅拌，至煮沸即可。晾凉后放入容器中，以备随时取用。肺肾功能虚弱的中老年人可每日二三次食用，每次5～10克。

膏方补虚显其长。这则杏仁核桃膏方具有补肺益肾、止咳平喘的作用，特别适宜于中老年人肺肾两虚型久咳气喘之证。

忠实于《神农本草经》"主咳逆下气"功效，《备急千金要方》中还有杏仁丸，也是一种膏方：

治咳逆上气。杏仁三升，熟捣如膏，蜜一升，为三份，以一份内杏仁捣，令强，更内一份捣之如膏，又内一份捣熟上。先食已，含咽之，多少自在。每日三次，每次不得过半方寸匕。

由此说到中医膏方，冬令时兴。有一首杏仁膏方，搭配了五味药物，在秋冬滋补的膏方中，被推荐为十大润燥养阴膏方之一，在人民网上得到推荐，自有深远影响。

杏仁膏。取甜杏仁（或在医生的指导下选用苦杏仁）、枇杷叶、北沙参、川贝母、阿胶各100克，生姜汁70毫升，蜂蜜200克。阿胶如使用阿胶珠可捣碎炒黄为末，若取用阿胶粉则不宜炒，而应当砂锅中先煮水后直接加入阿胶粉为宜。将以上各药放入砂锅用小火煎熬1小时，逐渐减少水分以收汁，最后加

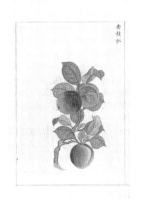

《金石昆虫草木状》中杏核仁绘图

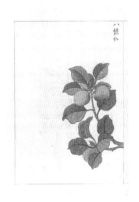

《金石昆虫草木状》中巴旦杏（八檐仁）绘图

入蜂蜜收膏，瓶贮备用。此量约可供十日服用，每日两次即可。功可润肺止咳，清热化痰。适用于咳嗽痰稠、久咳不愈者，在秋冬季节调养平复。

"麻黄－杏仁"药对

张仲景《伤寒论》与《金匮要略》中共载含杏仁方19首，而最常用者是杏仁配麻黄。杏仁配麻黄散寒降气以平喘，一降一升，一里一表，共使风寒祛，肺气宣，逆气降，咳喘消，是用于肺失宣降所致咳喘的常用药对。

明代缪希雍在《神农本草经疏》中对此药对解说为："麻黄汤、大青龙汤、麻黄杏仁甘草石膏汤、麻黄加术汤、麻黄杏仁薏苡甘草汤、厚朴麻黄汤、文蛤汤，皆麻黄、杏仁并用。盖麻黄主开散，其力悉在毛窍，非籍杏仁伸其血络中气，则其行反濡缓而有所伤。则可谓麻黄之于杏仁，犹桂之于芍药，水母之于虾矣。"其比喻形象若此。

苦杏仁的其他常用药对还有："苦杏仁－紫苏子"理肺润肠，"苦杏仁－厚朴"下气定喘，"苦杏仁－川贝母"利气消痰，"苦杏仁－茯苓"开肺运脾，"苦杏仁－桃仁"活血润燥，"苦杏仁－葶苈子"平喘利水，"苦杏仁－火麻仁"润肠通便等。

消导"下气"可润肠

中医学认为："肺与大肠相表里"。简化后也许有点儿失真的解说：

呼吸与排便这两件事之间有密切关系。

有一项2011年媒体报道的研究，是日本奈良女子大学通过严格对照进行的，观察胸罩束胸对女性排便的影响。结果是穿胸罩影响排便，容易引起便秘。原因推测与胸罩对胸部皮肤的挤压，会对副交感神经的兴奋产生抑制作用，而肠道的蠕动与消化腺的运动都与副交感神经有关。同时，皮肤受到挤压还会导致唾液淀粉酶浓度下降，进而影响到食物消化。而且胸罩的物理约束会影响食物在消化道中的行进速度。于是，通过束胸影响到了排便。对此，如果用中医理论来进行解释，我想或可以用肺与大肠相表里加以说明，宣肺可利通便。

苦杏仁恰入肺与大肠经，它不仅有宣肺的功能，而且可润下。苦杏仁的作用将"肺与大肠相表里"这一中医学理论体现得淋漓尽致。

苦杏仁"下气"功效当与其消积导滞作用有关。杏苦仁味苦质润，它是含有油脂的。苦能下气，润能通秘。苦杏仁常用于治疗大便秘结、老年便秘、产后便秘等症。苦杏仁常配伍火麻仁、郁李仁等组方治便秘，介绍两个代表方。

其一，《伤寒论》中的麻子仁丸，是治疗小便多，大便干燥秘结的。北京中医药大学郝万山教授讲伤寒，形象地总结润肠通便的麻子仁丸——"药物组成，就是'二仁一勺小承气'。两个人喝一勺小承气，方子就记住了吧。二仁是麻子仁和杏仁，'一勺'是一个芍药，小承气就是小承气汤，这就是麻子仁丸。"此方治青壮年胃热肠燥便秘（胃强脾弱，中医谓之"脾约证"）较常用。因方中除苦杏仁、麻子仁外，还配伍了大黄、枳实、厚朴等攻下破滞的药物，所以对年老体虚、津亏血少者，不宜久用。

其二，《世医得效方》转引自《澹寮方》中专门用于润肠通便的五仁丸，将富含油脂的五种果仁（桃仁、杏仁、松子仁、柏子仁、郁李仁）

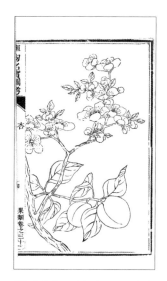

《植物名实图考》卷三十二中杏与杏花图

集于一方，再配上理气行滞的陈皮，润下与行气相合，以润燥滑肠为用，特别适宜用于老年人津亏肠燥便秘或产后血虚便秘。

老年人的身体变化是身体的衰老导致饮食与活动均减少，胃肠蠕动减低，消化吸收功能差，体液也减少，即阴津随年龄增长而逐渐亏耗等，所以易出现习惯性便秘。对于老年人习惯性便秘，五仁丸是一首具有针对性治疗作用的良方。古人倡导养老奉亲，有"为人子者不可不知医"之说，所以对五仁丸，习医者是不可不留心识之的。

中国传统文化倡导家庭和谐与人文关怀，其中有如"事亲者当知医"的观念。关于"为人子者不可不知医"，考此语出自《旧唐书·王勃传》："勃尝谓人子不可不知医。"这一孝道之举后屡被习医者所推崇。清代黄凯钧（1751～? 年）《友渔斋医话》就以"为人子者不可不知医"为篇名，论述知医行孝的观念。

李时珍在《本草纲目》中记录了一则用杏仁治疗食积便秘的医案，可借此加深对杏仁治便秘的认识。

"《医余》云：凡索面、豆粉，近杏仁

则烂。顷一兵官食粉成积，医师以积气丸、杏仁相半研为末，熟水下，数服愈。"

原来，这则医案最早是《医余》中记载的。对这则医案，可以从很多方面进行联想：

其一，患者"一兵官"，系有地位的指挥者，缘于有条件得到充足的食物供应而得病，《名医类案》载此为"食粉多成积"。其食积的原因是因为吃多了。

其二，所食之"粉"究为何物？索面，是南方很早就有的一种用白面制备的干面条，宽扁、细圆者皆有。兵官所食之粉或为白面或为豆粉，米粉的可能性小。习惯于米食而不习惯于面食，易造成积滞，他是一个南方人的可能性较大。

其三，治以"积气丸"与杏仁各半，从气入手而治，针对的难道不是食积，而是继而造成气滞的病机？或气滞后食积，或食积引发气滞，二者是互相联系的。

其四，治用散剂（研为末），"散者散也"，用开水送服，在剂型上的选择也很对症。

通过以上的猜想，再回味这则杏仁治食积的医案，记载虽然简略可不简单，确实很有代表性。

苦杏仁有润肠通便功用，除了质润泻下而外，此医案也正是可以从肺与大肠相表里来给以解释的。李时珍就在上面治食积的医案前明言，"杏仁能散能降"，故有"消积"作用，更好理解。

主"产乳，金疮，寒心，贲豚"解

《神农本草经》中有苦杏仁主"产乳，金疮"，日本学者森立之认为："亦取油腻润利，令血不凝滞也。"其治"金疮"，与治破伤风有一定关系。以下两则文献可资参考：《必效方》有"治金疮中风，角弓反张，以杏仁碎之，蒸令馏，绞取脂，服一小升兼以疮上糜，效。"《备急千金要方》有"治鼻中生疮，杵杏仁乳汁，和敷之。"又方，"治破伤风肿，厚敷杏仁膏，燃烛遥炙。"

至于苦杏仁主"寒心，贲豚"，应与二者共有的寒饮之病机相关。关于"寒心"（寒饮在心），可参《金匮要略》中的论述：腹中寒气，雷鸣切痛，胁胸逆满呕吐，附子粳米汤主之。心胸中大寒痛呕，不能饮食等，大建中汤主之。故对此寒饮之证，可用苦杏仁"下气"而治之。而贲豚多由于寒饮所致，也可用苦杏仁"下气"治之。故其主之。

苦杏仁主"寒心，贲豚"，系用于治疗胃肠方面的病变，此又当与杏仁润肠、下气、止痛等多方面功用有关。如名医章次公颇喜用杏仁治胃脘痛，他指出："杏仁用大量，有润胃肠、消食、开滞气之功，能疏利开通、破壅降逆而缓胃痛。"杏仁治胃病，章次公最为就手，据统计《章次公医案·胃病》计病案83例，其中用杏仁者38例，占45.8%。他将杏仁广泛用于胃、十二指肠溃疡及其出血、慢性胃炎、胃神经痛、胃痉挛痛等。不论证属寒热、虚实、气滞、血瘀、痰湿、食滞，只要病机相宜，配伍得当，用之其效皆验。

可治胸痹轻症

痹者，是指闭塞不通。苦杏仁除了上可止咳、下可润通，也有下气开痹之用，可主胸痹之轻症。

胸痹病机，多因寒痰壅塞，水饮留积胸胁，心血瘀阻，阻火上犯等导致。症状表现有轻重之分。其症状轻者，以胸闷短气为主。杏仁可用于治疗胸痹之轻症。凡饮邪上乘，影响及肺，胸中气塞、短气，或兼见咳逆吐涎沫者，用之最宜。通过下气除痹，祛痰利水，疏通气机，使症状缓解。其症状重者表现为胸中急痛，胸痛彻背，喘息，不得平卧等。这正是现代医学诊断冠心病心绞痛的表现——此非苦杏仁所主治。

在治疗胸痹时，苦杏仁多配伍陈皮、生姜、茯苓、瓜蒌、枳实等。

"胸痹，胸中气塞，短气，茯苓杏仁甘草汤主之，橘枳姜汤亦主之。"用杏仁治胸痹的著名成方，医圣张仲景所创茯苓杏仁甘草汤，非其莫属。原方用"茯苓三两，杏仁五十个，甘草一两。上三味，以水一斗，煮取五升。温服一升，日三服，不差更服。"对张仲景所创此方，清代宫廷御医吴谦认为"胸中气塞，胸痹之轻者也"，新安医派程云来也说茯苓杏仁甘草汤"为治胸痹之轻剂"，得到临床医家的公认。

若表现为心气痛，闷乱，可用"山杏仁（炒令香熟，去皮尖、双仁）二两，吴茱萸（汤洗，焙干，炒）十二钱。为末，丸如弹子大。发作时每服一丸，温酒化下；如不饮酒，即用热汤。"这是《圣济总录》卷五十五中的山杏煎。

药酒是中医治疗胸痹的常用剂型。清代李文炳辑有方书《仙拈集》，该书又名《李氏经验广集良方》。在书中卷二有一则药酒方——杏姜酒，治一切胸膈结实。药用姜汁、杏仁汁煎成膏，酒调下。

食用佳品甜杏仁

现在的杏仁有苦、甜之分，这是普通的常识。

杏或山杏的部分栽培品种中，有成熟种子其味甘甜者，其入药时为与苦杏仁相区别而别称之为甜杏仁，性味甘平，功能润肺止咳，药力较和缓，主要用于虚劳咳嗽以及老人、体弱者，煎服常用量为5~10克。

如果从植物发生学的观点来考察，则最初的杏仁并没有甜的，它具有毒性，因为它含有氢氰酸。苦苦的杏仁才能保护自己的种子少被动物采食侵害，这也许是杏仁含毒的本意吧。但缘于人类种植的长期驯化或杂交，使得在一些杏树中出现了甜杏仁的变化。

甜杏仁源于人类种植杂交后的杏树，变异使得杏仁中所含氢氰酸的数量降低。杏仁中原本含有作为毒素成分的氢氰酸，若从物竞天择的角度出发大胆臆测，也许它发挥了保护自己的种子不被动物侵食的作用。而苦杏仁入药之始，只不过是取自自然所产，用于人类疗疾，故我们现在仍然强调"苦杏仁"是对的，而不是一定如有些人所认为的，更其名为"杏仁"，因为苦、甜杏仁的区分在药用上是有必要的。

甜杏仁无毒而多供食用。

现代药理研究证明，甜杏仁有很好的降血脂、抗氧化等作用，故其作为一种有助于抗衰延年的药食两用物品而得到推崇。甜杏仁在食品工业中应用很广，如杏仁霜、杏仁茶、杏仁蛋糕、椒盐杏仁、杏仁牛轧糖、杏仁巧克力等颇为大众喜爱。用杏仁制作的名菜如江苏菜系中的"菠萝杏仁豆腐"、鲁菜系中的"杏仁豆腐"均有细嫩、香甜、滑润的特点，是夏令宴席常用的时菜。

古人认为服食杏仁有益，可抗老延寿。据传说：有明代翰林学士辛士逊，在青城山道院中梦见皇姑对他说：可服食杏仁，会使你聪明，老而健壮，心力不倦。辛士逊求得其方，是用杏仁一味，每于盥洗完毕后，以七枚含在口中，良久脱去皮，细细嚼烂，和着津液顿咽。每日食之，会起到令人轻健的作用。然而，古代对杏仁补益的认识也并非一致，如李时珍即不信此说，认为"勿信其诳"，杏仁乃性热降气之药，不可久服。

　　杏仁七个，去皮尖，内于口中，久之则尽去其皮。又于口中暖之，逡巡嚼烂，和津液如乳汁，乃顿咽。但日日如法食之，一年必换血，令人轻健安泰。

——宋·景焕《野人闲话》

饕餮解馋饮杏酪

　　前面已经讲述到《杨氏家藏方》中治疗虚喘咳嗽杏仁煎，在变身为"蜜饯双仁"之后，其选材由中药苦杏仁变成了取自食材的甜杏仁，从而完成了由药治到食治的过程。

　　甜杏仁供食用，有不少的人喜欢杏仁的风味。下面的杏仁茶文献可供饕餮者目食。

　　杏仁茶又称杏仁酪或杏酪。清初朱彝尊《食宪鸿秘》中记载了"杏酪"的做法：

　　"京师甜杏仁用热水泡，加炉灰一撮，入水，候冷，即捏去皮，用清水漂净，再量入清水，如磨豆腐法带水磨碎。用绢袋榨汁去渣，以汁入调、煮熟，如白糖霜热啖。或量加个乳亦可。"

清嘉庆年间进士、山东栖霞人郝懿行（1757～1825年）《晒书堂笔录》中所载杏酪（杏仁茶汤）的制法为：

"取甜杏仁，水浸，去皮，小磨磨细，加水搅稀，入锅内，用糯米屑同煮，如高粱糊法。至糖之多少，随意掺入。"

清末翰林学士、陕西人薛宝辰《素食说略》也有类似的描写：

"糯米浸软，掏极碎，加入去皮苦杏仁若干，同掏细，去渣煮熟，加糖食。"

杏仁茶这一小吃，因为适口香甜，滋味颇佳，更得到诗人的赞美：

（杏仁茶，以面粉及杏仁粉同熬之即成，津埠亦多售者。）

清晨书肆闹喧哗，润肺生津味亦佳。一碗凉浆真适口，香甜莫比杏仁茶。

——清·雪印轩主《燕都小食品杂咏·杏仁茶》

苦杏仁有毒宜防

苦杏仁入药的常用量为5～10克，因有小毒，所以用量不可过大，生品入煎剂宜后下。对于阴虚咳嗽及大便溏泻者应慎服，婴儿慎用。

苦杏仁的毒性应引起重视，因其中毒可引起严重后果。

1959年，江苏南通市医药总店饮片加工场，有一青年职工叫沈俊臣，因尝食了专供中药配方使用的炒苦杏仁而中毒，经抢救无效最终死亡。

苦杏仁中所含丰富的脂肪油（约30%~50%）具有润滑性，是其发挥润肠通便作用的物质基础。苦杏仁油对蛔虫、钩虫、蛲虫以及伤寒杆菌、副伤寒杆菌等有抑制作用。

苦杏仁中含有苦杏仁苷（约3%），受杏仁中所含的苦杏仁酶及樱叶酶等水解，最终分解产生出有毒的氢氰酸和苯甲醛，微量的氢氰酸对呼吸中枢有镇静作用，可使呼吸运动趋于安静而达到镇咳平喘效应；但过量时可使组织窒息，导致死亡。所以应严防过量使用而引起中毒。

因误食而引起的杏仁中毒多发生在杏子成熟的季节。有的人有吃完杏肉砸核取仁吃的习惯，如果是甜杏仁一般引起中毒的机会较少，但如果是苦杏仁就容易导致中毒。因为苦杏仁的毒性是甜杏仁的数十倍。

苦杏仁中毒潜伏期一般为1~2个小时。在进入胃肠道之后，杏仁中所含有的苦杏仁苷在苦杏仁苷酶的作用下，分解出可严重影响细胞功能的氢氰酸，对中枢神经系统造成严重危害。小儿误食苦杏仁数粒至20粒即可出现中毒症状，初期一般表现为口内苦涩感、流口水、头晕、头痛、恶心、呕吐、心慌、四肢无力；继而会出现心跳加速、胸闷、呼吸急促、四肢肢端麻痹；在严重的情况下呼吸困难、四肢冰凉、昏迷惊厥，甚至出现尖叫。可从中毒者口中嗅闻到苦杏仁的味道；最终导致中毒者意识丧失、瞳孔散大、牙关紧闭、全身阵发性痉挛，因呼吸麻痹或心跳停止而死亡，尤以儿童中毒的死亡率较高。

苦杏仁的毒性，一般儿童服用20粒，成人服用50粒即可中毒。原因是大量氢氰酸能抑制细胞色素氧化酶，使细胞氧化反应停止，引起组织窒息而死亡。

苦杏仁中毒后应及时去医院就医，切勿延误了抢救时间。

甜杏仁食用，也要经过长期的浸泡，增加安全性。若食用凉拌杏仁，必须用清水充分浸泡，再敞锅蒸煮，促进毒素的挥发，同时要注意不宜一次吃得太多。

从杏仁再说食杏

英国哲学家罗素（1872～1970年）一直喜欢吃杏，但从不知道它是从哪儿来的。有一次他偶然得知，杏是从中国来的，最早通过丝绸之路到达欧洲，又到达意大利。后来他又发现，为什么杏在英文里叫Apricot呢？原来是"酸"发音的误叫。这些知识对他喜不喜欢吃杏没有关系，但他以后拿起来吃时，都会觉得更有意思。

杏是入夏后较早成熟的鲜果。鲜杏有特异的杏香，果肉鲜甜微酸，丰腴可口，为大众喜食的应时佳果。为了长时间享用杏，则可将其制作成杏干，对此本草中也是有记述的。

《本草衍义》有："生杏可晒脯，作干果食之。"药王孙思邈认为，将杏制成杏脯食用，可以"止渴，去冷热毒"。

日本人认为多吃杏干可以延年益寿。另据报道，南太平洋岛国斐济是个无癌之国和长寿之国，原因是斐济产杏，全国有吃杏的习惯，有的人还把杏干当作粮食来吃。这似乎对食杏和杏仁有益起到了印证的作用，说明有必要对此进行深入研究。

作家陈忠实说："成熟的杏儿，把儿松了，风一吹，就落地了，风不吹也要掉落。成熟是胜利，也是悲哀。"

如果你把杏儿的成熟看作是一种胜利，中医取用苦杏仁治病就是将胜利走向胜利；如果你把杏儿的成熟看作是一种悲哀，中医取用苦杏仁治病又是将悲哀化为了胜利。怎么看，充分利用有毒的苦杏仁都是一种双赢。

中医之果的杏仁，也印证了中医学的伟大！

杏核仁

杏核仁① 味甘，温。主咳逆上气②，雷鸣③，喉痹④，下气⑤，产乳⑥，金创⑦，寒心⑧，贲豚⑨。生川谷。

《名医》曰：生晋山。

案《说文》云：杏，果也。《管子·地员》篇云：五沃之土，其木宜杏。高诱注《淮南子》云：杏有窍在中。

——清·孙星衍、孙冯翼辑本《神农本草经》

〔注释〕

① 杏核仁：即苦杏仁。在《神农本草经》其他辑本如清代顾观光辑本中被列为中品。

② 咳逆上气：即咳喘。同"咳逆"。《诸病源候论·卷十四·咳逆上气候》："肺虚感微寒而成咳。""咳而气还聚于肺，肺则胀，是为咳逆也。邪气与正气相搏，正气不得宣通，但逆上喉咽之间，邪伏则气静，邪动则气奔上，烦闷欲绝，故谓之咳逆上气也。"《神农本草经》中主"咳逆上气"功效者尚见于石菖蒲、当归等条目下。

③ 雷鸣：有释作"喘鸣"者，状如后世文献中所谓声如曳锯者。有释作"肠鸣"者，即肠鸣音，以肠蠕动亢进引起，以雷声作比拟；此释因《千金·食治》在"雷鸣"之上有"肠中"二字，对于雷鸣所指为肠所致而非为咽喉之声有一定的旁证作用。

④ 喉痹：即喉闭。表现为咽喉不通、烦闷憋气症状。《素问·阴阳别论》："一阴一阳结谓之喉痹。"《灵枢·本脏篇》："肺大则多饮，善病胸痹喉痹逆气。"《诸病源候论·喉痹论》："喉痹者，喉里肿塞痹痛，水浆不得入也……亦令人壮热而恶寒。"

⑤ 下气：即降气。中药功效与中医治则治法概念。可治疗气上逆，如降逆下气。

⑥ 产乳：即生孩子，系同义词连用。产，人或动物生子。《说文·生部》："产，生也。"乳，生子。《说文》："乳，人及鸟生子曰乳，兽曰产。"《广雅·释诂一》："乳，生也。"

⑦ 金创：本义为由刀箭等金属器刃损伤肌体所致创伤，扩展意义也包括因创伤而化脓溃烂的疮。同"金疮""金疡"。《诸病源候论·卷三十六·金疮病诸候》对金疮论述甚详，可资参考。

⑧ 寒心：寒饮在心下之谓。《医学心悟》有"寒心痛"病症名，同"冷心痛"，强调的是心痛症状。

⑨ 贲豚：病症名。症见有气从少腹上冲胸脘、咽喉，或有腹痛，或寒热往来等。又作奔豚或奔豚气。豚，小猪。《金匮要略方论》："（气）从少腹起，上冲咽喉。""气从少腹上至心。""奔豚，气上冲胸。"

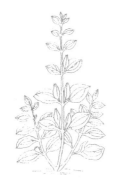

Forsythia suspensa (Thunb.) Vahl. 连翘

连 翘

采 果 黄 金 条

> "春天又到了。柳枝染上了嫩绿，在春风里尽情
> 飘摆，舒展着自己的腰身。连翘花举着金黄的小喇叭，
> 向着长天吹奏着生命之歌。"

——苏叔阳《理想的风筝》(小学语文课文)

春日花开识连翘

都说济南的春天短暂。惊蛰过后，济南的温度回
升得很快。护城河边，迎春花花墙开得灿烂奔放，如
同金黄色的瀑布。

由迎春花说到连翘花。识得迎春花，就更应当
认识可供药用的连翘。可许多人往往会混淆了这两
种花。它们同为木犀科植物，但迎春为茉莉属，连
翘为连翘属。

连翘 *Forsythia suspensa* (Thunb.) Vahl. 是一种落

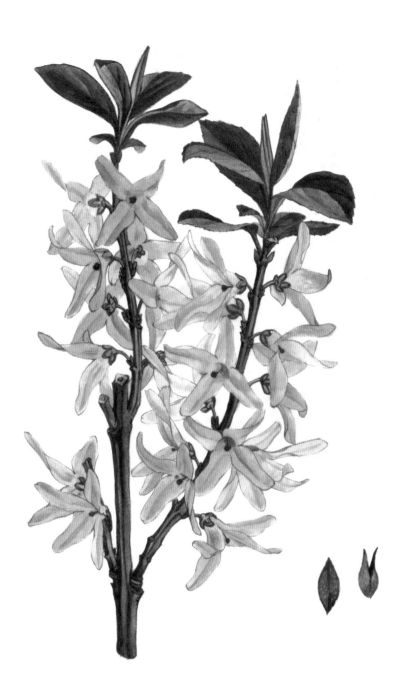

/ 连　翘: 采果黄金条 /

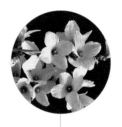

叶灌木，早春时先花后叶，叶子对生，为卵形或长椭圆形，春天开金黄色的花。满枝金黄、艳丽可爱的连翘，是早春优良观花灌木，被美称为"黄金条"。既适宜于宅旁、亭阶、墙隅、篱下与路边配植，也宜于溪边、池畔、岩石、假山下栽种。因根系发达，可作花篱或护堤树栽植。

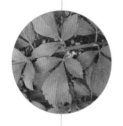

连翘在济南市区与南部山区都很常见。踏青之时，远望山谷里或山坡上娇黄的连翘花，在春风的吹拂下花枝摇曳，团团簇簇，涌动如金波。

早春开放的迎春花和连翘花都是黄色的，开花时间差不多，但一般情况下迎春花开花略早。

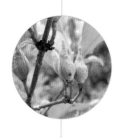

其实迎春花与连翘花并不难区分。连翘花枝条是浅褐色的，枝条粗大能长成树，枝叶往上长；迎春花的枝条是绿色的，且枝条较细，枝叶往下垂。

迎春花的花瓣和整朵花形都是圆形的，类近梅花，花瓣5至7瓣不等，而且开放的时候花朵都仰脸向上；连翘的花瓣长而略尖，一般4瓣，开放时整朵花形不会张得很开，有点像昆虫微微振翅时的样子，而且几乎所有的花都是低着头开的。连翘花的花瓣大，而迎春花的花瓣小；连翘花结果实，而迎春花很少有果实。

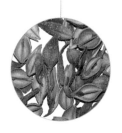

如果折断它们的枝条，你还会发现，迎春的枝条中间是实心的，而连翘枝条是中空的。

春天，最美的话题就是谈花，所以我们就谈

到了金黄色的连翘花。它同样是春天的信使，有人也就以报春花来称呼它。有一首小诗述这早春的美景：

> "朵小枝繁俏，争妍如鹊闹。
> 鹅黄耀眼明，早醒春来报。"

连翘既是美丽的观赏植物，也是十分有用的药用植物。连翘供药用的部位是它的含有种子的蒴果。秋季是连翘果实的成熟期。连翘的果实有青翘和老翘之分，白露前后采收的为青翘，寒露以后采收的为老翘。

连翘药用有单方

在辨识与欣赏了连翘花之后，我们从单方与药对，简单解说连翘的药用。

连翘是传统常用中药材，应用历史悠久。连翘入药始载于《神农本草经》，列为下品。从其清热解毒、消肿散结、疏散风热的功效出发，外感风热、温病、痈肿、丹毒、疮疡、瘰疬痰核、热淋涩闭等，是其主治所及。

说到连翘，最容易联想到"银翘散"，这则成方出自清朝吴鞠通《温病条辨》，还有最常用的中成药"银翘解毒片"中也用到连翘。它们的主药是具有清热解毒作用的金银花与连翘。这从而也让你了解了一组常用的中药"药对"，更是清热解毒药中最常用者——金银花与连翘。二者同属寒性，可医热病，还都为疮家圣药。无论内外各科，凡治热毒诸症，二者常相须配伍。

连翘的单方，在张锡纯《医学衷中参西录》中见有这样一则简单的

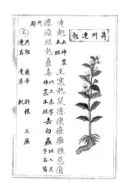
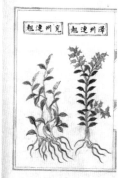
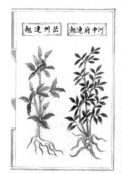

《本草品汇精要》记录的各地连翘

医案，重用连翘内服，体现了其清热解毒治外感的功效：

> "连翘诸家皆未言其发汗，而以治外感风热，用至一两必能出汗，且其发汗之力甚柔和，又甚绵长。曾治一少年风温初得，俾单用连翘一两煎汤服，彻夜微汗，翌晨病若失。"

而其他现代应用连翘取效的单方与用法，较有代表性的也不少。

治疗急性肾炎：连翘18克，文火煎取150毫升，分三次食前服，小儿酌减。一般连服5～10天。如据临床观察治疗8例患者，均有浮肿，血压140～200/96～110毫米汞柱，尿检有蛋白、颗粒管型及红细胞、白细胞等。治疗后8例浮肿全部消退，2例显著好转；血压显著下降；尿检6例转阴，2例好转。

治疗紫癜病：连翘18克，用法同上，忌辣物。治疗血小板减少性紫癜1例，过敏性紫癜2例，经2～7天治疗，皮肤紫癜全部消退。连翘用作为主药入复方治疗紫癜同样有较好疗效。

治疗视网膜出血：连翘18~21克，文火水煎取汁，分三次食前服。有2例视网膜黄斑区出血患者，服用20~27天后，均显著吸收，视力有所增强。

单方是复方用药的基础，而连翘现代单方的应用似乎突破了对连翘药性的传统认识，这颇值得深入研究与发扬。

连翘药材有青翘（采收早者）和老翘（采收晚者）之分。连翘的籽实单独药用时称"连翘心"，长于清心泻火。据现代药理研究，连翘有较广的抗菌谱。它对病原微生物的抑制作用，表现在抗细菌、抗真菌、抗病毒，以及杀灭钩端螺旋体等方面。有研究证明，仅从其抗菌效价而言，青翘优于老翘。

连翘配伍两药对

《神农本草经》首载连翘"主寒热"功效，而张仲景《伤寒论》麻黄连翘赤小豆汤则首开成方用连翘治疗外感热病之先河。但自汉后至宋代，应用其治疗外感热病却相对较少。直到明末清初温病学派形成完整体系，方使得连翘被广泛应用于温病的治疗。连翘清热的两个最常用药对，值得一说。

"金银花－连翘"药对：清热解毒功效强，专治实热。

连翘与金银花配伍，在中药清热配伍中最为常见。连翘轻清上浮，善走上焦以泻心火，破血结，散气聚，消痈肿；金银花质体轻扬，气味芳香，既能清气分之热，又能解血分之毒。二药合用，并走于上、轻清升浮宣散，清气凉血、清热解毒的力量增强。主要用于温病初起、外感风热表证、风热痒疹、疮痈肿毒、风热头痛、咽喉肿痛、疮痈肿毒等症。

　　清代温病大家吴鞠通擅用金银花、连翘药对，在其著作《温病条辨》中用到两药的代表方剂有银翘散及其加减方、新加香薷饮、银翘马勃散、银翘汤等，用于治疗临床表现各异而实质属热的病证，为临床应用金银花、连翘提供了示范。

　　"连翘－栀子"药对：加强清心泻火、凉血解毒之功。

　　连翘配伍栀子，连翘味苦微寒，质轻而气浮，能透达表里，长于清心火，实为泻心要剂，心为火主，心清则诸脏与之皆清，又能凉解上焦之风热；栀子苦寒泄降，善能泻火泄热，又有凉血解毒之功，外解肌肤之热，内清心肺三焦之火，统治三焦诸经之郁火。二药皆为苦寒之品，配对使用，共奏清心除烦、凉血解毒之功，尤宜用于温病热入心包之证，还可用于口舌生疮、尿赤短涩、疮疡肿毒。

　　如朱丹溪运用栀子、连翘配对组方的凉膈散（出自《太平惠民和剂局方》）既用治胃火上蒸之自汗，也用于治风热上攻之耳聋。

连花清瘟用连翘

　　2009年，"时髦"了甲型流感——特指那个甲型 H_1N_1 流感，"惹火"了达菲与连花清瘟胶囊。

　　中成药连花清瘟胶囊是一种胶囊剂，内容物为棕黄色至黄褐色颗粒，味微苦，气微香。

　　甲型 H_1N_1 流感和"非典"（SARS）、普通流感一样，都是由病毒引起的，具有较强的传染性，从中医学的认识来看，它们都属于"瘟疫"的范畴。在治疗上的共性是都可从清瘟来论治。连花清瘟胶囊在药名中就强调了"清瘟"这个概念。专家分析，它主要有以下三个特点。

表里双解。该成药组方是由银翘散与麻杏石甘汤合方基础上加味而成，从药物组成上分析，连翘、金银花用为主药，性偏寒凉，可清热解毒；绵马贯众、鱼腥草、板蓝根等药则能辅助主药药性的发挥；炙麻黄则有疏风解表的功效。药物配合共同达到"散外邪、清内热"的目的，这就是中医学中所谓的"表里双解"。

及时截断病势。甲型 H_1N_1 流感有发病急、传变快的特点。连花清瘟胶囊从截断病势，防止病情急剧加重的角度入手发挥作用。因大黄能泻热解毒、降低肺热，一定程度上可以预防感冒后发生的肺炎、心肌炎。也即在这个过程减少了肠道内毒素的吸收，从而使毒热症状减轻。

调节免疫，有效预防。连花清瘟胶囊虽以"清瘟解毒，宣泄肺热"为治疗大法，但同时配伍有红景天，不仅能抗病毒，还能调节免疫、改善心肌功能、增强机体对氧的耐受性。连花清瘟胶囊从而表现出一定的预防作用。

连花清瘟胶囊不仅有较好的抗病毒作用，还有抗菌、退热、抗炎和调节免疫的功能，真正发挥了中药多靶点、多环节整体治疗的优势。

西药达菲是从八角茴香中提取的具有抗 H_1N_1 流感病毒作用的化学药，被国家列为对付甲型流感的储备药物。达菲的学名是奥司他韦（Oseltamivir），于1999年在瑞士上市，2001年10月在我国上市。它主要通过干扰病毒从被感染的宿主细胞中释放，从而减少甲型或乙型流感病毒的传播。感染 H_1N_1 早期用药效果较好。

充分发挥中医药的作用来对抗甲型流感，这是我国所具有的无可替代的优势。那么，达菲与连花清瘟胶囊，二者比较又如何呢？

据国家中医药管理局甲型 H_1N_1 流感防治专家委员会委员、北京地坛医院中西医结合中心专家的介绍，该院选取了66例甲型 H1N1 流感患

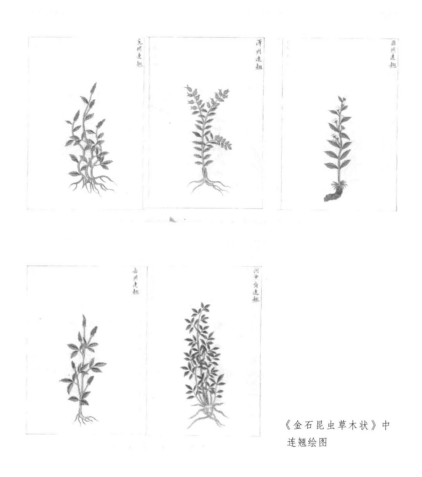

《金石昆虫草木状》中
连翘绘图

者，分别使用连花清瘟胶囊和达菲进行随机临床试验，结果显示：连花
清瘟胶囊组平均住院时间为4.35天，达菲组为4.60天；两组平均退热时
间，连花清瘟胶囊为2.13天，达菲为2.80天。而在改善咽痛、咳嗽、咳
痰等症状方面，连花清瘟组明显优于达菲组。从治疗费用上看，连花清
瘟胶囊仅为达菲的八分之一。其可喜成果，许多媒体都有介绍。

　　连花清瘟胶囊曾于2005年被卫生部列入《人禽流感诊疗方案》治疗

人禽流感推荐用药，2008年被国家中医药管理局列入《关于在震区灾后疾病预防中应用中医药方法的指导意见》治疗感冒推荐用药，2009年又被卫生部纳入《甲型 H_1N_1 流感诊疗方案（2009年试行版第一版）》之中。而在中国抗击甲型流感的这场战役中，也充分证明了它确实发挥了不可替代的作用。

服药，当然要仔细研读一下药品说明书。

连花清瘟胶囊

主要成分：连翘、金银花、炙麻黄、炒苦杏仁、石膏、板蓝根、绵马贯众、鱼腥草、广藿香、大黄、红景天、薄荷脑、甘草。

适应证：清瘟解毒，宣肺泄热。用于治疗流行性感冒属热毒袭肺证，症见：发热或高热，恶寒，肌肉酸痛，鼻塞流涕，咳嗽，头痛，咽干咽痛，舌偏红，苔黄或黄腻等。

我推崇连花清瘟胶囊，让我没有看走眼的是，2016年9月10日该药在美国弗吉尼亚州正式启动2期临床研究。这是我国第一个进入美国食品药品监督管理局（FDA）临床研究治疗流行性感冒的中药，也是全球第一个进入 FDA 临床研究的大复方中药。鉴于连花清瘟胶囊前期已经阐明具有广谱抗病毒、有效抑菌的治疗优势，其2期临床研究结果令人充满了期待。

"连翘连着母亲心"

关于连翘的故事不是很多，害怕谈连翘的话题因此而了了。古人咏吟连翘的诗，后来又好不容易才找到一句："连翘六月走南江"，但出处不明，亦见不到全诗，不知道究竟借连翘之名说的是什么。

有一年的清明节，就在连翘花开未败时节，从《生活日报》上读到了一篇感情很真挚地描写连翘的小文。就在学校校报的副刊"药苑平谈"专栏予以刊载，以飨大家。

昨晚，老公冒雨去了朋友家，端回一盆开满黄花的连翘。他说周日把连翘带到乡下去："送给妈妈。"

婆婆去世半年多了。可是，清明节给母亲扫墓应该是用康乃馨的吧，而且，婆婆生前除了料理门前空地上的蒜苗韭菜，就没见她喜欢过什么花。"连翘，怎么送花还送个带药名的，妈可是吃药吃怕了的。"我觉得老公不会办事。

老公说不，妈喜欢连翘。从前家门口可是种满了连翘，春季里满院墙开着清香的四瓣黄花。连翘清凉祛风败毒火，农村很多人家种来当药用。小时候，五个孩子谁咳嗽谁伤风，婆婆就去门口剪来大把的茎叶，煮了汤水叫喝下去，不肯喝的，就给脖子刮痧，刮痧很痛，所以二选一，全家孩子都捏着鼻子选喝连翘汤，很管用。连翘心用来泡茶喝，口舌从来不长疮。

老公十二岁那一年，学校里风疹蔓延，农村学校没有隔离的条件，大家还是挤在一起上课，结果老师学生都染上了。没钱看病，婆婆还是老办法煮了连翘汤叫老公喝，连翘花好看，但是汤水极苦，气味冲鼻，他龇牙咧嘴装着在喝，实际上等婆婆一转身，他就端出去倒掉。不懂事的他，还故意把烫烫的水浇在连翘根上："自己喝吧，叫你尝尝什么叫苦。"

别家孩子喝连翘汤都好了，他的风疹块却越来越大，而连翘却大片大片枯黄下去，终于整个院墙的连翘全死了。婆婆急得敲着院墙朝天大哭："连翘怎么都死了呢，叫你给儿治病，怎么就全都死了呢？"婆婆发疯一样把那些枯萎的连翘全都连根拔掉，塞进灶里一把火烧了。又抓住老公往腿上一横，开始给他刮痧，痛得他哇啦哇啦哭爹喊娘。他后悔啊，真不该弄死连翘，刮痧比喝汤难受一百倍。

大约是哭喊出了太多眼泪、鼻涕和汗水，把毒火败空了，他的风疹块竟然消肿了。

但从此，婆婆觉得跟连翘缘分已尽，也就不再种了。说起这些，从来不流泪的老公，眼里泪汪汪的。

清明，我要跟老公一起，把连翘种在婆婆的墓前，让每一个日子，都散发着连翘的清香。（徐四春文）

人哪有不生病的啊。讨厌药并不能赶走疾病与痛苦。我喜欢中药，这一点儿也不反常，是吧？其实，人人都可以从自身或亲人身上，寻找到与药有缘的事。得其益而入心，人间自有真情。

有一年清明回故乡扫墓，从济南到青岛沿济青南线走，山路较多，虽然青岛比济南的时令要晚一些，一路上都可以欣赏到连翘盛开的黄花。在北方的大部分地区，清明时节都是连翘的盛花期。清明时节祭奠英烈、先祖、亡故亲人等，如果掬上一枝开满了黄花的金条连翘，代替那并不时令的菊花，未尝不是一种可行的选择。

镇吐止吐君识否

中医学不仅仅是中国的传统医学，她还深深地影响到周边的其他国

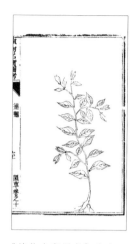

《植物名实图考》卷十一
中连翘图

家或地区，如朝鲜、韩国、日本等。

　　一般认为，公元5世纪时中国医学由朝鲜传入日本，从而成为日本汉方医学的起源。汉方医学经过了曲折的发展历程，对中医学有继承亦有创新。在此，可从日本学者对连翘"止吐"药性的认识上来窥其创新之一斑。

　　连翘有止吐功效，溯及中国历代本草及医学专著均无记载。它是由日本学者在临床应用中发现的。

　　日本著名汉医香月牛山著有《药笼本草》。该书著于日本享保年间，即与清朝雍正年间同时，最早有享保13年刊本，即1728年。书中记述：

　　"治吐乳，不问攻补之药中必加连翘一味。阅古今诸本草，无治吐乳之言，然贯通诸说，则有此理。夫连翘，少阳、阳明、少阴之药，如吐病皆属炎上热火，故用之以泻心火，解肝胆郁热，除脾胃湿热，清利胸膈滞气，则吐乳自止。不啻治小儿吐乳，治大人呕吐及胎前恶阻，应手而有效。"

　　日本汉医学家汤本求真为日本汉方医学古方派的代表人物，其《皇汉医学》成书于1927年。在书中谈到连翘的功用时，他公开了香月牛山用其治"大人小儿呕吐不止"的"大秘密"：

"牛山治套曰：大人小儿呕吐不止，可用连翘加入任何药方之中。此家传之大秘密也，口授心传，非其人则勿传。"

为了说明连翘止吐功效，他还附上了临床治验：

"生生堂治验曰：某氏儿二岁，患惊风瘛后，犹吐乳连绵不止。众医为之伎穷。及先生诊之，无热，而腹亦和，即做连翘汤使服，一服有奇效。"

案后所附的连翘汤方为：连翘三钱（9克），以水一合，煎取半合，温服。

正是得益于日本学者的经验，连翘止吐的功用又被近现代中医应用于临床，得到了很好的验证。

陆渊雷的《伤寒论今释》，姜春华的《经方应用与研究》，都对连翘治疗呕吐的作用有详细阐述。从中医学的认识来看，连翘的药性苦寒下降，能够清热泻火，作用于胃，能清胃热而降上逆之胃气，所以临床适用于属于胃热或湿热之呕吐。至于对呕吐属于胃寒、胃阴不足、脾胃虚弱、食积、湿热痰浊及寒热夹杂者，经过适当的配伍，亦可取得良好的止呕效果。

据报道，河北名医孙润斋（1914～1991年）亦曾用连翘治疗呕吐患者百余例，皆收立竿见影之效。陕西中医学院杜雨茂教授，用连翘止呕清热以调中，治疗新旧胃病均可建功。

湖南张振钦老中医善以连翘止呕，验之临床二十余年，每用辄效。验案如下：

张某，女，58岁，退休工人。证见腰痛，浮肿反复发作三年，伴呕吐频作不能进食五天。无寒热，口渴不思饮，溺少。脉动沉细数而稍滑，舌质淡红，苔薄白。经西药抗炎、利尿、补液止呕等治疗，效果不佳而改用中药治疗。用连翘20克，浓煎，徐徐少量咽服之。一服呕吐即止。

何某，女，8岁。因贪食冷饮、饼干等物，夜起腹痛呕吐。经输液、抗炎、止痛等药物治疗，虽痛减而呕吐仍不止，遂至门诊求治。诊察：脉弦紧而数，舌苔淡黄，舌质红而少津，胃脘部压痛。辨为饮食伤胃，胃热上逆。首用连翘15克，浓煎，少少与饮之。继进白芍10克，炙甘草6克，腹痛亦愈。（《湖南中医杂志》1986年第2期）

河北的何运强医师也介绍了应用连翘治疗呕吐的典型病例：

吕某某，女，77岁，1991年5月10日初诊。呕吐五天。西医诊断为神经性呕吐，治疗无效，转求中医诊治。舌质红、苔薄黄，脉滑数。予一味连翘60克水煎服。服两剂后，呕吐止，病遂愈。

裴某某，男，40岁，1995年10月21日初诊。两个多月来每于早餐后呕吐。他医迭进旋覆代赭石汤、温胆汤而无效。面色㿠白，语言无力，四肢倦怠，舌淡、苔薄，脉濡弱。证属脾胃气虚。投六君子汤治之。服了三剂，效果不明显。又于前方加用连翘再服三剂。药尽，其病霍然而愈。随访两年未发。（《山西中医杂志》2001年第2期）

云南基层医生刘武报道，用连翘加入验方中，自拟醒酒解毒止呕汤。由神曲15克，葛花、黄连各12克，吴茱萸3克，金银花、连翘各6克组成，具有醒酒解毒、泄肝和胃、清营透热的作用。临床上运用此方治疗急性酒精中毒持续性呕吐不止，每获良效。但此方对于嗜酒中虚、中阳不振患者，不宜使用。

连翘为价廉而常用之药，有此独特的止呕功效，当不容忽视。

而兽医也用连翘治疗动物食后呕吐，如牛、猪、犬等，皆有效，一般单用连翘水煎灌胃即可。

连翘茶的故事

连翘叶也有一定的清热解毒功效，又可美容养颜，泡茶幽香沁人肺腑，能够败火，堪称北方的"凉茶"。据1937年《续修博山县志》载："鲁山绝顶产美茶，味甲天下，石上生花可为药"。

我的老家在黄海之滨属于古琅琊郡的一个乡村。回到老家与父母交谈时说起连翘，老人们说，几十年前，农忙时会在山坡采上几把连翘叶，煮成大锅茶供野外劳作的大家喝，这在大集体之时是一种"福利"。所以乡亲们亲切地称连翘为"野茶"。

我的故事讲得不好，让我请来一位会讲故事的高手，来讲讲连翘茶的故事。

这位大侠叫罗大伦，是中医博士。从他在"天涯论坛"上开帖子，再到后来他登上了中央电视台的百家讲坛，一直受中医爱好者追捧。连翘茶的故事是他在博客中讲的：

话说在河北有个小村庄，位于太行山东麓河北省武安市西部深山区。从309国道转202省道可达。距武安市56公里。

这个村子，叫长寿村，长寿村位于海拔1747.5米的摩天岭脚下，原名艾蒿坪村，因村民少病绝癌，世代长寿，寿命均在85岁以上而得名。摩天岭物产丰富，茂密的原始次生林中长满了各种珍贵树木，有近百公顷野生连翘茶林、党参、丹参、柴胡、何首乌等二百余种中草药材。因植被茂盛，气候湿润，雨水充足，再经山上多种药材根系过滤，渗入地下，形成汩汩甘冽之泉。

当地农民自己制作了一种茶叶，叫作连翘茶。村民说："连翘茶就长寿村这边的山上有，旁的三五百里地没这个东西，就是七八百里地也没有，这个茶祛火、消毒，你要是头痛脑热的，喝两缸子，不能说马上就好吧，明儿也差不多了。"村民们从什么时候开始喝这种茶他们已经记不清了，不过村民们说这种茶原来不叫连翘茶，村里人管这种茶叫"打老儿茶"。说起"打老儿茶"，还有一个有趣的传说：有一天，有个"中年"妇女，正在用柳条抽打着一个老头儿，抽打得老头儿直喊，过路人问，你为什么要打老人呢，这个妇女说，"我打我儿子。""什么，这是你儿子，你为什么要打他呢？""我让他每天要喝一杯药茶，他就是不喝，你看现在老成什么样子，比我还老呢。"村民们用连翘叶子泡茶的习俗从此延续了下来。

这个"打老儿"的故事在中国版本很多，很多药物都借这个故事来宣传，我们只能把它当作传说，但是这个村子的人长寿，确实（是）不争的事实，中央电视台曾经几次来拍摄这里，节目引起了很大的反响。

长寿村西南坡的大山沟里，生长着一沟的连翘树，甚至有据说几百年树龄的连翘树长到了手腕粗。每年开春，山民们家家户户都会派专人拎着大筐小筐来采摘那些嫩绿的新芽。采摘完毕后要炒茶，炒茶是山民们生活中一个特别认真的事，他们把采来的新叶放在大铁锅里反复翻炒，一般要反反复复炒上几遍，炒完了以后再用手揉，揉完了以后再炒，村民说反复六次，茶叶的油脂才会被炒出来。这样炒出来的茶，既清香润

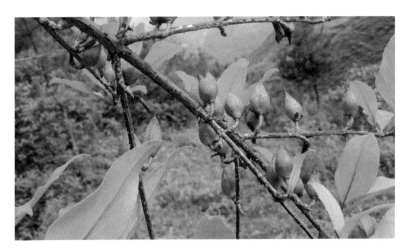

连翘——枝头上的青翘

泽又可以长久保存。在长寿村的山民家里，大都储存有几大口袋的连翘茶。村民们说这些连翘茶相当于他们的"粮食"。村民个个都是连翘茶的品茶高手，只要看着茶叶的枝枝叶叶，长寿村的人就能辨别出茶叶是经过了几番焙炒的。待客时，经常端上一碗迎客的连翘茶水。

罗博士最会讲中医中药故事，结束时他不说"且请下回分解"，他会说"但是"：

但是，必须注意的是：连翘并不是药食同源之物，它是药物，所以不能没事儿用它泡茶来喝，必须是真的有病了，有邪热入侵，才可以服用的。

关于连翘，以上说了这么多，药味够浓，好多医案，涉医也深，特别强调了连翘的重要药用价值。在游春观看美丽风景的时候，开着黄花的连翘终于能引起你的关注了吧？

春日有盛景，花开黄金条。看花观景中，花开识连翘。

连翘

连翘　味苦，平。主寒热①，鼠瘘②，瘰疬③，痈肿④，恶创⑤，瘿瘤⑥，结热⑦，蛊毒⑧。一名异翘，一名兰华，一名轵，一名三廉。生山谷。

《名医》曰：一名折根，生太山。八月采，阴干。

案《尔雅》云：连，异翘。郭璞云：一名连苕，又名连本草云。

——清·孙星衍、孙冯翼辑本《神农本草经》

〖 注释 〗

① 寒热：其一，寒证和热证的合称。《灵枢·禁服》："必审按其本末，察其寒热，以验其脏腑之病。"联系到前有五脏六腑之病位所指，故其应为病症名。其二，用指邪气之寒热性质，与后面"邪气"相联系。同义者如《灵枢·寒热》："此鼠瘘寒热之毒气也。"其三，指寒热相兼的病症。《素问·皮部论》："黄赤则热，多白则寒，五色皆见，则寒热也。"

"寒热"还可用指病状，系发冷发热之症状表现。《素问·风论》："其寒也则衰食饮，其热也则消肌肉，故使人㤄栗不能食，名曰寒热。"《诸病源候论·寒热候》有："因于露风，乃生寒热。凡小骨弱肉者，善病寒热。"

② 鼠瘘：病症名。指瘰疬之多口溃破、贯通流脓，形似鼠穴者。发于颈腋部之瘰疬，形成瘘管，溃破流脓血而久不差者，即现今颈腋部淋巴结结核。先秦称瘰疬溃破者为瘘。《说文》："瘘，颈肿也。"《灵枢·寒热》："寒热，瘰疬在于颈腋者，皆何气使生？岐伯曰：此皆鼠瘘……"。

③ 瘰疬：病症名。多发生在颈部，有时也发生在腋窝部状，因其结块成串，累累如贯珠之状，故谓之瘰疬。后世俗称老鼠疮、疬子颈。《灵枢·寒热》见之。一般认为小者为瘰，大者为疬；推之活动者为瘰为气，推之不动者为疬为血，所以又有气瘰、血疬之说。

④ 痈肿：病症名。即痈，亦即脓疮，表现有肿胀的特点。《素问·生气通天论》："营气不从，逆于肉理，乃生痈肿。"《灵枢·痈疽》："寒邪客于经络之中则血泣，血泣则不通，不通则卫气归之不得反复，故痈肿。"

⑤ 恶创：病症名。包括疔、疽、癣、疥等可恶的皮肤病。同"恶疮"。《诸病源候论·疮病诸候·诸恶疮候》："若风挟湿毒之气者，则疮痒痛焮肿，而疮多汁，身体壮热，谓之恶疮也。"《神农本草经》中主"恶疮"功效者尚有黄芩、附子、苦杏仁，鹿茸所附鹿角项下有"主恶疮"功效，可资互参。

⑥ 瘿瘤：病症名。即瘿与瘤的合称。或单指瘿。生在皮肤、肌肉、筋骨等处的肿块。瘿多生于颈部，皮宽不急，按之较软，始终不溃；瘤遍体可生，肿块界限分明，按之较硬，可能溃破。因发病情况不同，而有五瘿（筋瘿、血瘿、肉瘿、气瘿、石瘿）、六瘤（筋瘤、血瘤、肉瘤、气瘤、

骨瘤、脂瘤）之称。

⑦ 结热：病症名。即热结。为热邪聚结所致病症表现，如热邪搏结血分，则出现蓄血证；热结于胃肠，则出现腹痛，大便燥结，甚则潮热谵语，脉沉实等。《伤寒论》："太阳病不解，热结膀胱，其人如狂，血自下，下者愈。"《神农本草经》中主"结热"功效者尚有檗木（黄柏），可资互参。

⑧ 蛊毒：病症名。据文献研究，蛊病至迟于殷商时代即已出现，流行于长江流域及其以南郡县。病以蛊称，本谓心腹切痛、吐血下血之疾。而蛊毒则当指引起蛊病之病原是也。但后来蛊有又义，谓男性之少腹郁热疼痛而尿出白浊之疾，如《素问·玉机真藏论》："少腹冤热而痛，出白，一名曰蛊。"《诸病源候论》卷二十五中将"蛊毒"分为蛊毒候、蛊吐血候、蛊下血候等数种类型。像现代已经认识的血吸虫病、阿米巴痢、重症肝炎、肝硬化等，在古代都属于蛊毒之列。

《神农本草经》主"蛊毒"之药尚有麝香、天麻等。另有巴豆主"蛊注"。可资互参。

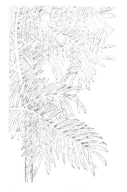

香榧
（彼　子）

珍　果　千　年

Torreya grandis Fort. ex Lindl. *cv. Merrillii.*
香榧（中国榧）

登道金蒙历道场，杜家岭外已斜阳；

秋风落叶黄连路，一带蜂儿榧子香。

——清·周显岱《玉山竹枝词》

冬日闲坐吃干果，闲适之中找故事。就说一说世界稀有干果之一的香榧果，您可愿意听吗？

香榧果怎能没故事

香榧果是香榧树上结的。

香榧树 *Torreya grandis* Fort. ex Lindl. *cv. Merrillii.* 属于红豆杉科榧属常绿乔木，是中国特有的木本油料树种。被国家列为二级保护树种，是世界上稀有的经

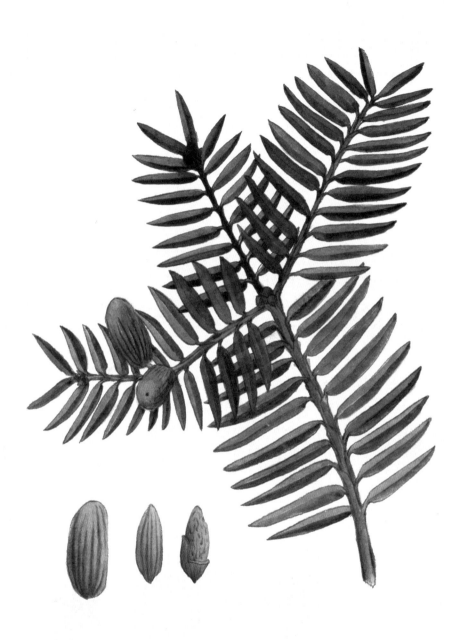

济树种。从经济价值上比较，香榧果属于坚果中的贵族。

浙江省诸暨以出产"枫桥香榧"闻名全国，被誉为"中国香榧之都"，而安徽的"太平香榧"、江西的"玉山香榧"也颇负盛名。现如今，浙江绍兴会稽山的古香榧林更是十分抢眼了。

寻摸香榧果有什么故事可讲呢？好可怕，香榧果竟然会没有故事！

话说浙江绍兴会稽山上有大片香榧古树林，有一棵著名的香榧树王，高达18米，树的胸围近十米，需六人合抱，树枝犹如一把巨伞，每年能产鲜果上千斤，能卖数万元。会稽山脉分布的这片世界上最大的古榧树群，面积约400平方公里，有结实的香榧树约10.5万株，而树龄在百年以上的香榧树约7.2万株，树龄在千年以上的也有上千株。但这片据说已有上千年历史的香榧林在申报世界农业文化遗产时，动议之初，曾经面临过一个难题：其特殊的历史文化价值阐述不清。找不到故事啊，没有文化真可怕！

历史越千年。榧树，据考证是第三纪孑遗植物，出现在距今约一亿七千万年的中侏罗纪，原来这种植物的久远竟然像恐龙一样古老。作为一个远古残留的物种，如今在会稽山脉的一些地区仍然生长着的成片的古香榧林，这正是历史的遗存。

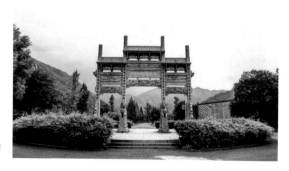

浙江诸暨香榧森林公园

香榧树的人工栽培至少已经有1300多年的历史。"香榧在隋唐时期就已经用于园林造景，早在南宋就被列为贡果"。经过研究测定，可靠的结果表明，会稽山的香榧林，树龄确确实实已经在千年以上。

这是被申报文化遗产逼出来的植物文化研究成果。这样的植物文化确实具有软实力。借助于文化工作者的努力，2013年10月，绍兴市正式启动了会稽山古香榧群全球重要农业文化遗产的申报工作，并被联合国粮农组织列为保护试点候选点。

这儿玉山果，那儿蜂儿榧

在宋朝《尔雅翼》中，有对香榧的文字记载：

"柀（注：榧的古称）似杉，而异于杉。柀有美实，而木有纹彩。其木似杉，其果似桐，绝难长。木有牡牝，牡者华而牝者实，开黄花，结实大小如枣，其核长于橄榄，核有尖者不尖者，无棱而壳薄，其仁黄白色，可生啖，并可焙收，以小而心实为佳，一树不下数百斛。"

香榧系古树，其树有雌雄，虽说都开花，结果唯雌树。香榧果很好吃，留下历史故事。

宋朝神宗元丰七年（1084年），苏轼送子苏迈赴德兴上任，走玉德古道经由玉山县，他用香榧果款待宾朋。苏轼《赋席上果得榧子》诗赞香榧曰："彼美玉山果，粲味金盘实。瘴雾脱蛮溪，清樽奉佳客。"由此，香榧那玉山果的美名好像变成了是苏东坡先生最先命名的，并且好像是用玉的质润来赞美这种珍贵的山果，果然让它美名远扬。

彼美玉山果，粲为金盘实。

瘴雾脱蛮溪，清樽奉佳客。

客行何以赠，一语当加璧。

祝君如此果，德膏以自泽。

驱攘三彭仇，已我心腹疾。

愿君如此木，凛凛傲霜雪。

斫为君倚几，滑净不容削。

物微兴不浅，此赠毋轻掷。

——宋·苏轼《送郑户曹赋席上果得榧子》

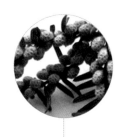

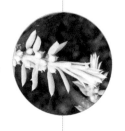

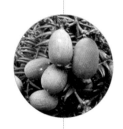

香榧以"信州玉山县者为佳"，这可是李时珍在《本草纲目》榧实篇中的记载。完全是因为产于江西信州的这种干果质量好，而以产地得名玉山果。

可玉山不独信州有。在浙江省磐安县就有玉山镇，那里也是香榧的著名产地。

如果磐安人追问，玉山果不可以指我们的玉山出产的香榧吗？恐怕也行吧。君不见，清代磐安人周显岱写的咏香榧诗，为《玉山竹枝词》二十三首之一，也特别有韵味，所以放在了开篇。这让我在前面推出浙江诸暨"枫桥香榧"、安徽"太平香榧"、江西"玉山香榧"等著名香榧"品牌"的时候，把浙江磐安的"蜂儿香榧"打了伏笔，留待在此解说。

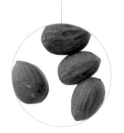

周显岱（1770～1832年）是浙江磐安玉山铁

店人。其兄周显江为清朝乾隆年间的一代名医。曾举邑庠，工于诗词，后专攻医术。周显岱善诗，亦从医学，他写香榧子的这首竹枝词是一首七言绝句。

> 登道金蒙历道场，杜家岭外已斜阳。
>
> 秋风落叶黄连路，一带蜂儿榧子香。

磐安有个叫"黄连"的地方，这儿出产的香榧称作"蜂儿香榧"，美名远扬。该诗原注说："黄连，地名，在封山西二十里，从杜家岭取道而入，地产榧，最佳者，细而长，名蜂儿榧。西去为道场岭，又西为金蒙山。"

诗句述说此地山岭相连，从金蒙山（即玉山）经道场（即茶场庙）走到杜家岭，已到太阳快下山时候。山区的香榧林成片，地域如此广阔，以黄连村作为这一带香榧林区的代表。香榧生长在艰苦的山区，山区道路交通不便，走在艰难的山路上犹吃黄连之苦。但秋天已是香榧果实成熟的季节，一路上散发出蜂儿榧的香气。这香气，既可来自树上香榧果

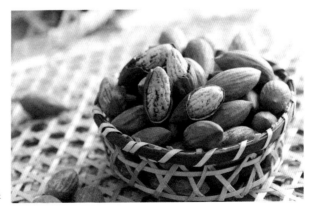

榧子干果

自然的清气，也可来自榧农炒制香榧和剥食香榧的香气。

诗人在一路观景过程中，尝苦闻香，巧妙地抒发了自己的观感，自然质朴，诗味隽永。诗句描绘成的那一幅深秋香榧林的画卷，气势恢宏而又香气满纸。

那香榧果可是真的好好吃啊。

香榧果实外有坚硬的果皮包裹，大小如枣，核如橄榄，两头尖，呈椭圆形，成熟后果壳为黄褐色或紫褐色。刚刚摘下来的香榧果实叫青蒲，外壳发硬，还不能马上剥去，要放一段时间，以利剥壳。香榧的种实为黄白色，富有油脂和特有的一种香气，很能诱人食欲。

古树之最香榧王

吃得香榧果，更观香榧王。如果你见识了古树"中国香榧王"，恐怕别人要听你讲香榧的故事了。

在浙江省诸暨市赵家镇西坑村一个叫"马观音"的山坡上，有一棵香榧古树被当地政府授予了"中国香榧王"的美称。香榧树雌雄异株，这棵香榧王是一株雌树。高达18米，可与六层楼比高下，胸围9.26米，需要六个人才能合抱。树冠平均直径2.6米，在2米左右高处分为12条粗壮的树枝，像伞骨一样向四面八方伸展，犹如一把巨大的青蔓伞。树冠覆盖面积达0.85亩，折合576平方米。大树底下好乘凉，香榧王树下可同时容纳上百人，称得上有容乃大。丰年时节她可产鲜果上千斤，价值数万元呢。据林业专家测算，该树树龄已达1300多年，是迄今发现的全国最大的香榧古树。

目前，这儿已被开辟为诸暨香榧国家森林公园，公园内香榧栽培面

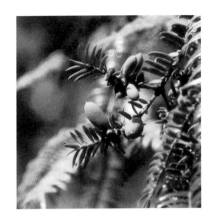

香榧花芽原基经第一年分化，次年授粉发育，到第三年五六月份的大小如图，再经3个月才成熟

积已达3万余亩。现拥有香榧古树群126个，除了香榧王，还拥有百年以上香榧古树多达两万八千余株。

香榧是稀世珍果，培植一株成年榧树常常需要长达二十年左右的时间方有收获，即使结果再早，没有十年以上的生长期也不成。但香榧树生命力极强，产果期通常有五六百年，甚至上千年。

香榧树更有一个与众不同的特性，就是从开花到结果，要经过三年才会成熟。香榧的有性繁殖全周期需要29个月，一代果实从花芽原基形成到果实形态成熟，需要经历三个年头。每年从5月至9月，同时有两代果实在树上生长发育，同时还有新一代果实的花芽原基正在枝头上分化发育。

所以，在结果的香榧树枝头上三代同堂：一年芽、两年果、三年果并存，当地榧农就称它为"千年古榧三代果"，其实更可把它们比作年龄仅差一年的"三姊妹"。

这也决定了农民采摘香榧果需要特别小心，爬上高高的香榧树，一粒一粒将成熟的香榧子采摘下来。因为怕伤害了枝条上的未成熟的宝宝和孕育中的"胎儿"。

香榧突然增产记

香榧的故事并不少。有一则故事恰恰就发生在浙江会稽山种植的香榧树上，一位老农民和一位青年教师就在这些香榧树上创造了神奇——真正的人间奇迹。

会稽山区种植香榧历史悠久并不假，但过去产量并不高：1963年的产量才不到5000斤！但这样一个数字一年后就被颠覆了，是"火箭式"颠覆：1964年会稽山区香榧产量跃升到78000斤！

这才是真正的放卫星！这是怎么回事呢？以下的故事内容特别强调是科学事实，忠实地引用原始文献中的表述：

"起初，有些香榧树几年或几十年不结实；有些虽然结实，但年产量波动很大；还有些结实一两年后，接连好几年又不结实。原因何在呢？以上是初步观察。

有的说是受到村里炊烟熏的缘故；有的说是由于上年春天多雨或刮黄沙；有的说是长在阳坡的结实多，长在阴坡的不易结实，等等。这是一些不正确的假说。

经过老农蔡志静及青年教师汤仲埙等观察研究，终于找出主要原因：香榧树分开花和结籽的两种，前者开黄豆状的花，不结实；后者似乎不开花，一开始就结出小榧子。他们想：开花榧也许是雄榧，结实榧可能是雌榧吧？这是想象。可是谁也没有见过雌榧的花。1959年，谷雨节前后，他们选了三株榧树，开始观察，一株开花榧，一株是开花榧旁边的结实榧，一株是远离开花榧、长期不结实的香榧树。前一株的雄花花粉随风飘散；后两株在嫩叶腋间长出了比小米还小的粒状胚珠，胚珠成对排列，这就是雌花；因为它不像花样子，所以一向误以为是小榧子。胚珠顶端有一粒晶亮的黏液。近旁有雄榧的雌花，四五天后胚珠黏液逐渐消失，胚珠由黄变青，开始长大，说明已经授粉。那株长期不结实的香榧树上的雌花，胚珠黏液要十天左右才消失，胚珠越来越黄，十五天后脱落，这说明没有授粉。以上是进一步观察。

于是他们想道：授粉是主要原因，如果没有雄榧，或虽有而没有授粉，雌榧都不能结实。其他如地形、土壤等因素虽也影响产量，但都是次要的。这是逼近正确的假设。

为了证实这一假设，他们做了大量调查：测定同雄榧不同距离的香榧树的结实率，统计雌雄榧不同比例情况下的年产量，等等。最后，他们做了一个决定性的实验：在长期不结实的榧树林里，选了500个雌花枝条，逐个用蘸了花粉的毛笔，进行人工授粉；另外选500个自然授粉；最后，在向来结实很好的榧树上选十个雌花枝条，用玻璃纸套起来，不予授粉。后来发现：人工授粉的有1063个胚珠发育，自然授粉的只有52个，而隔离不授粉的颗粒全无。假设得到了证实。

在找出了不结实的主要原因后，他们采用各种方法加强授粉，从而大大提高了香榧的产量，达到了把科学发现用于生产实践的目的。"

《科学发现纵横谈》是一本经典的科普书。1978年首次出版，适逢那科学的春天到来之时，因此成了20世纪80年代新一辈最适口、营养最丰富的精神食粮。今天读来，仍然受益匪浅。荐书者说，《科学发现纵横谈》值得你保存一辈子。

上面的故事，王梓坤先生早在20世纪就讲过了。今天读来却仍然能让人品出新鲜的滋味。故事人人会讲，奥妙各有不同。王先生就把这故事与科学发现的规律结合起来讲，认为这是对归纳法说明的最好例证。

蔡志静与汤仲埙是在实践中出真知，而王梓坤是将实践上升为理论。

不知香榧有雌雄。过去有人种植香榧树，将那些不结果的雄树往往砍伐掉，结果更得不到香榧果了，还以为天赐珍果物必稀少呢。雌树结果离不开雄树，如果是靠自然授粉，种植香榧林时，雌雄树就要有一个合适的比例。

懂得了这个道理，才发展出对香榧树人工授粉。为了授粉，没有雄榧树的人家，还需要专门向有雄树的求助甚至购买呢。

现今把香榧树研究得比较透彻了，就有了更好的办法。很多人掌握了嫁接的技术，只要在雌榧树上嫁接上雄榧树的枝条，等春天开出雄花来，周围的雌榧树就可以授粉孕育了。

药用更有故事说

香榧果更是一种有着悠久历史的药用干果。不过，若追溯它在《神农本草经》中的地位，就特别有故事。

在清代孙星衍、孙冯翼辑本的《神农本草经》中，它是三百六十五味药中的老末——被列为下品药，还是最后一味，归类为"未详"。那时它不叫香榧，名"彼子"。有注为"从木"，所以"彼子"就是香榧的古名。而且《尔雅》注说"彼一名棑"，则彼子也就是"棑子""榧子"了。

《神农本草经》是根据药物的良毒来分类上、中、下三品药物的，这味好吃的干果怎么说也该列为上品药才是，为什么非列它在下品药之中呢？难道因为它有杀虫的功效，视为"毒药"，古人只敢用它来治病杀虫，而不敢享用这没人吃过的"螃蟹"吗？

彼子"旧在唐本退中"，这是孙星衍的注文，是说唐代时的本草文献将它列在了中品药。除了分为上、中、下三品，《神农本草经》还按药味的自然属性归类某味药，为玉石、草、木、人、兽、禽、虫鱼、果、米谷、菜其中的一种。彼子属于"未详"，这样的归类仅此一种，所以溯源到《神农本草经》中，香榧的早期药用还颇有点迷雾重重呢。

在《名医别录》中，陶弘景又称它"罴子"，可那时的情况最为不妙。因为"陶弘景云：方家从来无用此者。古今诸医及药家子不复识。又一名罴子。不知其形何类也。"按照陶弘景的说法，他那时候这一味"彼子"恐怕只能归于"有名无用类"了。不过，"《名医》曰：生永昌。"东汉始设的那个永昌郡，地在今云南省西部、缅甸北部一带，正应当是南方分布有榧子的地方。说明陶弘景还是知道其产地的，从上面的文献可推测，他只是听说而没见过榧子的实物。

北宋时的掌禹锡绝对识得这味药，他说得那植物特征极为合拍。"掌禹锡云：树似杉子，子如槟榔。"

香榧果是药食两用的，无怪乎被收录入唐朝孟诜《食疗本草》中，说它："治寸白虫：榧子日食七颗，满七日。"在元朝吴瑞《日用本草》中香榧还有赤果、玉榧之名。

香榧供药用有止咳润肺、消除疳积、驱虫

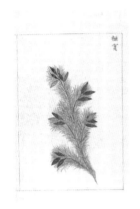

《金石昆虫草木状》中榧实绘图

滑肠等功效。适用于多种便秘、疝气、痔疮、消化不良、食积、咳痰症状。《本草纲目》中记载，榧实"常食，治五痔，去三虫蛊毒，鬼疟恶毒。食之，疗寸白虫。"李时珍沿用了《名医别录》榧实之名，列在《本草纲目》果部。

榧子可以用于多种肠道寄生虫病，如小儿蛔虫、蛲虫、钩虫等，其杀虫能力与中药使君子相当。它杀虫而不伤脾胃，且能润肠，利于虫体排出，所以是一种较有效而安全的驱虫药。苏轼诗中"驱攘三彭仇，已我心腹疾"之句，也说它驱虫杀虫而治心腹疼痛疾患。道教用"三彭"来指在人体内作祟的三种害虫，也叫"三尸"或"三虫"。成语"三彭之仇"，将三种人体寄生虫说成是人类的仇敌。

也莫怪"治未病"的大哥、"治初病"的二哥都不如能"治已病"的小弟扁鹊名声显赫，如此怪事是扁鹊讲给魏王听的，典出《鹖冠子·世贤第十六》。这一故事传说常被管理学当成案例来讲，说明事后控制不如事中控制，事中控制不如事前控制。中医则以此故事来强调治未病的重要性，即治未病的理念更前卫，但却容易被人们忽视。其实，食物治病的功劳不是也往往被人忽视吗？

香榧果的西施眼

美食最该配有美文。

许多吃货是从读美文中，发现新世界爱上新美味的。如果你是第一次接触到榧子，说不准你还不会吃它呢。

香榧子也许是世界上最香最美的干果，而诸暨枫桥的香榧子壳薄仁满，更是香中香，美中美。香榧子的形状如橄榄，呈椭圆形，两头稍尖，黄褐色的果壳上有一些浅浅的条纹，好像大海在沙滩上留下的浪痕，富有诗情画意。炒熟的香榧子色泽金黄，散发着一股沁人心腑的香气。不管是谁，只要一闻到这香气，很难能挡住它的诱惑，不吃它几颗绝对过不了关。

吃香榧子有一个小小的诀窍，据传这个诀窍还是流芳千古的美女西施留给家乡父老的遗产，所以我称它为"西施吃法"。"西施吃法"就是在剥香榧子的时候，你无需用力去按果壳，或者用嘴去咬，因为每颗香榧子上都有两只"眼睛"——西施留下的"眼睛"，一对美丽的"眼睛"，诸暨人叫这"眼睛"为"西施眼"；你只要用食指和拇指按住这两只"眼睛"，轻轻一捺，壳就开裂了，然后就可以取出果仁，去掉上面的那层黑果衣，香榧子就变成金黄诱人的美食了。你只要拿一颗香榧子放在嘴里，轻轻细嚼，慢慢品尝，顿时满嘴鲜脆甘酥喷香，吹气胜兰，那感觉真是羽化而登仙，美妙无比……

我对香榧子情有独钟。无论何时何地，每当我看到香榧子时，它总能勾起我对一段往事的回忆，即便是一瞬间的功夫，也是幸福的重温，昨日与今天仿佛没有缝隙，都在眼前。香榧子就是有这种魅力，无可抗拒。

——这篇美文的名字朴实无华，就叫做《香榧子的故事》。作者是方颐家，这篇作品在浙江举办的一次全国微篇文学征文大赛中获得了优秀奖。教人会吃香榧子，恰如送人玫瑰，共享其香。

干果，不就是剥掉硬壳吃果肉嘛，除此还能怎么吃呢？令许多人想不到的是，肉菜中竟然有一款"香榧焖鸡脯"，那可是一道集美味、营养于一身的菜肴。用鸡脯肉为主料，搭配炒香榧子与冬笋、香菇，经炒制并勾芡。制作出的成品菜肴，色泽红润，鸡肉鲜嫩，榧仁味香，别具一格。

香榧驱虫述古今

都说香榧子驱虫，难道就不能举例个医案什么的，好让大家学习学习？医案是具体的，印象会更深刻，记得牢，可令人活学活用。

下面就录一则香榧果驱虫治病的医案，不过，这样的医案实在不多见。笔者见到此案，是从裘庆三《三三医书》中。

"京畿道胡岱青小姐年及笄时，腹痛如绞，时医均以受寒，重用姜附肉桂，其疼逾甚。延余诊视，脉涩无寒症，因言人腹中有蛔、蛲、长、寸、线、白等虫九种，长虫长一尺，不治。胡公言：曾便过尺长白虫。余嘱即买花榈饼一个，令服。再买榧子二斤，炒如栗子，令吃数日，便出长白虫数尺，长无算，遂愈。"

——清·许恩普《许氏医案》

注：京畿道为地名，唐开元年间始置，指京师长安及其附近地区，唐朝都城长安即今西安位于京畿道内。

这则清朝的医案，有名有姓的，很真实。可这些记录在医书中的，远没有生活中的体验那么生动。不信，请看吴春妮将自己小时候的亲身经历写成的美文——《记忆深处的香榧》。

我最早对香榧的认识可以追溯到四十年前。那时候我还没上小学，因为脸上长出了蛔虫斑，父亲见了便说要给我驱虫。可我从小有个坏毛病，不肯吃药。凡是药，我一吃进嘴里就会开始呕吐。有时候母亲辛苦为我熬好中药，可我一咽下去就呕吐。为此父亲动怒，要责罚我，母亲便替我辩解，说这呕吐不是我人为的。是不是人为的，其实只有我自己最清楚。因为把药吐出来，这一点都不难。当然那时候我是不懂事，不体谅父母为我们儿女付出的爱。因为我不肯吃药，而肚子里的蛔虫又总爱兴风作浪，常搅得我肚子翻山倒海地痛。父亲急了，去请教老中医二姑爹。姑爹说："据《本草新编》的理论，榧子杀虫最胜……凡杀虫之物，多伤气血，唯榧子不然。既然孩子连宝塔糖也不肯咽下去，那去弄点香榧来，只许剥了外壳，里面的黑衣不要剥，直接让孩子嚼碎咽下去就行了。"

那年的秋天，父亲真的去为我买来了香榧。直到今天我还清楚地记得，父亲像得了宝似的打开一包颜色呈深褐色，样子如橄榄一样大小的干果。我们姐妹还是第一次看到这种果子。父亲说这个叫香榧，是样好东西，以前只有皇帝才有口福吃的，所以也称御榧。一听有好吃的，我马上来劲。姐妹中就数我最贪吃，被家人冠名"猪八戒"。父亲把一包香榧分成了三份，把最多的那份给了我。父亲告诉我们，每个香榧都有两只眼睛的，只需用力按住香榧的两只眼睛，外壳就会碎，里面的肉就可以吃了。父亲示范给我们看，只见爸爸的大手一按那对香榧眼睛，壳就碎了。里面露出的是黑黝黝的一个两头尖的果子。爸爸说这样就可以吃了。姐姐和妹妹向来听话，真的就着黑衣都吃下去了。还连声说太香了，太好吃了。

我呢从小就有个习惯，遇到好吃的东西一定先让母亲吃。因为母亲什么好东西都不肯吃，总是让给我爸爸和我们姐妹吃。我屁颠颠把所谓的皇帝才能吃的御榧去给妈妈尝，妈妈开始不肯尝，说这是特给我们孩子吃的。后来拗不过我的孝心，说这香榧好久也没吃上了，就吃一个吧。我一定给了母亲三颗才肯离开。我怕姐姐和妹妹看到我的那包香榧多，就一个人躲到楼上偷偷去享受美味了。开始我是剥了外壳，连着黑衣一起慢慢嚼，那味道的确又香又脆，后味还甜滋滋的。可我发现黑衣里面的肉白中显黄，去了黑衣，那味道更加的醇香甘甜。

我得意地跑去告诉父亲我的这一新发现，谁知父亲听了嗓门一下就粗了："什么？你是剥了黑衣吃下去的？都吃完了？！"我一看情况不妙，忙拿出剩下的大半包香榧给父亲看。父亲总算有了点笑意，说："女儿，这包香榧我是为了给你打蛔虫才去托了人买回来的，你最好就着黑衣一块吃下去。"我忙说："爸爸，我蛔虫多，这个药你就再给我去买点吧，我保证不会吐。"这么好味道的药，我巴不得天天都能吃。在那物资匮乏的年代，除了过年，平时我们根本没口福吃到这么好吃的东西。所以直到今天，我还记忆犹新。说也奇怪，自从吃了那包香榧后，我的蛔虫真的就都打下来了。从那以后我就长得白白胖胖起来。现在回想起来，可怜天下父母心，父母为了我们姐妹，他们就算条件再艰苦，也会省下钱来替我们的健康着想。做儿女的对父母应该永怀一颗感恩的心。

读完故事，也让你明白了：香榧驱虫，那最有药效的部分在它的黑色外皮上。如果为了驱虫，切莫把它去掉了！

过去，至少到20世纪上半叶，特别在农村，人体的肠道寄生虫病比较普遍，当今则较为少见了。现今的人们也多不知道那蛔虫斑是什么样子的了。

原来，蛔虫斑是因为蛔虫的成虫寄生在人体的肠道内，可造成患儿继发性营养不良，由于孩子的皮脂腺还没有充分发育，表皮缺少皮脂，从而出现白色斑点。

过去在民间更普通流传着用望诊来判断孩子肚子中有没有蛔虫的办法，即俗称的蛔虫斑。观察它主要看面部，比如在面部产生大小不一的圆形白斑，颜色比周围皮肤浅，分布以两颊部为多。蛔虫斑也可见于指甲，即在指甲上有白色的点状、块状、线条状等大小不一的白斑。有时可出现在眼睛的巩膜上，可见到巩膜上有细丝或褐色的点状物。

事实上，有很多病人是因为在粪便或者呕吐物中看到了蛔虫，才确认患上蛔虫病的。单纯靠蛔虫斑来判断得没得蛔虫病，关联性并不强。过去蛔虫病在儿童很普遍，蛔虫斑其实主要反映了患儿营养不良的情况，这种情况下蛔虫病多是比较严重的情况。

从医生诊断的角度，一般要进行大便化验，有时需要多化验几次，要从中找到蛔虫卵，才可确认蛔虫病。然后进行驱虫治疗。

专业医生用榧子组成杀虫复方，会有更好的效果。安徽徐耿昭"家传扫虫煎治虫疳"的介绍，也把20世纪70年代用中药榧子组方杀虫的经验方与良好疗效忠实地记录了下来。

1972年12月，我遇一张姓男孩，精神萎靡，面黄肌瘦，满脸虫斑。据其父母讲，这小孩食量不大，消化不良，夜眠咬牙，到医院检查说有肠道寄生虫，服中西药驱虫均无效果，经问得知其幼时嗜食生冷、甘肥、油腻、香炒等食物，现腰酸乏力。诊其舌淡苔白，脉象洪大，我准备用针灸驱虫、捏积治疳，但患儿惧针怕痛，于是想到家传有扫虫煎一方：用榧子9克、槟榔9克、香附9克、茯神6克、鸡内金12克、使君子9克，合并煎服，每日1剂，连服3剂见效。故又给3剂，嘱其家人将药煎好，待患儿空腹时（饭前或睡前）给饮服。据述：经服药后，打下蛔虫、白线虫，饭量剧增。几天后面色明显好转，半年后脸上虫斑全部消失。由于睡眠安宁，不咬牙，白天食量很好，所以发育、成长均佳。（《长江医话》）

从家传的"扫虫煎"为线索，检索中医典籍，在《景岳全书》卷五十一寻找到了一则同名的"扫虫煎"成方，妙在也用到了榧子肉。

《景岳全书》扫虫煎其组成：青皮3克，炒小茴香3克，槟榔、乌药各4.5克，细榧肉9克（敲碎），吴茱萸3克，乌梅2个，甘草2.4克，朱砂、雄黄各1.5克。先将前八味用水230毫升，煎至180毫升，去滓；后二味朱砂、雄黄研为极细末，加入药汁，煎三四沸，搅匀温服。主治虫积腹痛。如果有恶心呕吐，可加炒干姜3～6克；或先吃牛肉脯少许，半小时后再服药。

比较两方的药物组成而言，徐耿昭介绍的"家传扫虫煎"是丝毫不逊色于《景岳全书》扫虫煎的。为什么这样说呢？因为家传方中用了大队具有杀虫功效却药性相对"平和"的药味，发挥杀虫药的团队力量，但仍然是相对安全的。比后方用到朱砂、雄黄这样的毒性药，可视为更加安全而稳妥的选择。从时代背景推测家传方的组方，可能也未能借助大量的中药药理研究为依据，但现在看来这种实践与经验的组方中，显然集中了具有良好杀虫功效的群药，从后来者的眼光来看岂不是更符合衷中参西的观点？

当今，人体寄生虫病的减少甚至令许多人近乎难以见到，功劳既来自药物的更替如西药杀虫药，更是生活多方面的时代进步带来的。但宝贵的历史经验是不应该忘记的。

时至今日，香榧少了药用，大家大多只把它视是干果珍品了。不过在食用时，也有需要注意的细节，比如榧子不要与绿豆同食，否则容易发生腹泻。榧子性质偏温热，多食会使人发热上火，咳嗽咽痛且痰黄的实证病人暂时不要食用。食用榧子易有饱腹感，不宜在饭前多吃。榧子有润肠通便的作用，若有腹泻或大便溏薄者不宜食用。

香榧好吃，各取所用。适者为宜，更显其珍。

神农本草经

下品

彼子

彼子　味甘温。主腹中邪气[①]，去三虫蛇螫[②]，蛊毒鬼注[③]，伏尸[④]。生山谷[⑤]（旧在唐本退中）。

《名医》曰：生永昌[⑥]。

案陶宏景云：方家从来无用此者，古今诸医，及药家子不复识。又一名罴子，不知其形何类也。掌禹锡云：树似杉，子如槟榔。《本经》虫部云：彼子。苏注云：彼字，合从木。《尔雅》云：彼，一名梻[⑦]。

——清·孙星衍、孙冯翼辑本《神农本草经》

〖注释〗

① 邪气：即邪。中医病因学概念。与人体正气相对而言。泛指各种致病因素及其损害。

② 三虫：指常见的人体寄生虫病蛔虫、蛲虫、姜片虫。《诸病源候论·卷十八·三虫候》：“三虫者，长虫、赤虫、蛲虫也。”“长虫，蛔虫也。”“赤虫，状如肉色，”色赤，即现代医学的姜片虫。三虫广义似可泛指人体寄生虫病。

《神农本草经》中吴茱萸条目下有吴茱萸根“杀三虫”记载，薏苡仁条目下有薏苡仁根“下三虫”记载，与此处“去三虫”可资对照。

③ 蛊毒：病症名。亦作“蛊疰”或“蛊注”。据文献研究，蛊病至迟于殷商时代即已出现，流行于长江流域及其以南郡县。病以蛊称，本谓心腹切痛、吐血下血之疾。而蛊毒则当指引起蛊病之病原是也。但后来蛊有又义，谓男性之少腹郁热疼痛而尿出白浊之疾，如《素问·玉机真藏论》：“少腹冤热而痛，出白，一名曰蛊。”《诸病源候论》卷二十五中将“蛊毒”分为蛊毒候、蛊吐血候、蛊下血候等数种类型，可参。像现代已经认识的血吸虫病、阿米巴痢、重症肝炎、肝硬化等，在古代都属于蛊毒之列。

《神农本草经》中主蛊毒之药尚有麝香、天麻。另有巴豆主“蛊注”。可资互参。

④ 鬼注：病症名，具有传染性的恶病。有言即肺痨。《圣济总录》：“鬼注者，忽因鬼邪之气排击，当时即病，心腹刺痛，闷绝倒仆，如中恶状，余势不歇，停积弥久，有时发动，连滞不已，乃至于死，死则注易旁人，故谓之鬼注。”

《神农本草经》中此处作“蛊毒鬼注”，而在下品巴豆条目下谓其主“除鬼毒蛊注”，注文则有述“《御览》作‘鬼毒邪注’”，病名近似，可资互参。

⑤ 伏尸：病症名，有属于“僵尸的一种”的本义，中医或用以指称通过尸体传播的疾病，转指其病隐伏在人五脏内，积年不除者。《诸病源候论·伏尸候》记载：“伏尸者，谓其病隐伏在人五脏内，积年不除。未发之时，身体平调，都如无患；若发动，则心腹刺痛，胀满喘急。”

⑥ 永昌：古地名。永昌郡，古代行政区。位置相当于现代的中国云南省西部、缅甸克钦邦东部、掸邦东部的区域，始置于东汉。郡治起初在嶲唐县，后来迁到不韦县。

⑦ 羆子：羆（pí，罴的异体字），熊的一种，即棕熊，又叫马熊，毛棕褐色，能爬树，会游泳。羆子，当转指为熊类食用的一种干果之意。

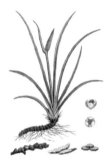

Acorus tatarinowii Schott 石菖蒲

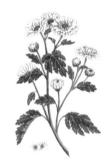

Chrysanthemum morifolium (Ramat.) Tzvel. 菊花

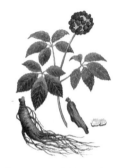

Panax ginseng C. A. May. 人参

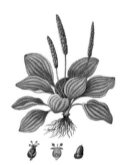

Plantago asiatica L. 车前
Plantago depressa Willd. 平车前

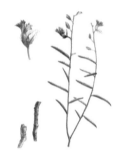

Polygala tenuifolia Willd. 远志（细叶远志）
Polygala sibirica L. 卵叶远志

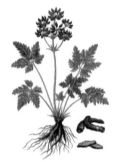

Coptis chinensis Franch. 味连（鸡爪连）
Coptis deltoids C. Y. Cheng et Hsiao 雅连（三角叶黄连）
Coptis teeta Wall. 云连（云南黄连）

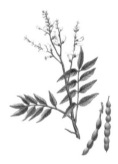

Sophora japonica L. 槐（国槐）

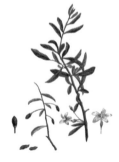

Lycium barbarum L. 宁夏枸杞
Lycium chinese Mill. 枸杞
Lycium dasystemmum Pojark. 新疆枸杞

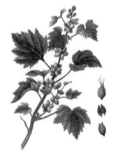

Xanthium sibiricum Patrin ex Widder 苍耳

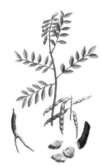

Sophora flavescens Ait. 苦参

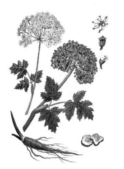

Angelica dahurica (Fisch. ex Hoffm.) Benth. et Hook.f. 白芷
Angelica dahurica (Fisch. ex Hoffm.) Benth. et Hook. f. *var. formosana* (Boiss.) Shan et Yuan 杭白芷

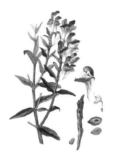

Scutellaria baicalensis Georgi 黄芩

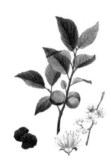

Prunus mume (Sieb.) Sieb. et Zucc. 梅

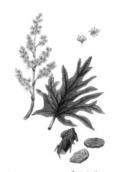

Rheum palmatum L. 掌叶大黄
Rheum tanguticum Maxim. ex Balf. 唐古特大黄
Rheum palmatum Baill. 药用大黄

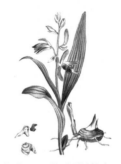

Bletilla striata (Thunb.) Reichb. f. 白及

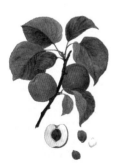

Prunus armeniaca L. var. ansu Maxim. 山杏
Prunus sibirica L. 西伯利亚杏
Prunus mandshurica (Maxim.) Koehne 东北杏
Prunus armeniana L. 杏

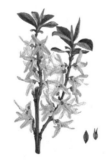

Forsythia suspensa (Thunb.) Vahl. 连翘

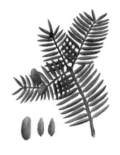

Torreya grandis Fort. ex Lindl. *cv. Merrillii.* 香榧 (中国榧)